全国高等卫生职业教育创新技能型"十三五"规划教材

◆ 供护理、助产、临床医学、口腔医学、药学、检验、影像等专业使用

附数字资源增值服务

人体解剖学

RENTI JIEPOUXUE

主　编　郭建美　　王效杰

副主编　曾　亮　　张海玲　　邓继兴

编　委（以姓氏笔画为序）

丁新玲　赤峰学院

王效杰　沈阳医学院

王景伟　邢台医学高等专科学校

邓继兴　邢台医学高等专科学校

李　超　邢台医学高等专科学校

陈金锋　肇庆医学高等专科学校

张海玲　肇庆医学高等专科学校

侯良绢　重庆三峡医药高等专科学校

郭建美　邢台医学高等专科学校

曾　亮　沈阳医学院

臧　晋　沈阳医学院

华中科技大学出版社
http://www.hustp.com
中国·武汉

内 容 简 介

本书是全国高等卫生职业教育创新技能型"十三五"规划教材。

本书除绪论外共十章,包括运动、消化、呼吸、泌尿、生殖系统,腹膜,内分泌,脉管系统,感觉器,神经系统的解剖内容。

本书供护理、助产、临床医学、口腔医学、药学、检验、影像等专业使用。

图书在版编目(CIP)数据

人体解剖学/郭建美,王效杰主编. —武汉:华中科技大学出版社,2018.8(2024.9 重印)
全国高等卫生职业教育创新技能型"十三五"规划教材
ISBN 978-7-5680-4146-1

Ⅰ.①人… Ⅱ.①郭… ②王… Ⅲ.①人体解剖学-高等职业教育-教材 Ⅳ.①R322

中国版本图书馆 CIP 数据核字(2018)第 110654 号

人体解剖学
Renti Jiepouxue

郭建美　王效杰　主编

策划编辑:蔡秀芳
责任编辑:余　琼
封面设计:原色设计
责任校对:刘　竣
责任监印:周治超
出版发行:华中科技大学出版社(中国·武汉)　　电话:(027)81321913
　　　　　武汉市东湖新技术开发区华工科技园　　邮编:430223
录　　排:华中科技大学惠友文印中心
印　　刷:武汉开心印印刷有限公司
开　　本:787mm×1092mm　1/16
印　　张:17.75
字　　数:418 千字
版　　次:2024 年 9 月第 1 版第 5 次印刷
定　　价:58.00 元

全国高等卫生职业教育创新技能型
"十三五"规划教材编委会

网络增值服务使用说明

欢迎使用华中科技大学出版社医学资源服务网yixue.hustp.com

1.教师使用流程

（1）登录网址：http://yixue.hustp.com （注册时请选择教师用户）

（2）审核通过后，您可以在网站使用以下功能：

管理学生

建立课程　　　　　　　　　布置作业

下载教学　　　　教师　　　　查询学生学习
资源　　　　　　　　　　　　记录等

2.学员使用流程

建议学员在PC端完成注册、登录、完善个人信息的操作。

（1）PC端学员操作步骤

①登录网址：http://yixue.hustp.com （注册时请选择普通用户）

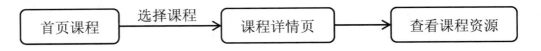

②查看课程资源

如有学习码，请在个人中心-学习码验证中先验证，再进行操作。

| 首页课程 | 选择课程 → | 课程详情页 | → | 查看课程资源 |

（2）手机端扫码操作步骤

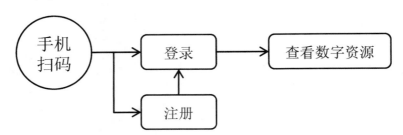

总序

Zongxu

　　随着我国经济的持续发展和教育体系、结构的重大调整,职业教育办学思想、培养目标随之发生了重大变化,人们对职业教育的认识也发生了本质性的转变。我国已将发展职业教育作为重要的国家战略之一,高等职业教育成为高等教育的重要组成部分。作为高等职业教育重要组成部分的高等卫生职业教育也取得了长足的发展,为国家输送了大批高素质技能型、应用型医疗卫生人才。

　　为了全面落实职业教育规划纲要,贯彻《国务院关于加快发展现代职业教育的决定》和《教育部关于深化职业教育教学改革全面提高人才培养质量的若干意见》等文件精神,体现"以服务为宗旨,以就业为导向,以能力为本位"的人才培养模式,积极落实高等卫生职业教育改革发展的最新成果,创新编写模式,满足"健康中国"对高素质创新技能型人才培养的需求,2017 年 8 月在全国卫生职业教育教学指导委员会专家和部分高职高专院校领导的指导下,华中科技大学出版社组织全国 30 余所院校的近 200 位老师编写了本套全国高等卫生职业教育创新技能型"十三五"规划教材。

　　本套教材充分体现新一轮教学计划的特色,强调以就业为导向、以能力为本位、以岗位需求为标准的原则,按照技能型、服务型高素质劳动者的培养目标,遵循"三基"(基本理论、基本知识、基本技能)、"五性"(思想性、科学性、先进性、启发性、适用性)、"三特定"(特定目标、特定对象、特定限制)的编写原则,着重突出以下编写特点:

　　(1)密切结合最新的护理专业课程标准,紧密围绕执业资格标准和工作岗位需要,与护士执业资格考试相衔接。

　　(2)教材中加强对学生人文素质的培养,并将职业道德、人文素养教育贯穿培养全过程。

　　(3)教材规划定位于创新技能型教材,重视培养学生的创新、获取信息及终身学习的能力,实现高职教材的有机衔接与过渡作用,为中高职衔接、高职本科衔接的贯通人才培养通道做好准备。

　　(4)内容体系整体优化,注重相关教材内容的联系和衔接,避免遗漏和不必要的重复。编写队伍引入临床一线教师,力争实现教材内容与职业岗位能力要求相匹配。

(5)全套教材采用全新编写模式,以扫描二维码形式帮助老师及学生在移动终端共享优质配套网络资源,使用华中科技大学出版社提供的数字化平台将移动互联、网络增值、慕课等新的教学理念、教学技术和学习方式融入教材建设中,全面体现"以学生为中心"的教材开发理念。

本套教材得到了各院校的大力支持和高度关注,它将为新时期高等卫生职业教育的发展做出贡献。我们衷心希望这套教材能在相关课程的教学中发挥积极作用,并得到读者的青睐。我们也相信这套教材在使用过程中,通过教学实践的检验和实际问题的解决,能不断得到改进、完善和提高。

全国高等卫生职业教育创新技能型"十三五"规划教材
编写委员会

前言

Qianyan

为适应医学教育改革和发展的需要,提高教育教学质量,在华中科技大学出版社组织、指导下,多所高等医学院校的专业教师共同编写了《人体解剖学》这本教材。

本教材在强调"基础理论、基本知识、基本技能",体现"思想性、科学性、先进性、适用性和启发性"的同时,更加注重基础理论与实践相结合、基本知识与临床相结合、基本技能与应用相结合。针对高职高专学生的特点,体现以形象思维为主、逻辑思维为辅的原则,图表信息量大,文字描述力求精简、易于理解。在每章前有学习目标,学生学习更有针对性;在正文中有必要的知识链接和数字化资源,可提高学生的学习兴趣,扩大知识面;每章后有能力检测,可提高学生分析问题和解决问题的能力。

本教材中的专业名词、数据和单位名称,均按国家相关标准编写。教材中的插图由中国医科大学医学美术教研室提供。

本教材主要供临床医学专业学生使用,亦可供其他相关医学专业使用及医学工作者学习参考。

本教材在编写过程中,得到了邢台医学高等专科学校、沈阳医学院、肇庆医学高等专科学校、重庆三峡医药高等专科学校、赤峰学院、中国医科大学等学校的大力支持,在此表示衷心的感谢。同时,在编写过程中,我们参考了本专业有关教材,在此向相关作者表示诚挚的谢意!

由于时间紧迫,参编人员编写水平有限,教材中难免存在不足之处,敬请广大读者多提宝贵意见,以便及时修改,不断完善。

郭建美　王效杰

目录
Mulu

绪　论

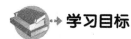
一、人体解剖学的定义及分科

人体解剖学（human anatomy）是用肉眼观察的方法研究正常人体形态、结构及其功能的科学，属生物科学中形态学的范畴。按其研究和叙述的方法不同，通常分为系统解剖学、局部解剖学等学科。

系统解剖学（systematic anatomy）是按照人体的器官系统阐述各器官形态结构及相关功能的科学。

局部解剖学（regional anatomy）是在系统解剖学的基础上，按照人体结构的部位，由浅入深逐层描述人体各部结构的形态及其相互关系的科学。

二、人体解剖学在医学中的地位

人体解剖学是研究正常人体形态结构及其功能关系的科学，其主要任务是探讨和阐明人体各器官的形态特征、位置毗邻、发生发育规律及其功能意义等，是医学中重要的基础课程之一。只有在充分认识正常人体结构的基础上，才能正确理解人体的生理功能和病理变化，从而采取有效的治疗措施。人体解剖学与医学各学科有着密切的联系，医学中 1/3 以上的名词、术语来源于解剖学，所以人体解剖学是医学的必修课。

三、人体的组成和分部

人体结构和功能的基本单位是细胞。由形态相似、功能相近的细胞和细胞间质共同构成组织。人体有 4 种基本组织，即上皮组织、结缔组织、肌组织和神经组织。几种不同的组织按一定的规律结合在一起，构成具有一定形态、完成一定功能的结构称为器官，如心、肝、肾、肺等。由若干个功能相关的器官组合起来,共同完成某一方面生理功能的结构称为系统。人体有 9 大系统,即运动系统、消化系统、呼吸系统、泌尿系统、生殖系统、内分泌系统、脉管系统、感觉器和神经系统。人体各系统在神经和体液的调节下,彼此联系,相互协调,共同构成一个完整的有机体。

人体按部位分为头部、颈部、躯干部和四肢 4 部分。其中,头部又分为颅和面两部分;躯干部又分为背部、胸部、腹部、盆部和会阴部;四肢可分为上肢和下肢,上肢分为肩、上臂、前臂和手,下肢分为臀、大腿、小腿和足。

四、人体解剖学的学习方法

学习人体解剖学要坚持运用进化和发展、形态和功能相互联系、局部和整体相互统一,以及理论和实践相结合的观点和方法,正确理解人体形态结构及其演变规律。

(一)进化和发展的观点

人类是由低等动物经过长期发展进化而来,是物种进化的产物。目前,人体的形态结构依然保留着许多脊椎动物的基本特征。如脊柱位于躯干的背侧,两侧肢体对称,体腔分为胸腔和腹腔等。同时,人类的形态结构也在不断发展变化着,种族、地域和生产生活环境等因素均可引起个体间的差异。因此,只有用进化和发展的观点来理解人体的形态结构和功能,才能正确、全面认识人体。

(二)形态和功能相互联系的观点

人体每个器官都有其特定的形态结构和功能。器官的形态结构是实现功能的物质基础,如膀胱的形态使其有利于储存尿液。而器官功能的改变又可影响其形态结构的变化,如人类的上、下肢由于直立和劳动,使得上、下肢有了明显分工,上肢尤其是手的形态结构逐渐成为握持工具、从事技巧性劳动的器官;下肢及其足的形态则与直立行走功能相适应。因此,形态结构与功能是相互依赖、相互影响的。

(三)局部和整体相互统一的观点

人体是一个完整统一的整体,任何一个器官或局部都是整体不可分割的一部分,它们在结构和功能上,既相互联系又相互影响。如脊柱的整体功能体现在各个椎骨和椎间盘的形态上,而某个椎间盘的损伤则可影响脊柱的运动甚至脊柱的整体形态。所以,学习解剖学虽然是从单一器官、系统入手,但必须注意从整体观察学习各器官、系统的形态结构,注意器官、系统在整体中的地位和作用,防止片面、孤立地认识器官、系统。

(四)理论和实践相结合的观点

人体解剖学是一门实践性极强的课程,名词术语多,信息量大,对于初学者来说,如靠死记硬背,则枯燥无味,因此,学习本课程必须坚持理论联系实际,做到三个结合:①图、文结合,学习时做到文字和图形并重,两者结合,建立感性认识,帮助理解和记忆;②理论学习与观察标本相结合,通过对解剖标本的观察、辨认,建立理性认识,加深理解和记忆;③理论知识与临床应用相结合,基础知识是为临床服务的,在学习过程中适度联系临床应用,达到学以致用的目的。

五、常用的方位术语

为了准确描述人体各部结构的位置及其相互关系,我们采用国际通用标准,此标准统一规定了解剖学姿势、方位、轴、面等解剖学术语。

(一) 解剖学姿势

身体直立,两眼平视前方,上肢自然下垂于躯干两侧,手掌向前,下肢并拢,足尖向前,这样的姿势称解剖学姿势。

(二) 方位

依据解剖学姿势,描述人体结构的相互位置关系,常用的方位术语如下。

1. 上(superior)**和下**(inferior) 近头者为上,近足者为下。在胚胎学中上和下则分别采用**头侧**(cranial)和**尾侧**(caudal)。

2. 前(anterior)**和后**(posterior) 近腹者为前,近背者为后。在胚胎学中前和后则分别采用**腹侧**(ventral)和**背侧**(dorsal)。

3. 内侧(medial)**和外侧**(lateral) 以身体正中面为准,距正中面近者为内侧,远者为外侧。在四肢,前臂的内侧又称**尺侧**(ulnar),外侧又称**桡侧**(radial);小腿的内侧又称**胫侧**(tibial),外侧又称**腓侧**(fibular)。

4. 内(internal)**和外**(external) 凡有空腔的器官,在腔内或离腔较近者为内,离腔较远者为外。

5. 浅(superficial)**和深**(profundal) 以体表为准,近体表者为浅,离体表远者为深。

6. 近侧(proximal)**和远侧**(distal) 多用于四肢,距肢体附着部位较近者称近侧,反之为远侧。

(三) 轴

轴是为了准确描述关节的运动形式,以解剖学姿势为准,通过人体的某部位或某结构所作的假想线。人体有 3 种互相垂直的轴(图 0-1)。

1. 矢状轴(sagittal axis) 为前后方向的水平轴。

2. 冠状轴(frontal axis) 为左右方向的水平轴,与人体的矢状轴互相垂直。

3. 垂直轴(vertical axis) 为上下方向,与人体的长轴平行,且与上述两轴互相垂直。

(四) 面

面即切面,常用的有矢状面、冠状面和水平面(图 0-1)。

1. 矢状面(sagittal plane) 沿前后方向,将人体纵切为左、右两部分的切面即矢状面。通过人体正中的矢状面称**正中矢状面**,将人体分为左、右对称的两部分。

2. 冠状面(frontal plane) 沿左右方向,将人体纵切为前、后两部分的切面即冠状面。

3. 水平面(horizontal plane) 与地面平行,将人体分为上、下两部分的切面即水平面。

在描述器官的切面时,沿其长轴所做的切面称**纵切面**,与长轴垂直的切面称**横切面**。

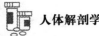

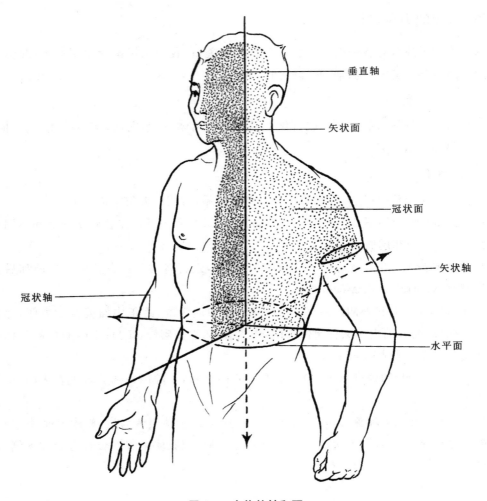

图 0-1　人体的轴和面

 能力检测

1. 名词解释：人体解剖学、解剖学姿势。
2. 熟记常用的方位术语。

（郭建美）

扫码看答案

第一章
运 动 系 统

学习目标

掌握：骨的构造；关节的基本结构；胸骨角；脊柱的生理弯曲；翼点的意义；鼻旁窦的开口位置；肩关节、肘关节、髋关节、膝关节的组成和特点；全身主要肌的位置和作用；膈肌的三个裂孔及通过结构；腹股沟管的解剖特点及临床意义。

熟悉：椎骨的一般形态；颅骨的整体观；肩胛骨、肱骨、尺骨、桡骨、髋骨、股骨、胫骨、腓骨的结构；男女骨盆的性别差异；肌形成的局部结构。

了解：骨的分类；关节的辅助结构；手骨和足骨的组成。

运动系统（locomotor system）由骨、骨连结和骨骼肌组成，全身各骨借骨连结形成骨骼，具有支持、保护和运动功能。在运动过程中，骨起着杠杆作用，骨连结是运动的枢纽，骨骼肌是运动的动力器官。

第一节　骨和骨连结概述

一、骨概述

成人有 206 块骨（bone），按部位可分为躯干骨、颅骨和四肢骨 3 部分（图 1-1）。每块骨都是一个器官，具有一定的形态和功能，骨能不断进行新陈代谢和生长发育，并有修复、再生和重塑的能力。

（一）骨的形态和分类

按形态，骨可分为长骨、短骨、扁骨和不规则骨 4 类。

1. 长骨（long bone）　呈长管状，分为一体两端。体又称骨干，内有空腔称为骨髓腔，容纳骨髓；两端膨大称为骺，具有光滑的关节面。长骨多分布于四肢，如肱骨、股骨。

2. 短骨（short bone）　形似立方体，多成群分布于连结牢固且运动较灵活的部位，如

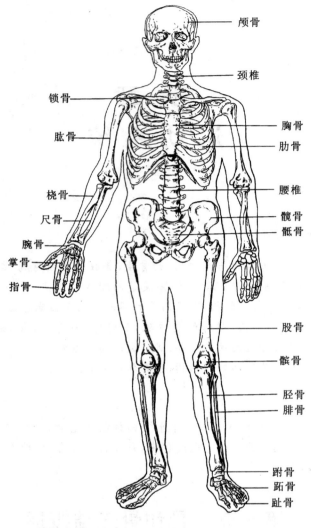

颅骨
颈椎
锁骨
胸骨
肱骨
肋骨
腰椎
桡骨
髋骨
尺骨
骶骨
腕骨
掌骨
指骨
股骨
髌骨
胫骨
腓骨
跗骨
距骨
趾骨

图 1-1　全身骨骼

腕骨和跗骨。

　　3. 扁骨(flat bone)　呈板状,参与构成颅腔、胸腔和盆腔的壁,起保护作用,如颅盖骨和肋骨。

　　4. 不规则骨(irregular bone)　形状不规则,主要分布于躯干、颅底和面部,如椎骨、上颌骨。

　　在某些手、足肌腱内发生的扁圆形小骨,称籽骨,运动时既可改变力的方向,又可减少摩擦。髌骨是人体最大的籽骨。

　　(二)骨的构造

　　骨由骨膜、骨质和骨髓 3 部分构成(图 1-2)。

　　1. 骨膜(periosteum)　骨膜覆盖在除关节面之外的骨表面。骨膜含有丰富的血管和神经,对骨的营养和感觉有重要作用。骨膜内还含有成骨细胞和破骨细胞,具有生长、修复的功能。

2. 骨质(osseous substance) 骨质由骨组织构成,分为**骨密质**和**骨松质**。骨密质分布于骨的表面及长骨骨干,由排列紧密的骨板构成,质地致密,耐压性强。骨松质分布于骨的内部,呈海绵状,由相互交织的骨小梁排列而成。颅盖骨表层为骨密质,分别称为外板和内板,内、外板之间为骨松质,称为板障。

3. 骨髓(bone marrow) 骨髓充填于骨髓腔和骨松质间隙内。分为**红骨髓**和**黄骨髓**两种。胎儿和幼儿的骨髓有造血功能,内含不同发育阶段的红细胞,呈红色,称为红骨髓。5 岁以后,长骨骨干内的红骨髓逐渐被脂肪组织代替,呈黄色,失去造血能力,称为黄骨髓。

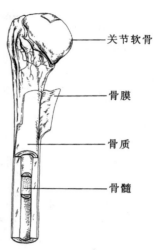

关节软骨

骨膜

骨质

骨髓

图 1-2　骨的构造

拓展资源　　　　ER1-1　骨的发生和发育

知识链接

骨髓穿刺

在椎骨、髋骨、肋骨、胸骨及长骨两端的骨松质内终生都是红骨髓。临床上常选用髋骨和胸骨进行骨髓穿刺,取红骨髓进行检查。

(三)骨的化学成分和物理性质

骨主要由有机物和无机物组成。有机物使骨具有一定的韧性和弹性;无机物使骨具有硬度。成年人骨有机物和无机物比例最为合适,因而骨具有很大硬度和一定的弹性,较坚韧。幼儿时期两者各占一半,故弹性较大,柔软,在外力作用下易发生变形而不易骨折。老年人骨的无机物所占比例更大,此时骨的脆性较大,易发生骨折。

拓展资源　　　　ER1-2　骨的可塑性

二、骨连结概述

骨与骨之间的连结装置称为骨连结。按连结的不同方式,可分为直接连结和间接连结两大类。

(一)直接连结

骨与骨之间借纤维结缔组织、软骨或骨直接连结,骨与骨之间没有间隙,不活动或少许活动。

1. 纤维连结 两骨之间以纤维结缔组织相连结。如椎骨棘突之间的棘间韧带、颅的矢状缝等。

2. 软骨连结 两骨之间借软骨相连结,如椎骨的椎体之间的椎间盘等。

3. 骨性结合 两骨间以骨组织连结,常由纤维连结或软骨连结骨化而成,如髂、耻、坐骨之间在髋臼处的骨性结合等。

(二)间接连结

间接连结又称为**滑膜关节**或**关节**(articulation),是骨连结的主要形式。关节周围借结缔组织相连结,相对骨面有一定间隙,因而具有较大的活动性(图1-3)。

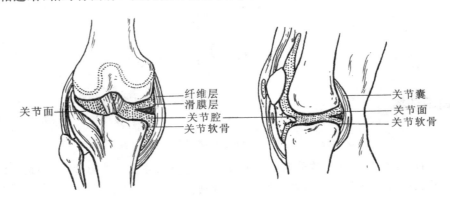

图1-3 关节的基本结构

1. 关节的基本结构 包括关节面、关节囊和关节腔。

(1)**关节面**(articular surface):是组成关节的各骨的相对面,一般为一凸一凹,凸者为关节头,凹者为关节窝。关节面上被覆有光滑的关节软骨,起减少关节面的摩擦、缓冲震荡和冲击的作用。

(2)**关节囊**(articular capsule):是由纤维结缔组织膜构成的囊,附着于关节周围。关节囊可分为内、外两层。外层为纤维膜,厚而坚韧,由致密结缔组织构成,是关节的主要连结装置。内层为滑膜,薄而柔润,由疏松结缔组织构成,富含血管,能产生滑液,起润滑作用。

(3)**关节腔**(articular cavity):为关节囊滑膜层和关节面共同围成的密闭腔隙,内含有少量滑液。关节腔内呈负压,对维持关节的稳固有一定作用。

2. 关节的辅助结构

(1)**韧带**(ligament):是连于相邻两骨之间的致密结缔组织纤维束或膜,具有稳固关节或限制其过度运动的作用。可分为囊内韧带和囊外韧带。

（2）**关节盘**（articular disc）：是位于两关节面之间纤维软骨板。关节盘使相对的两关节面互相适应，增加关节的稳固性和灵活性。

（3）**关节唇**（articular labrum）：是附着于关节窝周缘的纤维软骨环，可加深关节窝，增大关节面，增强关节的稳固性。

3. 关节的运动形式　关节都是围绕运动轴进行运动，包括以下 4 种运动形式。

（1）屈和伸：关节沿冠状轴进行的运动。运动时，两骨之间的角度变小称为屈，反之，角度增大称为伸。

（2）收和展：关节沿矢状轴进行的运动。运动时，骨向正中矢状面靠拢称为收，反之，远离正中矢状面称为展。

（3）旋转：关节沿垂直轴进行的运动。骨的前面转向内侧称为旋内，反之称为旋外。在前臂将手背转向前方的运动称为旋前，反之称为旋后。

（4）环转：骨的近端在原位转动，远端做圆周运动，运动时全骨描绘出一圆锥形的轨迹。环转运动实际上是屈、展、伸、收依次结合的连续性动作。

第二节　躯干骨及其连结

成年人躯干骨共 51 块，包括 26 块椎骨、1 块胸骨和 12 对肋。它们分别参与脊柱、胸廓和骨盆的构成。

一、脊柱

（一）椎骨

椎骨包括颈椎 7 块，胸椎 12 块，腰椎 5 块，骶椎 5 块，尾椎 3～4 块。成年后 5 块骶椎融合成 1 块骶骨，3～4 块尾椎融合成 1 块尾骨。

1. 椎骨的一般形态　椎骨（vertebrae）由前方短圆柱形的**椎体**和后方半环形的椎弓组成（图 1-4）。椎体与椎弓共同围成椎孔。各椎孔贯通，构成容纳脊髓的**椎管**。椎弓连接椎体的缩窄部分，称为**椎弓根**，根的上、下缘各有一切迹，分别称为椎上切迹和椎下切迹。相邻椎骨的椎上、下切迹共同围成**椎间孔**，内有脊神经和血管通过。两侧椎弓根向后内扩展变宽的部分，称为**椎弓板**。由椎弓板发出 7 个突起：椎弓伸向后方或后下方的一个突起称为**棘突**，伸向两侧的一对突起称为**横突**，伸向上方的一对突起称为**上关节突**，伸向下方的一对突起称为**下关节突**。

2. 各部椎骨的主要特征

（1）**颈椎**（cervical vertebrate）：椎体较小，椎孔较大，呈三角形。横突上有**横突孔**。棘突较短，第 2～6 颈椎末端分叉。第 3～7 颈椎椎体上面两侧突起称为椎体钩，与上位颈椎形成钩椎关节（图 1-5）。

第 1 颈椎又名**寰椎**（atlas），呈环状，无椎体、棘突，由前弓、后弓及两个侧块组成。前弓后面正中有齿突凹，与枢椎的齿突相关节。侧块上面各有一椭圆形关节面，与枕髁相关节。

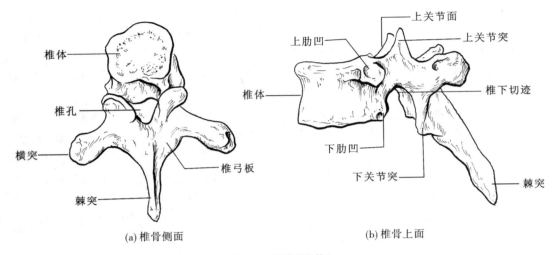

椎体

椎孔

横突

棘突

椎弓板

(a) 椎骨侧面

上关节面

上肋凹

椎体

下肋凹

下关节突

上关节突

椎下切迹

棘突

(b) 椎骨上面

图 1-4　椎骨(胸椎)

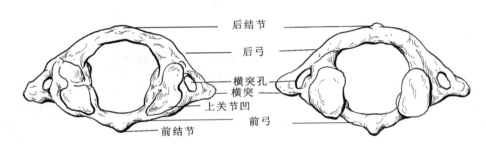

后结节

后弓

横突孔

横突

上关节凹

前结节

前弓

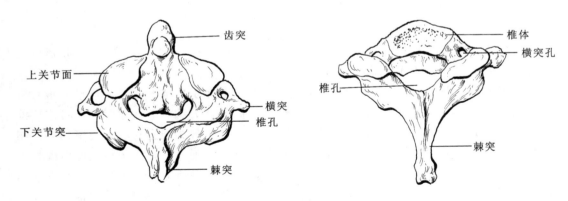

上关节面

下关节突

齿突

横突

椎孔

棘突

椎体

横突孔

椎孔

棘突

图 1-5　颈椎

　　第 2 颈椎又名**枢椎**(axis),特点是椎体向上伸出齿突,与寰椎齿突凹相关节。

　　第 7 颈椎又名**隆椎**(vertebra prominens),特点是棘突特别长,末端不分叉,活体易于触及,常作为计数椎骨序数的标志。

　　(2)**胸椎**(thoracic vertebra):椎体从上向下逐渐增大,椎孔呈心形。其椎体两侧面上、下缘分别有上、下肋凹,横突末端前面有横突肋凹。棘突较长,向后下方倾斜,呈叠瓦状排列(图 1-4)。

（3）**腰椎**（lumbar vertebra）：椎体粗壮，椎孔呈卵圆形或三角形。棘突宽而短，呈板状，水平伸向后方。各棘突间的间隙较宽，临床上可于此做腰椎穿刺术（图1-6）。

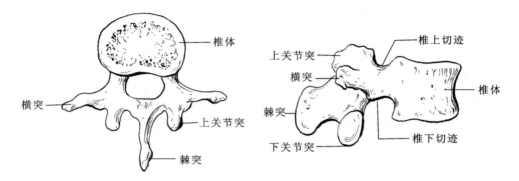

图 1-6　腰椎

（4）**骶骨**（sacrum）：呈倒三角形，底在上，尖向下，上缘向前隆凸，称为**岬**。前面凹陷，有 4 对骶前孔。背面正中线上有骶正中嵴，嵴外侧有 4 对骶后孔。骶前、后孔均与骶管相通。**骶管**由骶椎的椎孔融合而成，下端的裂孔称**骶管裂孔**，裂孔两侧有向下突出的**骶角**，骶管麻醉常以骶角作为进针部位标志。骶骨外侧有**耳状面**（图1-7）。

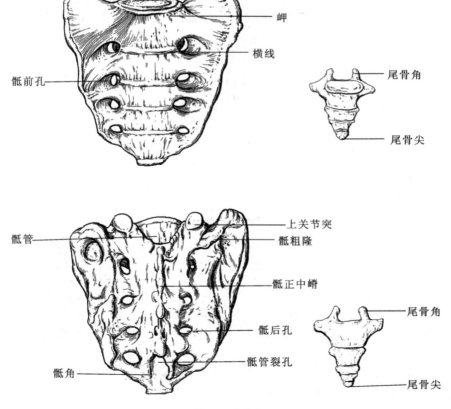

图 1-7　骶骨

（5）**尾骨**（coccyx）：由 3～4 块退化的尾椎融合而成。上接骶骨，下端游离。

（二）椎骨间的连结

各椎骨之间借椎间盘、韧带和关节相连，可分为椎体间连结和椎弓间连结。

1. 椎体间的连结

（1）**椎间盘**（intervertebral disc）：是连结相邻两个椎体的纤维软骨（图1-8）。中央部为**髓核**，是柔软而富有弹性的胶状物质。周围部为**纤维环**，由多层纤维软骨环同心圆排列组成，保护髓核并限制髓核向周围膨出。椎间盘具有"弹性垫"样作用，可缓冲外力对脊柱的震动，也可增加脊柱的运动幅度。

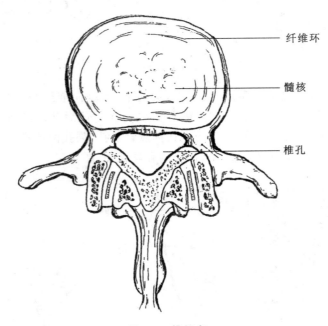

纤维环

髓核

椎孔

图 1-8 椎间盘

知识链接 - ●

腰椎间盘突出症

脊柱外伤或慢性劳损导致纤维环破裂时，髓核容易向后外侧脱出，突入椎管或椎间孔，临床称为椎间盘突出症。腰部负重及活动度最大，故椎间盘突出多发生在腰部。

● -

（2）**前纵韧带**（anterior longitudinal ligament）：附着于椎体和椎间盘前面，宽而坚韧，上自枕骨大孔前缘，下达第 1 或第 2 骶椎椎体。有防止脊柱过度后伸和椎间盘向前脱出的作用（图1-9）。

（3）**后纵韧带**（posterior longitudinal ligament）：位于椎管内椎体的后面，窄而坚韧。起自枢椎，下达骶骨。有限制脊柱过度前屈和椎间盘向后脱出的作用。

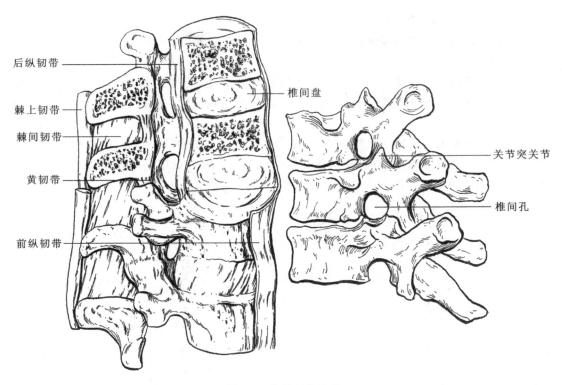

后纵韧带

棘上韧带

棘间韧带

黄韧带

前纵韧带

椎间盘

关节突关节

椎间孔

图 1-9　椎骨间的连结

2. 椎弓间的连结

（1）**黄韧带**（ligamenta flava）：位于椎管内，为连结相邻两椎弓板间的韧带。黄韧带参与围成椎管后壁，并有限制脊柱过度前屈的作用。

（2）**棘间韧带**（interspinous ligament）：连结相邻棘突间的薄层纤维。向前与黄韧带、向后与棘上韧带相移行。

（3）**棘上韧带**（supraspinous ligament）：是连结各棘突尖之间的纵行韧带，有限制脊柱前屈的作用。在颈部，从颈椎棘突尖向后扩展成三角形板状的弹性膜层，称为**项韧带**。

（4）**关节突关节**：由相邻椎骨的上、下关节突的关节面构成，只能做轻微滑动。

3. 寰枕关节　寰枕关节由寰椎与枕骨构成，可使头做前俯、后仰和侧屈运动。

4. 寰枢关节　寰枢关节由寰椎和枢椎构成，可使头做旋转运动。

知识链接

腰椎穿刺

腰椎穿刺是临床上最常用的诊疗技术，一般选择在第 3、4 腰椎棘突间隙进针，依次经过的结构有：皮肤、皮下组织、棘上韧带、棘间韧带、黄韧带、硬脊膜、蛛网膜。

（三）脊柱的整体观

1. 脊柱前面观 椎体宽度自上而下逐渐加宽，到第 2 骶椎为最宽。骶骨耳状面以下，体积逐渐缩小。

2. 脊柱后面观 可见所有椎骨棘突连贯形成纵嵴，位于背部正中线上。颈椎棘突短而分叉，近水平位。胸椎棘突细长，斜向后下方，呈叠瓦状排列。腰椎棘突呈板状，水平伸向后方。

3. 脊柱侧面观 从侧面观察脊柱，可见成年人脊柱有颈曲、胸曲、腰曲、骶曲 4 个生理性弯曲。其中，颈曲和腰曲凸向前，胸曲和骶曲凸向后。脊柱的这些弯曲增大了脊柱的弹性，对维持人体的重心稳定和减轻震荡有重要意义（图 1-10）。

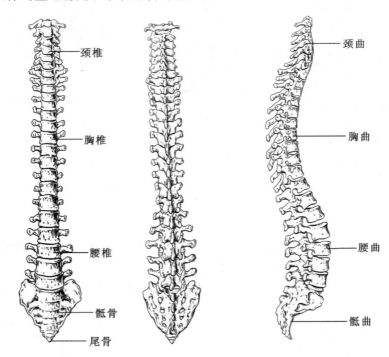

图 1-10 脊柱的整体观

（四）脊柱的功能

脊柱具有支持和传导重力的作用；脊柱参与胸腔、腹腔和盆腔的构成，可保护腔内器官；脊柱内有椎管，可容纳和保护脊髓；脊柱具有运动功能，可做屈、伸、侧屈、旋转和环转运动。

二、胸廓

（一）胸骨

胸骨（sternum）位于胸前壁正中，自上而下可分为**胸骨柄、胸骨体**和**剑突**三部分。胸骨柄上宽下窄，上缘中部为**颈静脉切迹**，两侧有锁切迹与锁骨相连结。柄与体连接处微向前突，称**胸骨角**（sternal angle），可在体表扪及，两侧与第 2 肋软骨相连结，是计数肋的重要标志。胸骨体呈长方形,外侧缘接第 2～7 肋软骨。剑突薄而细长,下端游离(图 1-11)。

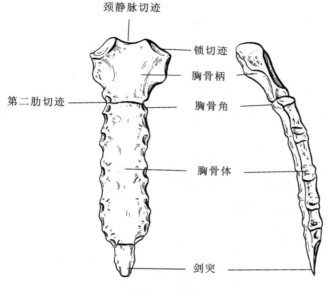

图 1-11 胸骨

（二）肋

肋(ribs)由**肋骨**(costal bone)和**肋软骨**(costal cartilage)组成,共 12 对。肋骨属扁骨,后端膨大,称**肋头**,肋头外侧稍细,称**肋颈**。颈外侧的粗糙突起,称**肋结节**,**肋体**长而扁,内面近下缘处有**肋沟**,肋间神经和血管走行其中(图 1-12)。

（三）肋骨的连结

1. 肋椎关节 包括由肋头与上、下肋凹构成的**肋头关节**和肋结节与横突肋凹构成的**肋横突关节**,属于微动关节。

2. 胸肋关节 由第 2～7 肋软骨与胸骨相应的肋切迹构成,属微动关节。第 1 肋与胸骨柄之间的连结是一种特殊的不动关节,第 8～10 肋软骨的前端与上位肋软骨形成软骨间连结,在两侧各形成一个肋弓,第 11 和第 12 肋的前端游离于腹壁肌肉之中。

（四）胸廓的整体观

胸廓(thoracic cage)由 12 块胸椎、12 对肋和 1 块胸骨连结而成。成年人胸廓上窄下宽,前后扁平,近似圆锥形,容纳胸腔脏器。胸廓上口较小,由胸骨柄上缘、第 1 肋和第 1 胸椎椎体围成。胸廓下口宽而不整,由第 12 胸椎、第 12 肋、第 11 肋前端、肋弓和剑突围成。两侧肋弓在中线构成向下开放的**胸骨下角**。相邻两肋之间称肋间隙(图 1-13)。

（五）胸廓的功能

胸廓除保护、支持功能外,主要参与呼吸运动。吸气时,肋的前部抬高,从而加大了胸廓的前后径,胸腔容积增大。呼气时,胸廓做相反的运动,使胸腔容积减小。

三、躯干骨的常用骨性标志

躯干骨的主要骨性标志有第 7 颈椎棘突、颈静脉切迹、胸骨角、肋弓和骶角等。

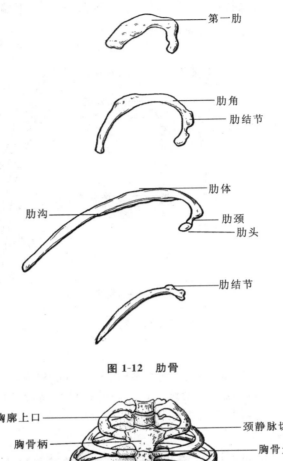

图 1-12　肋骨

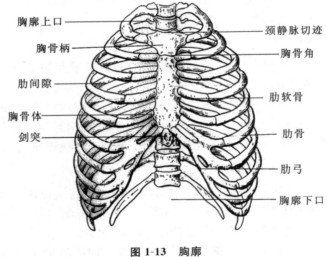

图 1-13　胸廓

第三节　颅骨及其连结

颅(skull)由 23 块颅骨组成(除 6 块听小骨外)，除下颌骨和舌骨以外，其他的颅骨借缝或软骨牢固连结。颅按所在位置分为脑颅骨和面颅骨两部分(图 1-14、图 1-15)。

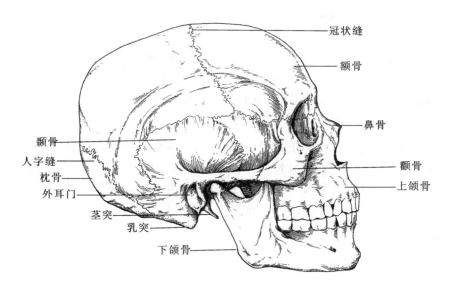

冠状缝
额骨
鼻骨
颞骨
人字缝
枕骨
外耳门
茎突
乳突
下颌骨
颧骨
上颌骨

图 1-14 颅的侧面

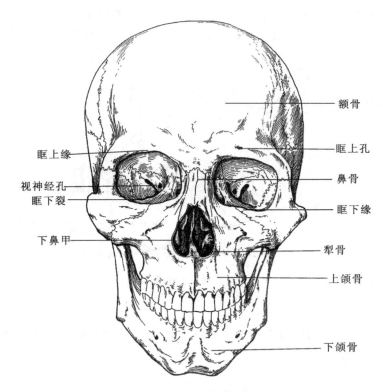

额骨
眶上缘
眶上孔
视神经孔
眶下裂
鼻骨
眶下缘
下鼻甲
犁骨
上颌骨
下颌骨

图 1-15 颅的前面

一、颅的组成

（一）脑颅骨

脑颅骨共 8 块，包括成对的**颞骨**和**顶骨**，不成对的**额骨、筛骨、蝶骨**和**枕骨**，它们共同围成颅腔。颅腔的顶称颅盖，由前方的额骨、上方的顶骨和后方的枕骨构成。颅腔的底由中部的蝶骨、后方的枕骨、两侧的颞骨、前方的额骨和筛骨构成。

（二）面颅骨

面颅骨共 15 块，包括成对的**上颌骨、腭骨、颧骨、鼻骨、泪骨**和**下鼻甲**，不成对的**犁骨、下颌骨**和**舌骨**。它们构成面部的骨性基础，共同围成眶、骨性鼻腔和骨性口腔。位于口腔上下方的分别是上颌骨和下颌骨，上颌骨外上方是颧骨，后方接腭骨，鼻根处为鼻骨，眼眶内侧壁有泪骨，鼻中隔下部为犁骨，鼻腔外侧壁下部有下鼻甲，下颌骨后下方为舌骨。

二、下颌骨和舌骨

（一）下颌骨

下颌骨分一体两支。**下颌体**为弓状骨板，下缘圆钝，为**下颌底**；上缘构成**牙槽弓**，有容纳下颌牙牙根的牙槽。体前外侧面有**颏孔**。**下颌支**是体后方上耸的方形骨板，末端有两个突起，前方的称**冠突**，后方的称**髁突**。髁突上端的膨大为**下颌头**，头下方较细处是**下颌颈**。下颌支内侧面有一开口称**下颌孔**。下颌支后缘与下颌底相交处，称**下颌角**（图 1-16）。

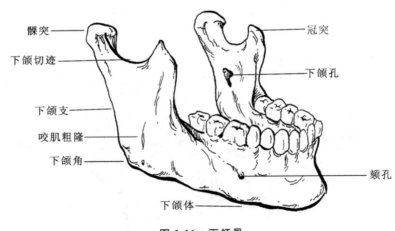

图 1-16　下颌骨

（二）舌骨

舌骨呈马蹄铁形，中间部称舌骨体，向后外延伸的长突为大角，向上的短突为小角。

三、颅的整体观

（一）颅的上面观

颅顶呈卵圆形，光滑隆凸。额骨与两侧顶骨之间称**冠状缝**。两侧顶骨之间称**矢状缝**，两侧顶骨与枕骨之间称**人字缝**。

（二）颅的侧面观

颅的侧面中部有外耳门,其后方为**乳突**,前方是**颧弓**。颧弓将颅侧面分为上方的**颞窝**和下方的**颞下窝**。颞窝前下部,额、顶、颞、蝶骨会合处形成"H"形的缝,称**翼点**(pterion)。此处最为薄弱,其内面有脑膜中动脉前支通过,若此处骨折,易损伤该动脉,引起颅内血肿(图 1-14)。

（三）颅的前面观

颅的前面观包括眶、骨性鼻腔等(图 1-15)。

1. 眶(orbit) 眶为底朝前外,尖向后内的一对四棱锥形腔隙,容纳眼球及附属结构。眶口略呈四边形,眶上缘中内 1/3 交界处有**眶上孔**或**眶上切迹**,眶下缘中点下方有**眶下孔**。眶尖指向后内,尖端有一圆形的视神经管口,借此管眶向后通颅中窝。眶上壁前外侧有一深窝,称**泪腺窝**,容纳泪腺。内侧壁前下有一个长圆形窝,称**泪囊窝**,容纳泪囊,此窝向下经**鼻泪管**通鼻腔。下壁和外侧壁交界处后方,有**眶下裂**向后通颞下窝,裂中部有向前行的**眶下沟**,该沟向前续于眶下管,管开口于眶下孔。外侧壁与上壁交界处的后方,有**眶上裂**向后通颅中窝。

2. 骨性鼻腔 位于面颅中央,鼻腔前方开口称**梨状孔**,后方开口称**鼻后孔**,通鼻咽。由犁骨和筛骨垂直板构成的骨性鼻中隔,将其分为左右两半。鼻腔外侧壁由上而下有三个向下弯曲的骨片,分别称**上、中、下鼻甲**,每个鼻甲下方为相应的鼻道,分别称**上、中、下鼻道**。上鼻甲后上方与蝶骨之间的间隙,称**蝶筛隐窝**(图 1-17)。

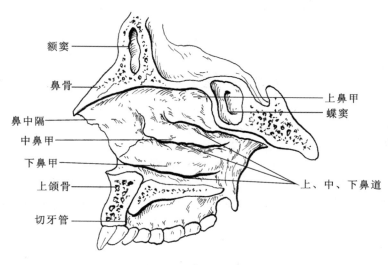

图 1-17 鼻腔外侧壁

3. 鼻旁窦(paranasal sinus) 鼻旁窦是位于鼻腔周围颅骨内的含气空腔,包括**额窦**、**筛窦**、**蝶窦**和**上颌窦**,其名称和位置与所在骨的名称一致,它们均开口于鼻腔。鼻旁窦具有发音共鸣和减轻颅骨重量的作用。

（四）颅底外面观

颅底外面的前部有上颌骨腭突与腭骨水平板构成的**骨腭**。骨腭后缘上方有一对鼻后孔，后外方可见**卵圆孔**和**棘孔**。后部中央可见**枕骨大孔**，其两侧有椭圆形关节面，称**枕髁**。枕髁前外侧稍上有**舌下神经管外口**，前方有**破裂孔**，外侧有**颈静脉孔**。颈静脉孔前方为**颈动脉管外口**，后外侧有细长的**茎突**，茎突根部后方有**茎乳孔**。颧弓根部后方有**下颌窝**。窝前缘的隆起，称**关节结节**（图 1-18）。

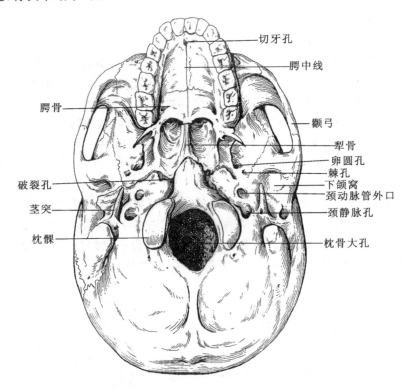

图 1-18　颅底外面观

（五）颅底内面观

颅底内面由前向后呈阶梯状排列着 3 个窝，分别称颅前窝、颅中窝和颅后窝（图 1-19）。

1. 颅前窝　窝正中线上有一向上的突起称鸡冠，鸡冠两侧称**筛板**，上有**筛孔**通鼻腔。

2. 颅中窝　窝中央是蝶骨体，因形似马鞍称**蝶鞍**，上面凹陷称**垂体窝**，窝前外侧有**视神经管**，视神经管前外侧为**眶上裂**，后方有**破裂孔**。蝶骨体两侧，由前内向后外，依次有**圆孔**、**卵圆孔**和**棘孔**。

3. 颅后窝　窝中央有**枕骨大孔**，孔前上方的平坦斜面称**斜坡**，前外缘有**舌下神经管内口**，后上方隆起称**枕内隆凸**。枕内隆凸向两侧为**横窦沟**，横窦沟继转向前下内走行改称**乙状窦沟**，末端终于**颈静脉孔**。颞骨岩部后面有**内耳门**，通内耳道。

四、新生儿颅的特征

新生儿颅的高度约占身长 1/4，而成人约占 1/8。新生儿脑颅比面颅大。颅顶各骨尚

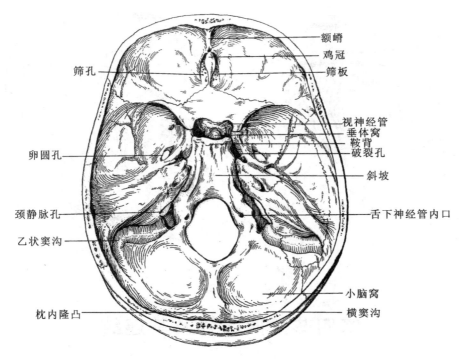

额嵴
鸡冠
筛板
筛孔
视神经管
垂体窝
鞍背
破裂孔
卵圆孔
斜坡
颈静脉孔
舌下神经管内口
乙状窦沟
小脑窝
枕内隆凸
横窦沟

图 1-19　颅底内面观

未完全发育,骨缝间充满纤维组织膜称颅囟。颅囟主要有前囟,最大,呈菱形,位于矢状缝与冠状缝相接处。后囟,位于矢状缝与人字缝会合处,呈三角形。前囟在 1～2 岁时闭合,其余各囟都在出生后不久闭合。

五、颅骨的连结

颅骨的连结可分为纤维连结、软骨连结和关节 3 种。

（一）颅骨的纤维连结和软骨连结

大部分颅骨之间借缝、软骨和骨相连结,彼此之间结合较为牢固。

（二）颅骨的关节

颅骨的关节为**颞下颌关节**(temporomandibular joint),又称为**下颌关节**,由下颌骨的下颌头与颞骨的下颌窝和关节结节构成(图 1-20)。关节囊松弛,囊外有外侧韧带加强。关节腔内有纤维软骨构成的关节盘,关节囊的前份较薄弱,颞下颌关节易向前脱位。颞下颌关节属于联动关节,两侧必须同时运动,可使下颌骨做上提、下降、前进、后退和侧方运动。

六、颅骨的骨性标志

颅骨重要的骨性标志有枕外隆凸、乳突、下颌角、颧弓、眶上缘、眶下缘等。

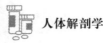

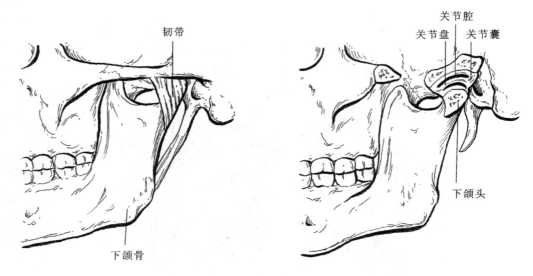

图 1-20　颞下颌关节

第四节　四肢骨及其连结

四肢骨包括上肢骨和下肢骨两部分。由于人体直立行走,上肢不再承重而成为劳动器官,下肢起着支持体重和行走的作用。故上肢骨纤细轻巧,下肢骨粗大坚固。

一、上肢骨及其连结

(一)上肢骨

上肢骨包括锁骨、肩胛骨、肱骨、尺骨、桡骨和手骨,每侧 32 块,共 64 块。

1. 锁骨(clavicle)　呈"～"形弯曲,位于胸廓前上方。内侧端粗大,为胸骨端;外侧端扁平,为肩峰端。内侧 2/3 凸向前,外侧 1/3 凸向后,二者之间交界处较薄弱,骨折多发生在此处(图 1-21)。

2. 肩胛骨(scapula)　肩胛骨为三角形扁骨,贴于胸廓后外面。可分为二面、三缘和三个角。前面为一大的浅窝,称**肩胛下窝**;后面有一横嵴,称**肩胛冈**,肩胛冈上、下方的浅窝,分别称**冈上窝**和**冈下窝**,肩胛冈向外侧延伸部称**肩峰**。上缘短而薄,外侧有**肩胛切迹**,切迹外侧有向前的指状突起称**喙突**;内侧缘薄而锐利,外侧缘肥厚。上角平对第 2 肋;下角平对第 7 肋或第 7 肋间隙,为计数肋的标志;外侧角最肥厚,有朝向外侧方的浅窝,称**关节盂**,关节盂上、下方各有一个粗糙隆起,分别称**盂上结节**和**盂下结节**(图 1-22)。

3. 肱骨(humerus)　位于臂部,为典型的长骨,可分为一体两端。上端有半球形的**肱骨头**;头周围的环状浅沟,称**解剖颈**;肱骨头的外侧和前方分别有隆起的**大结节**和**小结节**,它们向下延伸,称**大结节嵴**和**小结节嵴**;两结节间有一条纵沟,称**结节间沟**;上端与体交界处稍细,称**外科颈**,较易发生骨折。肱骨体中部外侧面有粗糙的**三角肌粗隆**,后面中部有一

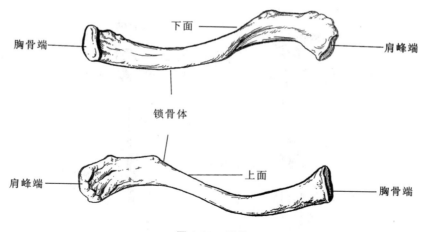

图 1-21 锁骨

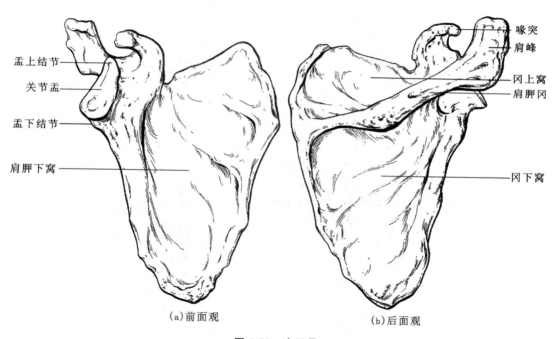

(a)前面观 (b)后面观

图 1-22 肩胛骨

条自内上斜向外下的浅沟,称**桡神经沟**,有桡神经通过,肱骨中段骨折易损伤此神经。下端外侧前面有半球状的**肱骨小头**;内侧有滑车状的**肱骨滑车**,滑车前面上方有一窝,称**冠突窝**,滑车后面上方有一窝,称**鹰嘴窝**;肱骨下端内外各有一突起,分别称**内上髁**和**外上髁**,内上髁后方有一浅沟,称**尺神经沟**,有尺神经通过,肱骨内上髁骨折易损伤此神经(图 1-23)。

4. **尺骨**(ulna) 位于前臂内侧,分一体两端。上端粗大,前面有一个半圆形深凹,称**滑车切迹**,切迹后上方的突起称**鹰嘴**,前下方的突起称**冠突**,冠突外侧面有**桡切迹**,冠突下方的粗糙隆起,称**尺骨粗隆**。尺骨体外缘锐利,为骨间缘。下端为**尺骨头**,头后内侧的突起,称**尺骨茎突**(图 1-24)。

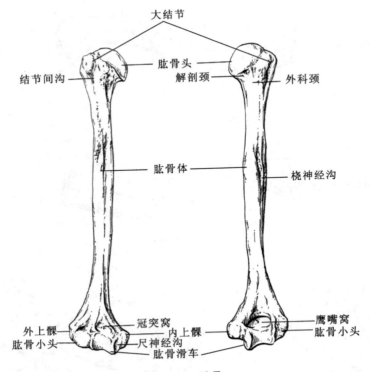

大结节

结节间沟   肱骨头
              解剖颈   外科颈

肱骨体   桡神经沟

外上髁   冠突窝   鹰嘴窝
肱骨小头   内上髁   肱骨小头
              尺神经沟
              肱骨滑车

图 1-23　肱骨

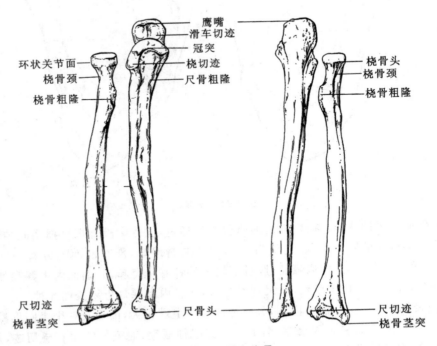

              鹰嘴
              滑车切迹
              冠突
环状关节面   桡切迹   桡骨头
桡骨颈   尺骨粗隆   桡骨颈
桡骨粗隆   桡骨粗隆

尺切迹   尺切迹
桡骨茎突   尺骨头   桡骨茎突

图 1-24　尺骨和桡骨

5. **桡骨**(radius) 位于前臂外侧,分一体两端。上端膨大称**桡骨头**,头上面有关节凹,周围有**环状关节面**,头下方略细,称**桡骨颈**,颈的内下方有一突起称**桡骨粗隆**。桡骨体内侧缘为薄锐的骨间缘。下端内面有关节面,称**尺切迹**,下端外侧向下突出,称**桡骨茎突**(图1-24)。

6. **手骨** 包括腕骨、掌骨和指骨(图1-25)。

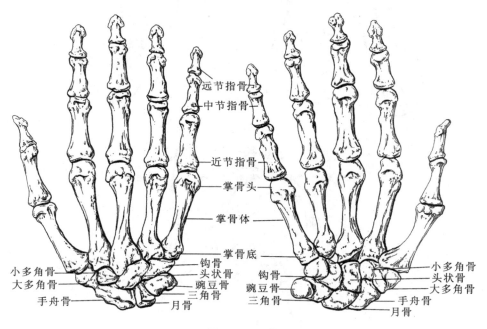

图 1-25 手骨

(1) **腕骨**(carpal bones):8块。排成近侧、远侧二列。由桡侧向尺侧近侧列为**手舟骨**、**月骨**、**三角骨和豌豆骨**;远侧列为**大多角骨**、**小多角骨**、**头状骨和钩骨**。

(2) **掌骨**(metacarpal bones):5块。由桡侧向尺侧,依次为第1～5掌骨。掌骨近端为底,远端为头,中间部为体。

(3) **指骨**(phalanges of fingers):属长骨,共14块,除拇指为2块外,其余均为3块,分别为近节指骨、中节指骨和远节指骨。每节指骨的近端为底,中间部为体,远端为滑车。

(二)上肢骨的连结

1. **胸锁关节** 胸锁关节是上肢骨与躯干骨间连结的唯一关节,由锁骨的胸骨端与胸骨的锁切迹构成。关节囊坚韧,周围有韧带加强,关节腔内有关节盘。胸锁关节的属于微动关节。

2. **肩锁关节** 由锁骨的肩峰端与肩峰的关节面构成,属于微动关节。

3. **肩关节**(shoulder joint) 由肱骨头与肩胛骨关节盂构成。肱骨头大,关节盂浅而小,周缘有盂唇加深关节窝;关节囊薄而松弛,囊内有肱二头肌长头腱通过;关节囊的上、前、后壁有数条肌腱增强关节的稳固性,囊的下壁最为薄弱,故肩关节脱位时,肱骨头常从下方滑出。肩关节为全身最灵活的关节,可做屈、伸、内收、外展、旋内、旋外及环转运动(图1-26)。

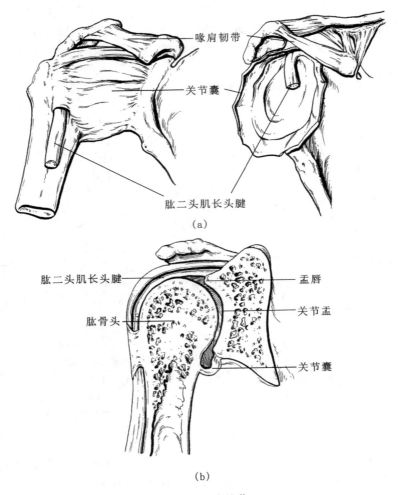

喙肩韧带

关节囊

肱二头肌长头腱

(a)

肱二头肌长头腱

肱骨头

盂唇

关节盂

关节囊

(b)

图 1-26 肩关节

4. 肘关节(elbow joint) 由肱骨下端与尺、桡骨上端构成,包括 3 个关节(图 1-27)。

(1)**肱尺关节**:由肱骨滑车和尺骨滑车切迹构成。

(2)**肱桡关节**:由肱骨小头和桡骨头的关节凹构成。

(3)**桡尺近侧关节**:由桡骨环状关节面和尺骨桡切迹构成。

肘关节的三个关节包在一个关节囊内,关节囊的前、后壁薄而松弛,两侧壁厚而紧张,并有韧带加强,囊的后壁最薄弱,常见桡、尺两骨向后脱位,移向肱骨的后上方;桡骨环状韧带位于桡骨环状关节面的周围,防止桡骨头脱出。小儿桡骨头发育不全,易发生桡骨头半脱位。

肘关节可做屈、伸运动。肱骨内、外上髁和尺骨鹰嘴都易在体表扣及。当肘关节伸直时,此三点位于一条直线上;当肘关节屈曲至 90°时,此三点的连线构成等腰三角形。肘关节发生脱位时,鹰嘴移位,三点位置关系发生改变。

5. 前臂骨的连结 前臂骨借桡尺近侧关节、桡尺远侧关节和前臂骨间膜相连。桡尺远侧关节由尺骨头和桡骨的尺切迹构成。前臂骨间膜为连结尺骨和桡骨的骨间缘之间的

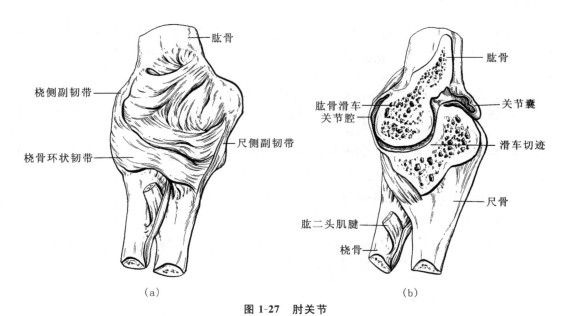

肱骨

桡侧副韧带

尺侧副韧带

桡骨环状韧带

(a)

肱骨

肱骨滑车
关节腔

关节囊

滑车切迹

尺骨

肱二头肌腱

桡骨

(b)

图 1-27 肘关节

坚韧纤维膜。桡尺近侧和远侧关节是联动关节,前臂可做旋转运动,手背向前的运动,称为旋前;与此相反的运动,称为旋后。

6. 手关节 包括桡腕关节、腕骨间关节、腕掌关节、掌骨间关节、掌指关节和指骨间关节(图 1-28)。

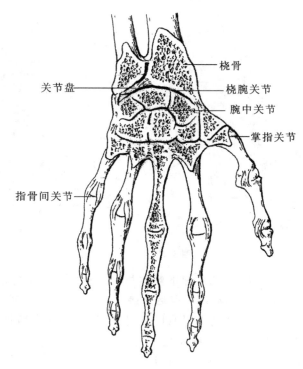

关节盘

桡骨

桡腕关节

腕中关节

掌指关节

指骨间关节

图 1-28 手关节

（1）**桡腕关节**：又称**腕关节**，由手舟骨、月骨和三角骨的近侧关节面作为关节头，桡骨的腕关节面和尺骨头下方的关节盘作为关节窝而构成。关节囊松弛，周围均有韧带加强。桡腕关节可做屈、伸、外展、内收及环转运动。

（2）**腕骨间关节**：为相邻各腕骨之间构成的关节，属微动关节。

（3）**腕掌关节**：由远侧列腕骨与 5 块掌骨底构成。拇指腕掌关节可做屈、伸、内收、外展，环转和对掌运动。

（4）**掌指关节**：由掌骨头与近节指骨底构成，可做屈、伸、内收、外展及环转运动，手指的内收、外展是以中指为准的，向中指靠拢是内收，远离中指是外展。

（5）**指骨间关节**：由各指相邻两节指骨的底和滑车构成，只能做屈、伸运动。

（三）上肢骨的骨性标志

上肢骨重要的骨性标志有锁骨、肩胛冈、肩峰、肩胛骨上角、肩胛骨下角、肱骨内上髁、肱骨外上髁、尺骨鹰嘴、尺骨茎突、桡骨茎突等。

二、下肢骨及其连结

（一）下肢骨

下肢骨包括髋骨、股骨、髌骨、胫骨、腓骨和足骨，每侧 31 块，共 62 块。

1. 髋骨（hip bone） 位于盆部，属不规则骨，由髂骨、耻骨和坐骨组成，16 岁左右完全融合。髋骨外侧面的深窝，称**髋臼**；下部有一大孔，称**闭孔**（图 1-29）。

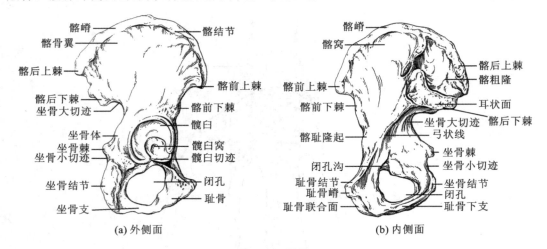

图 1-29 髋骨

髂骨（ilium）构成髋骨上部，分为肥厚的**髂骨体**和扁阔的**髂骨翼**。翼上缘肥厚，形成弓形的**髂嵴**。髂嵴前端为**髂前上棘**，后端为**髂后上棘**。髂前上棘后方，髂嵴向外突起，称**髂结节**。髂骨翼内面的浅窝称**髂窝**，髂窝下界有圆钝骨嵴，称**弓状线**。髂骨翼后下方粗糙的耳状关节面称**耳状面**。耳状面后上方有**髂粗隆**。

坐骨（ischium）构成髋骨下部，分坐骨体和坐骨支。体后缘有尖形的**坐骨棘**，棘下方有**坐骨小切迹**。坐骨棘与髂后下棘之间为**坐骨大切迹**。坐骨体下后部向前、上、内延伸为较细的坐骨支，其末端与耻骨下支结合。坐骨体与坐骨支移行处的后部是粗糙的隆起，为**坐**

骨结节。

　　耻骨(pubis)构成髋骨前下部,分体和上、下两支。体与髂骨体的结合处上缘骨面粗糙隆起,称**髂耻隆起**,耻骨上支上面有一条锐嵴,称**耻骨梳**,向前终于**耻骨结节**。耻骨上、下支相互移行处内侧的椭圆形粗糙面,称**耻骨联合面**。耻骨结节与耻骨联合面之间为**耻骨嵴**。

　　2. 股骨(femur)　位于股部,是人体最长最粗大的长骨,分一体两端。上端有朝向内上前的**股骨头**,头中央稍下有小的**股骨头凹**。头下外侧的狭细部称**股骨颈**。颈与体连接处上外侧的方形隆起,称**大转子**;内下方的隆起,称**小转子**。大、小转子之间,前面有**转子间线**,后面有**转子间嵴**。股骨体略弓向前,体后面有纵行骨嵴,为**粗线**。此线上外延续于粗糙的**臀肌粗隆**,粗线下端分为内、外两线,两线间的骨面为**腘面**。下端有两个向后突出的膨大,为**内侧髁**和**外侧髁**。两髁之间的深窝称**髁间窝**。两髁侧面最突起处,分别为**内上髁**和**外上髁**(图 1-30)。

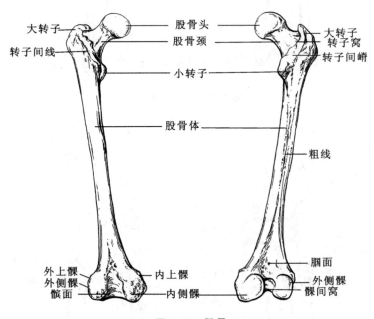

大转子　　　　　股骨头
　　　　　　　　股骨颈
转子间线
　　　　　　　　　　　　大转子
　　　　　　　　　　　　转子窝
　　　　　　　　　　　　转子间嵴
　　　　　　　　小转子

　　　　　　　　股骨体

　　　　　　　　　　　　粗线

　　　　　　　　　　　　腘面
外上髁　　　　内上髁　　外侧髁
外侧髁　　　　　　　　　髁间窝
髌面　　　　　内侧髁

图 1-30　股骨

　　3. 髌骨(patella)　髌骨是人体最大的籽骨,位于股骨下端前面,在股四头肌腱内,上宽下尖,前面粗糙,后面为关节面,与股骨髌面相关联。

　　4. 胫骨(tibia)　位于小腿内侧部,是粗大的长骨。上端膨大,向两侧突出,形成**内侧髁**和**外侧髁**。两髁之间的粗糙小隆起,称**髁间隆起**。上端前面的隆起称**胫骨粗隆**。胫骨下端稍膨大,其内下方有一突起,称**内踝**。下端的外侧面有腓切迹与腓骨相接(图 1-31)。

　　5. 腓骨(fibula)　位于胫骨外后方,为细长的长骨。上端稍膨大,称**腓骨头**。头下方缩窄,称**腓骨颈**。下端膨大,形成**外踝**(图 1-31)。

　　6. 足骨　包括跗骨、跖骨和趾骨(图 1-32)。

　　(1)**跗骨**(tarsal bones):7 块,属短骨。分前、中、后三列。后列包括上方的距骨和下方的跟骨;中列为位于距骨前方的足舟骨;前列为内侧楔骨、中间楔骨、外侧楔骨及骰骨。

　　(2)**跖骨**(metatarsal bones):5 块,从内侧向外侧依次为第 1~5 跖骨。跖骨近端为底,

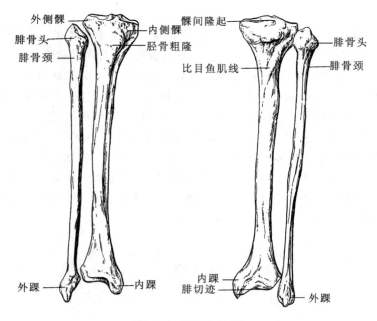

图 1-31 胫骨和腓骨

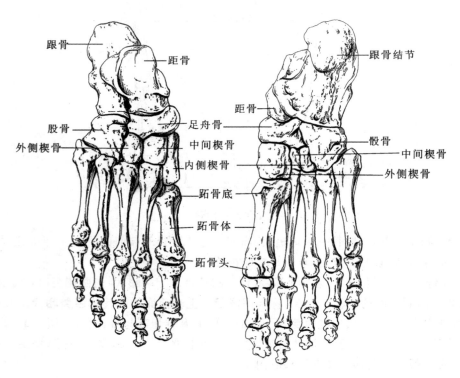

图 1-32 足骨

中间为体,远端称头。第 5 跖骨底向后突出,称第 5 跖骨粗隆。

（3）**趾骨**（phalanges of toes）：共 14 块。形态和命名与指骨相同。

（二）下肢骨的连结

1. 骨盆（pelvis） 由左、右髋骨和骶、尾骨借关节、韧带和软骨连结构成（图1-33）。

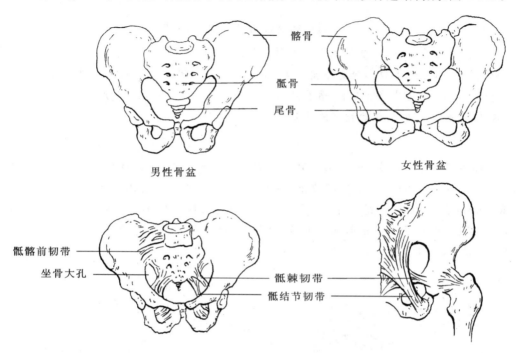

髂骨

骶骨

尾骨

男性骨盆　　　　　　　　　　　女性骨盆

骶髂前韧带

坐骨大孔

骶棘韧带

骶结节韧带

图1-33　骨盆

（1）骶髂关节：由骶骨耳状面和髂骨的耳状面构成，关节面凸凹不平，彼此结合十分紧密。关节囊紧张，由骶髂前、后韧带加强。骶髂关节具有相当大的稳固性，以适应、支持体重。

（2）韧带连结：有骶结节韧带和骶棘韧带。**骶结节韧带**由骶、尾骨侧缘连至坐骨结节，**骶棘韧带**由骶、尾骨侧缘连至坐骨棘。两条韧带与坐骨大、小切迹分别围成**坐骨大孔**和**坐骨小孔**。

（3）**耻骨联合**（pubic symphysis）：由两侧耻骨联合面借纤维软骨构成的耻骨间盘连结构成。耻骨间盘中往往出现一个矢状位的裂隙，耻骨联合的活动甚微，但在分娩过程中，耻骨间盘中的裂隙增宽，以增长骨盆的径线。

（4）骨盆的分部：骨盆可以界线分为上方的大骨盆和下方的小骨盆。**界线**是由骶骨岬向两侧经弓状线、耻骨梳、耻骨结节至耻骨联合上缘构成的环形结构。小骨盆上口为界线，下口由尾骨尖、骶结节韧带、坐骨结节、坐骨支、耻骨下支和耻骨联合下缘围成。骨盆上、下口之间的腔称为**骨盆腔**。两侧坐骨支与耻骨下支连成耻骨弓，它们之间的夹角称为**耻骨下角**。

骨盆是躯干与自由下肢骨之间的骨性成分，起着传导重力和支持、保护盆腔脏器的作用。在女性，骨盆还是胎儿娩出的产道。

知识链接

男性和女性骨盆形态的区别

在全身骨骼中,骨盆的性别差别最为显著,女性骨盆外形短而宽,骨盆上口近似圆形,较宽大,骨盆下口和耻骨下角较大,女性耻骨下角可达 90°～100°,整个骨盆腔呈圆筒形。男性骨盆外形窄而长,骨盆上口呈心形,骨盆下口和耻骨下角较小,男性耻骨下角为 70°～75°,整个骨盆腔呈漏斗形。

2. 髋关节(hip joint) 髋关节由髋臼与股骨头构成。髋臼的周缘附有髋臼唇,以增加髋臼的深度;髋关节的关节囊坚韧致密,后面包被股骨颈的内侧 2/3,使股骨颈骨折有囊内、囊外骨折之分;关节囊周围有多条韧带加强;股骨头韧带位于关节内,连于股骨头凹和髋臼横韧带之间,内含营养股骨头的血管。髋关节囊的后下部相对较薄弱,脱位时,股骨头易向下方脱出(图 1-34)。

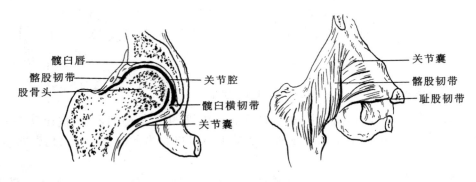

图 1-34 髋关节

髋关节可做屈、伸、外展、内收、旋内、旋外以及环转运动。其运动幅度远不及肩关节,但具有较大的稳固性,以适应其承重和行走的功能。

3. 膝关节(knee joint) 膝关节由股骨下端、胫骨上端和髌骨构成,是人体最大最复杂的关节。膝关节的关节囊薄而松弛,周围有韧带加固,以增强关节的稳定性,前方有股四头肌腱形成的髌韧带,两侧有腓侧副韧带和胫侧副韧带;关节囊内的前交叉韧带能限制胫骨前移,后交叉韧带可限制胫骨后移。股骨与胫骨关节面之间有内、外侧半月板,内侧半月板较大,呈"C"形;外侧半月板,较小,近似"O"形。膝关节可做屈伸运动,在半屈位时,还可做轻度的旋内、旋外运动(图 1-35)。

4. 小腿骨的连结 胫、腓两骨之间的连结紧密,上端由胫骨外侧髁与腓骨头构成微动的胫腓关节,两骨干之间有坚韧的小腿骨间膜相连,下端借胫腓前、后韧带构成坚强的韧带连结。小腿两骨间的活动度甚小。

5. 足关节 足关节包括距小腿关节、跗骨间关节、跗跖关节、跖趾关节和趾骨间关节

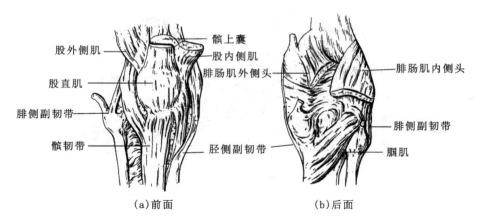

图 1-35　膝关节

（图 1-36）。

（1）距小腿关节：亦称**踝关节**（ankle joint），由胫、腓骨的下端与距骨滑车构成。关节囊的前、后壁薄而松弛，两侧有韧带增厚加强，内侧韧带坚韧，外侧韧带较薄弱。踝关节能做背屈（伸）和跖屈（屈）运动。

（2）跗骨间关节：是跗骨诸骨之间的关节，在功能上是联动关节，在运动时，可使足做内翻或外翻运动。足底转向内侧称为内翻，足底转向外侧称为外翻。

（3）跗跖关节：由 3 块楔骨和骰骨的前端与 5 块跖骨的底构成，可做轻微滑动。

（4）跖趾关节：由跖骨头与近节趾骨底构成，可做轻微的屈、伸，内收、外展运动。

（5）趾骨间关节：由各趾相邻的两节趾骨的底与滑车构成，可做屈、伸运动。

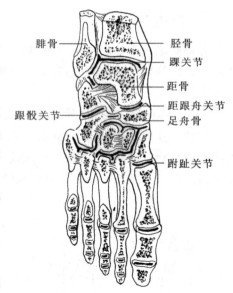

图 1-36　足关节

足弓（arch of foot）（图 1-37）是跗骨和跖骨借其连结形成凸向上的弓。足弓可分为前后方向的内、外侧纵弓和内外方向的一个横弓。足弓增加了足的弹性，在行走和跳跃时发挥弹性和缓冲震荡的作用，减少地面对身体的冲击，以保护体内器官，特别是保护大脑免受震荡。足弓还可保护足底的血管、神经免受压迫。

（三）下肢骨的骨性标志

下肢骨重要的骨性标志有髂嵴、髂前上棘、髂后上棘、髂结节、耻骨结节、坐骨结节、股骨大转子、股骨内上髁、股骨外上髁、髌骨、腓骨头、胫骨粗隆、胫骨前缘、内踝、外踝、跟骨结节等。

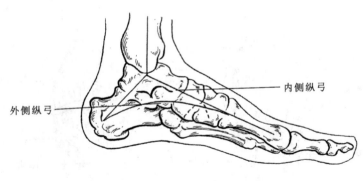

图 1-37　足弓

第五节　肌

一、概述

骨骼肌绝大多数附着于骨骼,共有 600 多块,约占体重的 40%。每块肌都具有一定的形态、结构,执行一定的功能,有丰富的血管和淋巴管分布,并接受神经的支配,所以每块肌都可视为一个器官。

（一）肌的形态和构造

骨骼肌的形态多样,按其外形可分为长肌、短肌、扁肌和轮匝肌 4 种（图 1-38）。长肌呈长梭形或带状,多分布于四肢。短肌较短小,多分布于躯干深层。扁肌宽扁呈薄片状,多分布于胸腹壁。轮匝肌主要由环形的肌纤维构成,位于孔裂的周围,收缩时可以关闭孔裂。

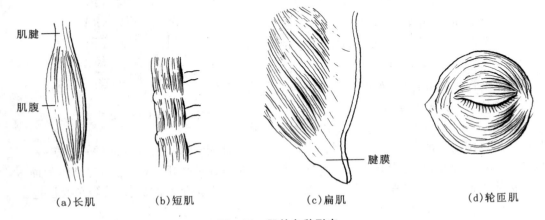

(a)长肌　　　(b)短肌　　　(c)扁肌　　　(d)轮匝肌

图 1-38　肌的各种形态

骨骼肌由**肌腹**和**肌腱**两部分构成。肌腹主要由肌纤维组成,色红而柔软,具有收缩和舒张功能。肌腱主要由致密结缔组织构成,色白、强韧而无收缩功能,通常位于肌腹的两端。肌借肌腱附着于骨骼。扁肌的肌腱呈薄膜状,称**腱膜**。

（二）肌的起止点和作用

肌通常以两端的肌腱附着在两块或两块以上的骨上,中间跨过一个或多个关节。肌收缩时使两骨彼此靠近或分离而产生运动。一般来说,两块骨之中一块骨的位置相对固定,而另一块骨做相对的移动。肌在相对固定骨上的附着点称起点或定点,在相对移动骨上的附着点称止点或动点。全身肌的起、止点有一定的规律。通常靠近身体正中面或四肢近侧的附着点为肌肉的起点或定点;另一端为止点或动点(图 1-39)。

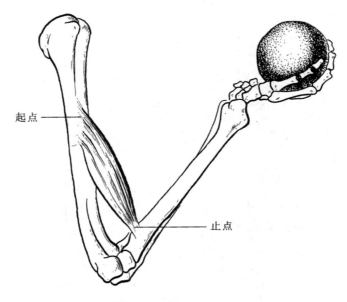

起点

止点

图 1-39 肌的起点、止点

（三）肌的配布和命名

肌在关节周围配布的方式和多少与关节的运动轴一致。每一个关节至少配布有两组运动方向完全相反的肌,在运动轴的两侧、作用相互对抗的肌,互称**拮抗肌**;在运动轴的同一侧、作用相同的肌,称**协同肌**。

肌可按形状、大小、位置、起止点或作用等命名。如斜方肌、三角肌等是按形状命名的;冈上肌、冈下肌、骨间肌等是按位置命名的;肱二头肌、股四头肌等是按肌的形态结构和部位综合命名的;胸大肌、腰大肌等是以大小和位置综合命名的;胸锁乳突肌、胸骨舌骨肌等是按其起止点命名的;旋后肌、大收肌等是按作用命名的;腹外斜肌、腹横肌是根据位置和肌束的方向命名的。

拓展资源 ----- ER1-3 肌的发生及异常 -----

（四）肌的辅助结构

肌的辅助结构具有保持肌的位置、减少运动时的摩擦和保护等功能,包括筋膜、滑膜囊、腱鞘等。

1. 筋膜(fascia)　遍布全身,分浅筋膜和深筋膜两种(图1-40)。**浅筋膜**位于真皮之下,又称皮下筋膜,由疏松结缔组织构成,富有脂肪、血管、皮神经等,有保持体温和保护深部结构的作用;**深筋膜**位于浅筋膜的深面,又称固有筋膜,由致密结缔组织构成,包被体壁、四肢的肌和血管、神经等。

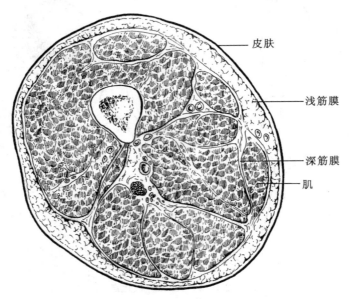

图1-40　筋膜模式图

（图中标注：皮肤、浅筋膜、深筋膜、肌）

知识链接

深筋膜的临床意义

在四肢,深筋膜插入肌群之间,并附着于骨,构成肌间隔,将功能、发育过程和神经支配不同的肌群分隔开来,与包绕肌群的深筋膜构成筋膜鞘保证其单独活动,这在临床上有很大意义。当一块肌肉由于水肿等原因肿胀时,由于筋膜限制其体积膨胀,可出现疼痛症状。

2. 滑膜囊(synovial bursa)　滑膜囊为封闭的结缔组织囊,内有滑液,多位于肌腱与骨面相接触的部位,可以减少两者之间的摩擦。滑膜囊炎症可影响肢体的运动功能。

3. 腱鞘(tendinous sheath)　腱鞘是包围在某些肌腱外面的结缔组织鞘管(图1-41),多存在于活动性较大的部位。腱鞘可分纤维层和滑膜层两部分。纤维层位于外层,为深筋膜增厚所形成的骨性纤维性管道。滑膜层位于内层,是由滑膜构成的双层圆筒形的鞘。滑膜可分为脏层和壁层,包在肌腱表面的部分为脏层,紧贴于纤维层内面的部分为壁层,脏、壁两层相互移行,形成滑膜腔,腔内含有少量滑液,起润滑作用,以减少肌腱在腱鞘内滑动时的摩擦。

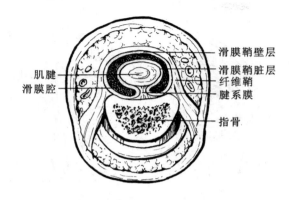

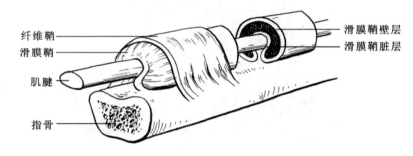

图 1-41　腱鞘示意图

知识链接

腱　鞘　炎

　　若手指不恰当地做长期、过度且快速的活动,可导致腱鞘损伤,产生疼痛并影响肌腱的滑动,严重时局部呈结节性肿胀称为腱鞘炎,其为一种常见病。

二、头颈肌

(一)头肌

头肌可分为面肌和咀嚼肌两部分。

1. 面肌　位置浅表,多起自颅骨,止于面部皮肤,面肌主要分布于口、眼、鼻等孔裂周围,肌纤维呈环形或辐射状,有闭合或开大上述孔裂的作用,同时牵动面部皮肤显示各种表情,故又称表情肌(图 1-42)。

　　(1)**枕额肌**(occipitofrontalis):位于颅盖中线两侧,它由前方的额腹、后方的枕腹和中间的帽状腱膜构成。枕腹可向后牵拉帽状腱膜,额腹收缩时可提眉并使额部皮肤出现皱

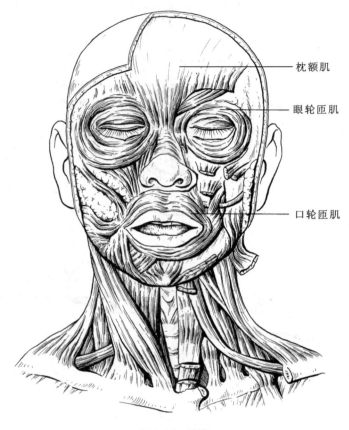

枕额肌

眼轮匝肌

口轮匝肌

图 1-42　面肌

纹。

（2）**眼轮匝肌**（orbicularis oculi）：位于眼裂周围，收缩使眼裂闭合。

（3）**口轮匝肌**（orbicularis oris）：环绕口裂周围，收缩时闭口。

2. 咀嚼肌　配布于下颌关节周围，包括咬肌、颞肌、翼外肌和翼内肌，参加咀嚼运动（图 1-43）。

（1）**咬肌**（masseter）：起自颧弓，止于下颌角外面，收缩时上提下颌骨。

（2）**颞肌**（temporalis）：起自颞窝，向下止于下颌骨冠突，收缩时使下颌骨上提。

知识链接

咀嚼肌的作用

咀嚼运动是下颌骨的上提、下降、前后、侧向运动的复合。在咀嚼时，咬肌、颞肌、翼内肌上提下颌，使上下颌磨牙互相咬合。张口运动一般是舌骨上肌群作用的结果，张大口时，翼外肌收缩，舌骨下肌群同时参与固定舌骨，协助舌骨上肌群的张口运动。下颌骨的前引运动由两侧翼外肌和翼内肌共同作用，使下颌切牙移至上颌切牙之前。颞肌的后部纤维作用相反，使下颌骨后退。下颌骨的侧向运动是一侧翼外肌、翼内肌共同作用的结果,翼外肌拉颞下颌关节的关节盘及下颌头向前,翼内肌使下颌骨移向对侧,而对侧的下颌骨在原位绕垂直轴轻度旋转。在两侧翼内、翼外肌交替作用下,形成下颌骨的两侧运动,即研磨运动。

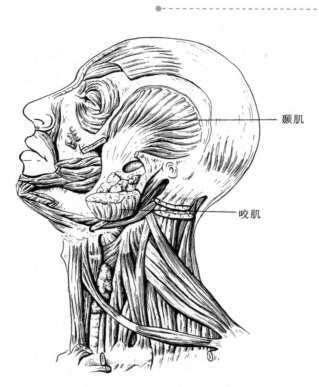

颞肌

咬肌

图 1-43 咬肌和颞肌

（二）颈肌

颈肌分颈浅肌群和颈深肌群两群。

1. 颈浅肌群

（1）**颈阔肌**（platysma）：位于颈部浅筋膜中,起自胸大肌和三角肌表面的筋膜,向上止于口角。作用：收缩时拉口角向下,并使颈部皮肤出现皱褶（图 1-44）。

（2）**胸锁乳突肌**（sternocleidomastoid）：位于颈部两侧皮下,起自胸骨柄前面和锁骨的胸骨端,两头会合斜向后上方,止于颞骨的乳突。作用：一侧肌收缩使头向同侧倾斜,脸转向对侧；两侧收缩可使头后仰（图 1-44）。

（3）舌骨上肌群：位于舌骨与下颌骨之间,每侧 4 块肌,分别为二腹肌、下颌舌骨肌、茎突舌骨肌、颏舌骨肌。作用：上提舌骨,协助吞咽（图 1-45）。

（4）舌骨下肌群：位于颈前部,在舌骨下方正中线的两侧,每侧 4 块肌,分别为胸骨舌骨肌、肩胛舌骨肌、胸骨甲状肌、甲状舌骨肌。作用：下降舌骨和喉（图 1-45）。

2. 颈深肌群 主要有前斜角肌、中斜角肌和后斜角肌。上述 3 块斜角肌均起自颈椎横突,其中前、中斜角肌止于第 1 肋,后斜角肌止于第 2 肋。前、中斜角肌与第 1 肋围成的三角形肌间隙称**斜角肌间隙**,内有锁骨下动脉和臂丛通过。作用：一侧斜角肌收缩,使颈侧

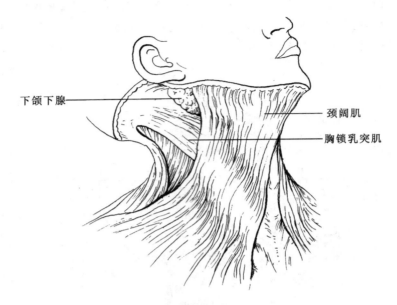

图 1-44　颈阔肌

下颌下腺

颈阔肌

胸锁乳突肌

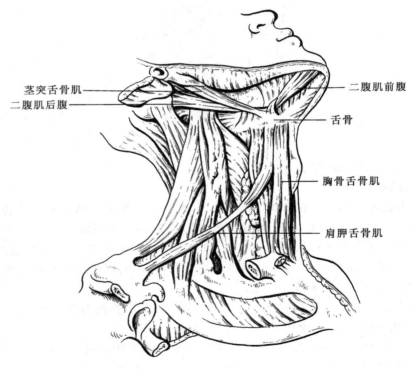

图 1-45　头颈肌

茎突舌骨肌

二腹肌后腹

二腹肌前腹

舌骨

胸骨舌骨肌

肩胛舌骨肌

屈;两侧斜角肌同时收缩可上提第 1、2 肋助深吸气。

三、躯干肌

躯干肌可分为背肌、胸肌、膈、腹肌和会阴肌。

（一）背 肌

背肌位于躯干后面，分浅、深两群。

1. 浅群肌（图 1-46）

（1）**斜方肌**（trapezius）：位于项部和背上部浅层，单侧呈三角形，两侧合起来呈斜方形。起自上项线、枕外隆凸、项韧带、第 7 颈椎和全部胸椎的棘突，止于锁骨的外侧 1/3、肩峰和肩胛冈。作用：使肩胛骨向脊柱靠拢，如肩胛骨固定，两侧同时收缩时，可使头后仰。

（2）**背阔肌**（latissimus dorsi）：为全身最大的扁肌，位于背下半部及胸的后外侧，起自下 6 个胸椎的棘突、全部腰椎的棘突、骶正中嵴及髂嵴后部等处，止于肱骨小结节嵴。作用：使肱骨内收、旋内和后伸；当上肢处于上举固定位时，可上提躯干。

（3）**肩胛提肌**（levator scapulae）：位于项部两侧、斜方肌的深面，起自上 4 个颈椎的横突，止于肩胛骨的上角。作用：上提肩胛骨，并使肩胛骨下角转向内，如肩胛骨固定，可使颈向同侧屈曲。

（4）**菱形肌**（rhomboideus）：位于斜方肌的深面，为菱形的扁肌。作用：牵引肩胛骨向内上并向脊柱靠拢。

2. 深群肌 主要有**竖脊肌**（erector spinae）（图 1-47），为背肌中最长的肌，纵列于脊柱两侧的沟内，起自骶骨背面和髂嵴的后部，向上止于椎骨、肋骨、枕骨及颞骨乳突。作用：两侧收缩使脊柱后伸、仰头，一侧收缩使脊柱侧屈。

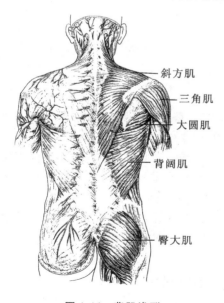

图 1-46 背肌浅群

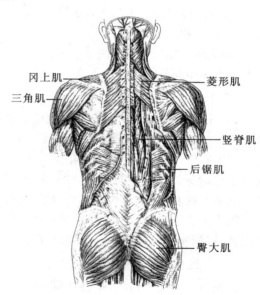

图 1-47 竖脊肌

（二）胸 肌

胸肌分为胸上肢肌和胸固有肌（图 1-48）。

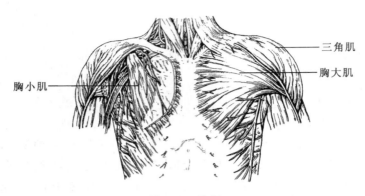

图 1-48　胸肌

1. 胸上肢肌

（1）**胸大肌**（pectoralis major）：位置表浅，位于胸前壁浅层，呈扇形，起自锁骨的内侧半、胸骨和第 1～6 肋软骨等处，以扁腱止于肱骨大结节嵴。作用：使肩关节内收、旋内和前屈。如上肢固定，可上提躯干，也可提肋助吸气。

（2）**胸小肌**（pectoralis minor）：位于胸大肌深面，呈三角形，起自第 3～5 肋骨，止于肩胛骨的喙突。作用：拉肩胛骨向前下方。

（3）**前锯肌**（serratus anterior）：位于胸廓侧壁，以数个肌齿起自上 8 个肋骨，肌束斜向后上内，止于肩胛骨内侧缘和下角。作用：拉肩胛骨向前和紧贴胸廓，下部肌束使肩胛骨下角旋外，助臂上举。

2. 胸固有肌

（1）**肋间外肌**：位于肋间隙的浅层，起自上位肋的下缘，肌束斜向前下，止于下位肋的上缘。作用：提肋助吸气。

（2）**肋间内肌**：位于肋间外肌的深层，起自下位肋的上缘，肌束斜向内上，止于上位肋的下缘。作用：降肋助呼气。

（三）膈

膈（diaphragm）是位于胸、腹腔之间的呈穹隆形的扁肌，膈的肌纤维起自胸廓下口的周缘和第 2、3 腰椎前面，各部肌纤维向中央移行于**中心腱**（图 1-49）。

膈上有三个裂孔：**主动脉裂孔**位于第 12 胸椎前方，内有主动脉和胸导管通过；**食管裂孔**位于主动脉裂孔的左前上方，约平第 10 胸椎，内有食管和迷走神经通过；**腔静脉孔**位于主动脉裂孔的右前上方，约平第 8 胸椎，内有下腔静脉通过。

膈为主要的呼吸肌，收缩时，膈穹隆下降，胸腔容积扩大，以助吸气；松弛时，膈穹隆上升，胸腔容积减小，以助呼气。膈与腹肌同时收缩，能加大腹压，协助排便、分娩等活动。

（四）腹肌

腹肌参与腹壁的组成，按其部位可分为前外侧群、后群两部分。

1. 前外侧群（图 1-50）

（1）**腹外斜肌**（obliquus externus abdominis）：位于腹前外侧部的浅层，起自下 8 个肋骨的外面，肌纤维斜向前下，后部肌束向下止于髂嵴前部，其余肌束向内移行于腱膜，终于白线。腹外斜肌腱膜的下缘卷曲增厚连于髂前上棘与耻骨结节之间，称为**腹股沟韧带**。在

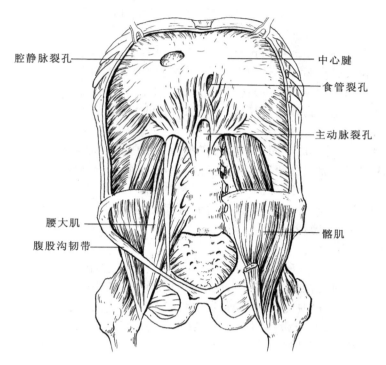

图 1-49 膈与腹后壁肌

腔静脉裂孔

中心腱

食管裂孔

主动脉裂孔

腰大肌

髂肌

腹股沟韧带

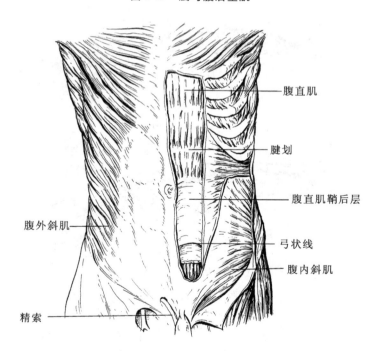

图 1-50 腹肌前外侧群

腹直肌

腱划

腹直肌鞘后层

弓状线

腹内斜肌

腹外斜肌

精索

耻骨结节外上方,腱膜形成三角形的裂孔,为**腹股沟管浅(皮下)环**。

（2）**腹内斜肌**(obliquus internus abdominis)：位于腹外斜肌深面,起始于胸腰筋膜、髂嵴和腹股沟韧带的外侧 1/2,肌束方向与腹外斜肌相垂直,大部分肌束向前上方延续为腱膜,终于白线。

(3)**腹横肌**(transversus abdominis):位于腹内斜肌深面,起自下 6 个肋软骨的内面、胸腰筋膜、髂嵴和腹股沟韧带的外侧 1/3,肌束横行向前延续为腱膜,止于白线。

(4)**腹直肌**(rectus abdominis):位于腹前壁正中线两旁的腹直肌鞘内。起自耻骨联合和耻骨嵴,肌束向上止于胸骨剑突和第 5~7 肋软骨的前面。肌的全长被 3~4 条横行的腱划分成多个肌腹。

腹肌前外侧群共同形成牢固而有弹性的腹壁,保护腹腔脏器,维持腹内压。当腹肌收缩时,可增加腹内压以完成排便、分娩等生理功能,还可降肋助呼气。

2. 后群 腹肌后群有腰大肌和腰方肌。腰大肌在下肢肌中叙述。

腰方肌位于腹后壁脊柱两侧,起自髂嵴的后部,向上止于第 12 肋和第 1~4 腰椎横突。作用:下降和固定第 12 肋,并使脊柱侧屈。

3. 腹肌的肌间结构

(1)**腹直肌鞘**(sheath of rectus abdominis):包绕腹直肌,由腹前外侧壁三块扁肌的腱膜形成。鞘分前、后两层,前层由腹外斜肌腱膜和腹内斜肌腱膜的前层愈合而成;后层由腹内斜肌腱膜的后层和腹横肌腱膜愈合而成。在脐以下 4~5 cm 处三块扁肌的腱膜全部转到腹直肌的前面构成腹直肌鞘的前层,使后层缺如,从而形成一凸向上方的弧形边界线称**弓状线**(arcuate line)(图 1-51)。

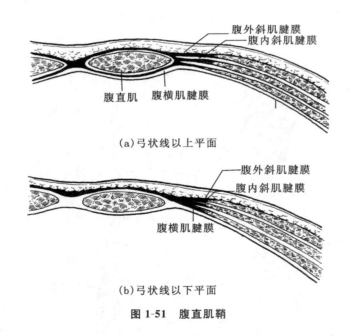

(a)弓状线以上平面

(b)弓状线以下平面

图 1-51 腹直肌鞘

(2)**白线**(white line):位于腹前壁正中线上,由两侧三层扁肌的腱膜交织而成,上方起自剑突,下方止于耻骨联合。白线的中部有脐环,是腹壁的薄弱点之一。

(3)**腹股沟管**(inguinal canal):位于腹前外侧壁的下部,腹股沟韧带内侧半的上方,为腹前壁 3 块扁肌之间的一条斜形肌间裂隙,由外上斜贯向内下,长 4~5 cm。男性有精索、女性有子宫圆韧带通过(图 1-52)。

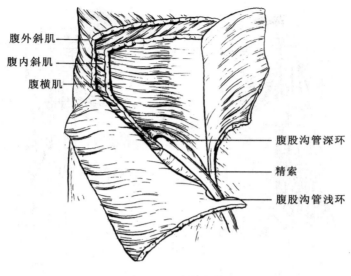

图 1-52　腹股沟管

　　腹股沟管有 2 个口和 4 个壁。内口称**腹股沟管深环(腹环)**,位于腹股沟韧带中点上方约 1.5 cm 处,为腹横筋膜向外突出而成;外口称**腹股沟管浅环(皮下环)**,位于耻骨结节的外上方。前壁为腹外斜肌腱膜和腹内斜肌;后壁为腹横筋膜和腹股沟镰;上壁为腹内斜肌和腹横肌的弓状下缘;下壁为腹股沟韧带。

知识链接

腹 股 沟 疝

　　腹股沟管是腹壁下部的薄弱区。在病理情况下,如腹膜形成的鞘突未闭合,或腹壁肌肉薄弱、长期腹内压增高等,可致腹腔内容物由此区突出形成疝。若腹腔内容物经腹股沟管深环进入腹股沟管,再经腹股沟管浅环突出,下降入阴囊,则构成腹股沟斜疝。

（五）会阴肌

　　会阴肌是指封闭小骨盆下口的肌,又称盆底肌,主要有**肛提肌**、**会阴浅横肌**和**会阴深横肌**、**尿道括约肌**等。肛提肌以及覆盖在它们上、下两面的筋膜共同形成**盆膈**,对盆腔内器官起承托作用,有肛门通过。会阴深横肌及其上、下筋膜构成**尿生殖膈**,在男性有尿道通过,在女性则有尿道和阴道通过。

四、四肢肌

（一）上肢肌

　　上肢肌按部位分为肩肌、臂肌、前臂肌和手肌。

1. 肩肌 分布于肩关节周围,能运动肩关节并能增强关节的稳固性(图 1-53)。

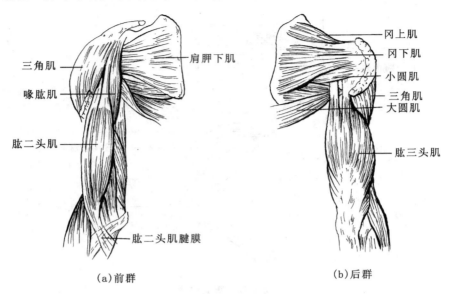

(a)前群　　　　　　　　　　(b)后群

图 1-53　肩臂肌

(1) **三角肌**(deltoid):是肩部的主要肌肉,因形状呈三角形而得名。起自锁骨的外侧段、肩峰和肩胛冈,肌束包裹肩关节的前、上和后面,向外下集中止于三角肌粗隆。作用:外展肩关节。

(2) **冈上肌**(supraspinatus):起自肩胛骨的冈上窝,止于肱骨大结节的上部。作用:使肩关节外展。

(3) **冈下肌**(infraspinatus):起自冈下窝,止于肱骨大结节的中部。作用:使肩关节旋外。

2. 臂肌 分布于肱骨周围,分前、后两群(图 1-53)。

(1) 前群

①**肱二头肌**(biceps brachii):位于臂前部浅层,长头以长腱起自肩胛骨盂上结节,通过肩关节囊,经结节间沟下降;短头起自肩胛骨喙突。两头在臂的下部合并成一个肌腹,向下移行为肌腱,止于桡骨粗隆。作用:屈肘关节,同时也可屈肩关节和使前臂旋后。

②**喙肱肌**(coracobrachialis):位于肱二头肌短头的后内方,起自喙突,止于肱骨体中部的内侧。作用:前屈和内收肩关节。

③**肱肌**(brachialis):位于肱二头肌下半部的深面,起自肱骨体下半部的前面,止于尺骨粗隆。作用:屈肘关节。

(2) 后群:主要有**肱三头肌**(triceps brachii),起端有三个头,长头以长腱起自肩胛骨盂下结节,外侧头起自肱骨后面桡神经沟外上方,内侧头起自肱骨后面桡神经沟内下方,三个头汇合后向下以肌腱止于尺骨**鹰嘴**。作用:伸肘关节,长头还可使肩关节后伸和内收。

3. 前臂肌 分布于尺、桡骨周围,分前、后两群。

(1) 前群:共 9 块,分为浅、深两层(图 1-54)。

①浅层:有 6 块肌,自桡侧向尺侧依次为:**肱桡肌、旋前圆肌、桡侧腕屈肌、掌长肌、指浅屈肌和尺侧腕屈肌**。除肱桡肌起自肱骨外上髁外,其余均起自肱骨内上髁,向下分别止于

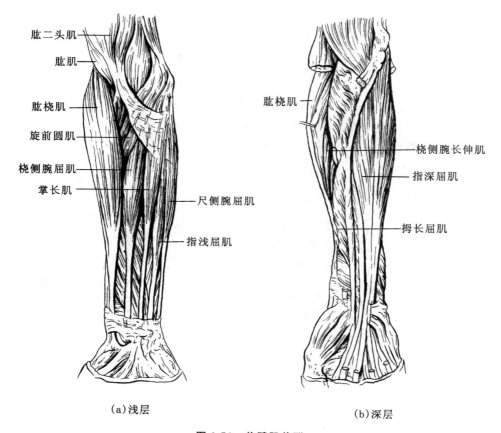

（a）浅层　　　　　　　　　（b）深层

图 1-54　前臂肌前群

桡骨、腕骨、掌骨和指骨。

②深层：有 3 块肌，即**拇长屈肌**、**指深屈肌**和**旋前方肌**，起自尺、桡骨及骨间膜，止于桡骨和指骨。

前臂前群肌的作用多数与名称一致，主要是屈肘、屈腕、屈指骨间关节，还可使前臂旋前。

（2）后群：共 10 块，分为浅、深两层（图 1-55）。

①浅层：有 5 块肌，由桡侧向尺侧依次为**桡侧腕长伸肌**、**桡侧腕短伸肌**、**指伸肌**、**小指伸肌**和**尺侧腕伸肌**。5 块肌共同起自肱骨外上髁，止于掌骨、指骨的背面。

②深层：有 5 块肌，由上外向下内依次为**旋后肌**、**拇长展肌**、**拇短伸肌**、**拇长伸肌**和**示指伸肌**。除旋后肌起自肱骨外上髁止于桡骨前面外，其余 4 块肌均起自尺、桡骨后面，分别止于拇指和示指。

前臂后群肌的作用与名称一致，主要是伸肘、伸腕、伸指，还可使前臂旋后、拇指外展。

4. 手肌　分布于手的掌侧面，分为外侧群、中间群和内侧群（图 1-56）。

（1）外侧群：较为发达，在手掌拇指侧形成隆起，称**大鱼际**。分浅、深两层，浅层外侧有**拇短展肌**，内侧有**拇短屈肌**；深层外侧有**拇对掌肌**，内侧有**拇收肌**。各肌作用与名称一致。

（2）中间群：位于掌心，包括 4 块**蚓状肌**和 7 块**骨间肌**；4 块蚓状肌屈掌指关节，伸指间

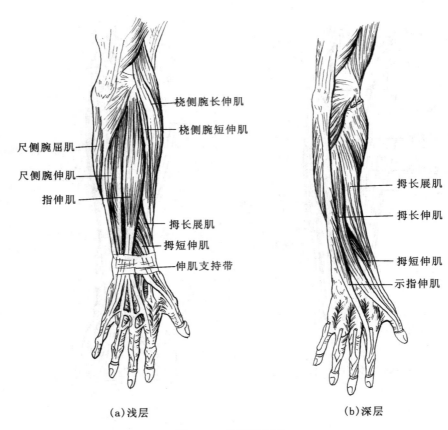

桡侧腕长伸肌
桡侧腕短伸肌
尺侧腕屈肌
尺侧腕伸肌
指伸肌
拇长展肌
拇短伸肌
伸肌支持带

拇长展肌
拇长伸肌
拇短伸肌
示指伸肌

(a)浅层　　　　　　　(b)深层

图 1-55　前臂肌后群

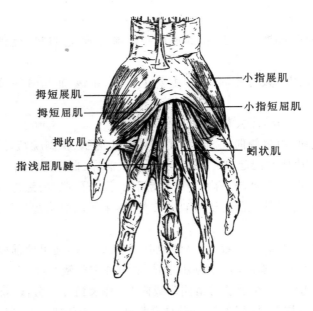

拇短展肌
拇短屈肌
拇收肌
指浅屈肌腱

小指展肌
小指短屈肌
蚓状肌

图 1-56　手肌

关节;3 块**骨间掌侧肌**使示指、无名指、小指向中指靠拢(内收);4 **块骨间背侧肌**使示指、无名指远离中指(外展)。

(3)内侧群:在手掌小指侧,形成**小鱼际**。也分浅、深两层,浅层外侧有**小指短屈肌**,内侧有**小指展肌**;深层有**小指对掌肌**。各肌作用与名称一致。

5. 上肢的局部结构

(1)腋窝(axillary fossa):位于臂上部内侧和胸外侧壁之间的锥形腔隙,有顶、底和四个壁。前壁为胸大、小肌;后壁为肩胛下肌、大圆肌、背阔肌和肩胛骨;内侧壁为上部胸壁和前锯肌;外侧壁为喙肱肌、肱二头肌短头和肱骨。顶即上口,由锁骨、肩胛骨的上缘和第 1 肋围成的三角形间隙,由颈部通向上肢的腋动、静脉和臂丛等即经腋窝上口进入腋窝。底由腋筋膜和皮肤构成。此外,窝内还有大量的脂肪及淋巴结、淋巴管等。

(2)三边孔和四边孔:是位于肩胛下肌、大圆肌、肱三头肌长头和肱骨上端之间的两个间隙。肱三头肌长头内侧的间隙为三边孔,有旋肩胛动脉通过;外侧的间隙称四边孔,有旋肱后动脉及腋神经通过。

(3)肘窝(cubital fossa):位于肘关节前面,为三角形凹窝。外侧界为肱桡肌,内侧界为旋前圆肌,上界为肱骨内、外上髁之间的连线。窝内主要结构自外向内有肱二头肌腱、肱动脉及其分支、正中神经。

(4)腕管(carpal canal):位于腕掌侧,由屈肌支持带即腕横韧带和腕骨沟围成。管内有手指浅、深屈肌腱,拇长屈肌腱和正中神经通过。

(二)下肢肌

下肢肌按部位可分为髋肌、大腿肌、小腿肌和足肌。

1. 髋肌 分布于髋关节周围,分前、后两群。

(1)前群(图 1-57)

①**髂腰肌**(iliopsoas):由**髂肌**和**腰大肌**组成,髂肌起自髂窝,腰大肌起自腰椎体侧面和横突,两肌向下经腹股沟韧带深面止于股骨小转子。作用:屈髋关节并使大腿旋外;下肢固定时,可使躯干前屈。

②**阔筋膜张肌**(tensor fasciae latae):位于大腿上部前外侧,起自髂前上棘,止于胫骨外侧髁。作用:紧张阔筋膜并屈髋关节。

(2)后群(图 1-58)

①**臀大肌**(gluteus maximus):位于臀部浅层,起自髂骨翼外面和骶骨背面,止于髂胫束和股骨的臀肌粗隆。作用:使髋关节伸和旋外。臀大肌是肌内注射药物的常用部位。

②**臀中肌**(gluteus medius):前上部位于皮下,后下部位于臀大肌的深面。

③**臀小肌**(gluteus minimus):位于臀中肌的深面。臀中、小肌均起自髂骨翼的外面,止于股骨大转子。作用:使髋关节外展。

④**梨状肌**(piriformis):位于臀中肌内下方,起自骶骨前面,向外穿坐骨大孔止于股骨大转子。作用:使髋关节外展和旋外。此肌将坐骨大孔分隔成**梨状肌上孔**和**梨状肌下孔**,孔内有血管和神经通过。

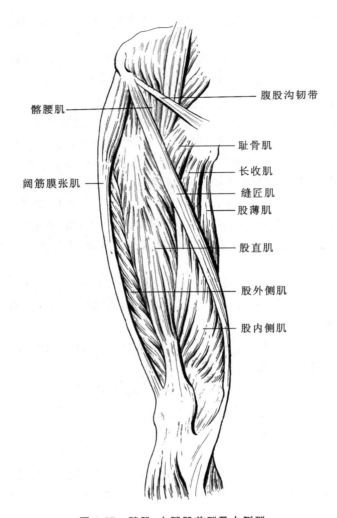

髂腰肌

阔筋膜张肌

腹股沟韧带

耻骨肌

长收肌

缝匠肌

股薄肌

股直肌

股外侧肌

股内侧肌

图 1-57　髋肌、大腿肌前群及内侧群

知识链接

臀大肌注射

　　臀大肌注射点定位法：①十字法：从臀裂顶点向左侧或右侧画一水平线，然后从髂嵴最高点作一垂直平分线，将臀部分为四个象限，其外上象限并避开内角为注射区。②连线法：取髂前上棘和尾骨连线外上三分之一处为注射区。

2. 大腿肌　分布于股骨周围，分为前群、内侧群和后群。

（1）前群（图 1-57）

①**缝匠肌**（sartorius）：是全身最长的肌，呈扁带状，起于髂前上棘，经大腿的前面，斜向下内，止于胫骨上端的内侧面。作用：屈髋和屈膝关节。

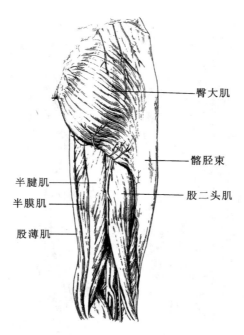

图 1-58 髋肌和大腿肌后群

②**股四头肌**（quadriceps femoris）：是全身最大的肌，有四个头，即**股直肌、股内侧肌、股外侧肌**和**股中间肌**。除股直肌起自髂前下棘，其余三头均起自股骨，四个头向下移行为股四头肌腱，包绕髌骨的前面和两侧，向下续为髌韧带，止于胫骨粗隆。作用：伸膝关节，股直肌还可屈髋关节。

（2）内侧群：有 5 块肌，位于大腿的内侧，浅层由外向内有：**耻骨肌、长收肌**和**股薄肌，短收肌**在耻骨肌和长收肌的深面，**大收肌**在上述肌的深面。作用：主要使髋关节内收。

（3）后群（图 1-58）

①**股二头肌**（biceps femoris）：长头起自坐骨结节，短头起自股骨粗线，两头会合，以长腱止于腓骨头。

②**半腱肌**（semitendinosus）：起自坐骨结节，止于胫骨上端内侧面。

③**半膜肌**（semimembranosus）：起自坐骨结节，止于胫骨内侧髁后面。

上述三块肌的作用是伸髋关节、屈膝关节。

3. 小腿肌 位于胫、腓骨周围，分为前群、外侧群和后群（图 1-59、图 1-60）。

（1）前群：位于小腿外侧，共 3 块，由胫侧向腓侧依次为**胫骨前肌、姆长伸肌**和**趾长伸肌**。3 块肌均起自胫、腓骨上端和骨间膜，胫骨前肌止于内侧楔骨和第 1 跖骨底。作用：使足背屈和内翻。姆长伸肌和趾长伸肌止于趾骨，两肌的作用与名称一致，并可使足背屈。

（2）外侧群：位于小腿外侧，有**腓骨长肌**和**腓骨短肌**。作用：使足外翻和跖屈。

（3）后群：位于小腿后面，分浅、深两层。

①浅层：主要为**小腿三头肌**（triceps surae），由**腓肠肌**和**比目鱼肌**组成。腓肠肌内、外侧头分别起自股骨内、外侧髁的后面，比目鱼肌位于腓肠肌的深面，起自胫、腓骨上端的后面，3 个头会合后向下移行为粗大的跟腱，止于跟骨结节。作用：使足跖屈，并屈膝关节；在

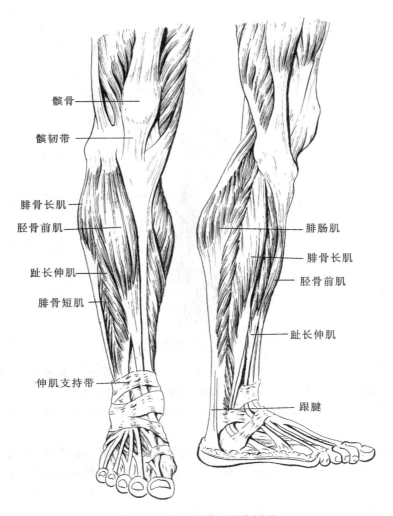

髌骨

髌韧带

腓骨长肌

胫骨前肌

趾长伸肌

腓骨短肌

伸肌支持带

腓肠肌

腓骨长肌

胫骨前肌

趾长伸肌

跟腱

图 1-59　小腿肌前群及外侧群

站立时,能固定膝关节和踝关节,防止身体前倾。

②深层:主要有 3 块,由胫侧向腓侧依次为**趾长屈肌**、**胫骨后肌**和**跗长屈肌**。3 块肌均起自胫、腓骨后面和骨间膜,胫骨后肌止于足舟骨和楔骨。作用:使足跖屈和内翻。趾长屈肌和跗长屈肌止于趾骨,两肌的作用与名称一致,并可使足跖屈。

4. 足肌　足肌可分为足背肌和足底肌。足背肌作用是伸趾,足底肌的主要作用是维持足弓。

5. 下肢的局部结构

(1) 梨状肌上孔(suprapiriformi foramen)和梨状肌下孔(infrapiriform foramen):位于臀大肌的深面,梨状肌上、下两缘和坐骨大孔之间。梨状肌上孔有臀上血管和神经出骨盆,梨状肌下孔有坐骨神经、臀下血管和神经、阴部血管和神经等出骨盆。

(2) 股三角(femoral triangle):位于大腿前面的上部,上界为腹股沟韧带,内侧界为长收肌内侧缘,外侧界为缝匠肌的内侧缘。股三角内有股神经、股血管和淋巴结等。

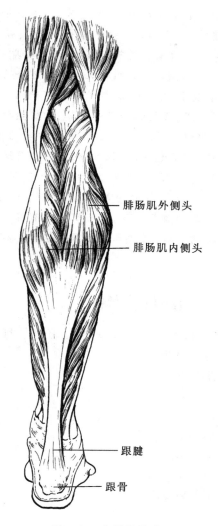

腓肠肌外侧头

腓肠肌内侧头

跟腱

跟骨

图 1-60 小腿肌后群

（3）腘窝（popliteal fossa）：在膝关节的后方，呈菱形。窝的上外侧界为股二头肌，上内侧界为半腱肌和半膜肌，下外侧界和下内侧界分别为腓肠肌的外侧头和内侧头，窝内有腘血管、胫神经、腓总神经、脂肪和淋巴结等。

小 结

运动系统由骨、骨连结和骨骼肌组成，全身各骨借骨连结形成骨骼，构成人体的基本形态，具有支持、保护和运动功能。

成人躯干骨共 51 块，借骨连结构成脊柱和胸廓。椎骨 26 块，各部椎骨形态不一。脊柱借椎间盘、韧带和关节连结而成。胸廓由 12 块胸椎、12 对肋、1 块胸骨连结而成，除保护、支持功能外，其主要参与呼吸运动。颅骨共 23 块，分为脑颅骨和面颅骨。颅的各面均有重要结构，颅唯一的关节是颞下颌关节。上肢骨 64 块，包括锁骨、肩胛骨、肱骨、尺骨、桡骨和手骨。它们借肩关节、肘关节、腕关节等连结起来。关节灵活,可完成各种精细活动。下肢骨 62 块,包括髋骨、股骨、髌骨、胫骨、腓骨和足骨。它们借髋关节、膝关节、踝关节等连结起来。关节稳固,利于支持躯干。

　　全身骨骼肌分为头颈肌、躯干肌、四肢肌。头肌可分为面肌和咀嚼肌两部分;颈肌主要包括颈阔肌,胸锁乳突肌,前、中、后斜角肌。躯干肌可分为背肌、胸肌、膈、腹肌和会阴肌。背肌主要有斜方肌、背阔肌和竖脊肌等;胸肌主要有胸大肌、胸小肌、前锯肌、肋间外肌、肋间内肌等;膈位于胸腔和腹腔之间,为主要的呼吸肌;腹肌主要有腹直肌、腹外斜肌、腹内斜肌和腹横肌等。上肢肌可分为肩肌、臂肌、前臂肌和手肌。肩肌主要有三角肌等;臂肌包括肱二头肌、喙肱肌、肱肌和肱三头肌;前臂肌配布于尺、桡骨的周围,前群 9 块,后群 10 块。下肢肌分为髋肌、大腿肌、小腿肌和足肌。髋肌包括髂腰肌、臀大肌、臀中肌、臀小肌和梨状肌等;大腿肌主要有缝匠肌、股四头肌、股二头肌、半腱肌和半膜肌;小腿肌分为前群、外侧群和后群,后群主要有小腿三头肌;足肌分为足底肌和足背肌。

能力检测

1. 名词解释:翼点、胸骨角、足弓、胸锁乳突肌、三角肌、股四头肌。
2. 简述关节的基本结构和辅助结构。
3. 简述脊柱的生理弯曲及意义。
4. 简述颅骨的组成。
5. 简述肩关节的特点。
6. 简述膝关节的特点。
7. 简述肌的辅助结构及作用。
8. 简述膈肌的三个裂孔及通过的结构。
9. 简述腹前外侧壁的肌肉的层次。

（王景伟　邓继兴）

扫码看答案

第二章
消 化 系 统

 学习目标

掌握:内脏的组成;胸部标志线和腹部分区;消化系统的组成,上、下消化道的概念;咽峡的概念;牙和舌的基本形态、结构;食管的三处生理性狭窄;咽的分部;胃的位置、形态、分部;小肠的分部及形态特点;大肠的分部及形态特点;肝的位置、形态特点及体表投影;胆囊三角的概念;胆囊底的体表投影;胰的位置及形态。

熟悉:肛管的特点;肝外胆道的组成;口腔腺的位置及形态。

了解:口腔的分部;舌黏膜的特点。

第一节 概 述

一、消化系统的组成和功能

消化系统(alimentary system)由消化管和消化腺两部分组成(图 2-1)。消化管是从口腔到肛门的管道,分为口腔、咽、食管、胃、小肠(十二指肠、空肠、回肠)和大肠(盲肠、阑尾、结肠、直肠、肛管)。临床上通常将从口腔到十二指肠的消化管称为**上消化道**,空肠及其以下的消化管称为**下消化道**。**消化腺**包括消化管壁外的大消化腺(如大唾液腺、肝、胰)和消化管壁内的小消化腺(如食管腺、胃腺、肠腺等)。

消化系统的基本功能是摄取食物,经物理和化学消化,吸收营养物质,最后将食物残渣以粪便的形式排出体外。口腔和咽还参与呼吸和语言活动。

二、胸、腹部的标志线和腹部的分区

消化系统的器官大部分位于胸、腹腔内,位置相对固定,对于临床检查诊断,有重要的实用意义。因此为了描述器官的位置和体表投影,通常在胸、腹部体表确定一些标志线和划分一些区域(图 2-2)。

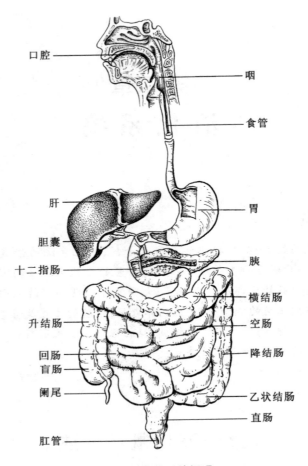

图 2-1 消化系统概观

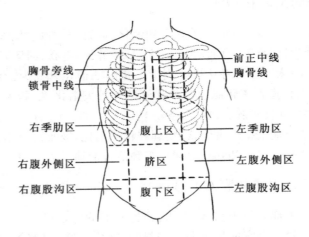

图 2-2 胸部标志线与腹部分区(前面)

（一）胸部的标志线

1. **前正中线**　沿胸骨前面正中所作的垂直线。

2. **胸骨线**　沿胸骨最宽处的外侧缘所作的垂直线。

3. **锁骨中线**　沿锁骨中点所作的垂直线。

4. **胸骨旁线**　经胸骨线与锁骨中线之间中点所作的垂直线。

5. **腋前线**　沿腋前襞向下所作的垂直线。

6. **腋后线**　沿腋后襞向下所作的垂直线。

7. **腋中线**　沿腋前、后线之间中点所作的垂直线。

8. **肩胛线**　沿肩胛下角所作的垂直线。

9. **后正中线**　沿身体后面正中所作的垂直线。

（二）腹部的分区

为了便于描述腹腔脏器的位置，可将腹部分成若干区域，通常用四区分法和九区分法。四区分法：通过脐做水平线和垂直线，形成"十"，将腹部分为左上腹、右上腹、左下腹和右下腹。九区分法：上横线为通过两侧肋弓的最低点的连线，下横线为通过两侧髂结节的连线，两条纵线为通过两侧腹股沟韧带中点所做的垂直线，上述 4 条线形成"♯"，将腹部分为左、右季肋区，腹上区，左、右腹外侧（腰）区，脐区，左、右髂区（腹股沟区）和腹下区（耻区）。

第二节　消　化　管

一、口腔

口腔（oral cavity）是消化管的起始部，其前壁为上、下唇，侧壁为颊，上壁为腭，下壁为口腔底。口腔向前经口裂通向外界，向后经咽峡与咽相通（图 2-3）。

口腔借上、下牙弓（包括牙槽突、牙龈和牙列）分为**口腔前庭**和**固有口腔**两部分。当上、下牙列咬合时，口腔前庭可借第 3 磨牙后方的间隙与固有口腔相通。临床上，患者牙关紧闭时可经此处灌注营养物质或药物。

（一）口唇和颊

口唇（oral lip）分上唇和下唇，由皮肤、口轮匝肌和黏膜组成。上、下唇间的裂隙称为**口裂**，其左右结合处称为**口角**。上唇外面正中线处有一纵行浅沟称**人中**，为人类所特有的结构，急救时常在此处进行指压或针刺，是急救穴之一。上唇的两侧与颊部交界处有一条浅沟称**鼻唇沟**。

颊（cheek）位于口腔两侧，由皮肤、颊肌和黏膜组成。在上颌第 2 磨牙牙冠相对的颊黏膜处，有腮腺导管的开口。

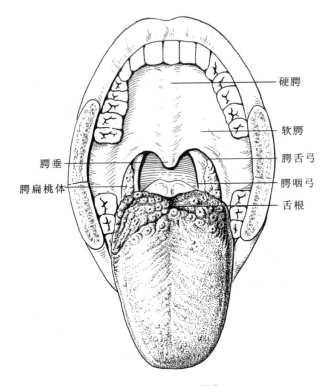

硬腭

软腭

腭舌弓

腭咽弓

舌根

腭垂

腭扁桃体

图 2-3　口腔及咽峡

知识链接

唇　裂

唇裂是最常见的一种颜面畸形,主要表现为人中外侧的垂直裂隙,这是由于上颌突未与同侧的内侧鼻突愈合所致。

（二）腭

腭(palate)是口腔的上壁,分**硬腭**和**软腭**两部分。硬腭位于腭的前 2/3,主要由骨腭及覆盖的黏膜构成。软腭位于腭的后 1/3,主要由肌、肌腱和黏膜构成。软腭后部斜向后下**称腭帆**。腭帆后缘游离,中央有一向下突起,称**腭垂**或悬雍垂。腭垂两侧各有两条黏膜皱襞,前方有一对称**腭舌弓**,续与舌根;后方有一对称**腭咽弓**,向下延至咽侧壁。腭垂、腭帆游离缘,两侧的腭舌弓及舌根共同围成**咽峡**(isthmus of fauces)(图 2-3),是口腔与咽的分界。

（三）牙

牙(teeth)嵌于上、下颌骨的牙槽内,是人体最坚硬的器官,有咀嚼食物及辅助发音的作用。

1. 牙的形态和构造　牙在外形上基本相同,由牙冠、牙颈和牙根三部分组成(图 2-4)。牙冠暴露于口腔内,**牙根**嵌入牙槽内,牙冠与牙根交界处的缩细部分是**牙颈**,被牙龈包绕。

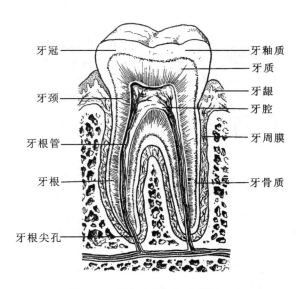

图 2-4　牙的形态和构造(纵切)

左侧标注（从上到下）：牙冠、牙颈、牙根管、牙根、牙根尖孔

右侧标注（从上到下）：牙釉质、牙质、牙龈、牙腔、牙周膜、牙骨质

牙由**牙质、牙釉质、牙骨质**和**牙髓**组成(图 2-4)。牙质构成牙的主体,牙釉质覆盖在牙冠表面,牙骨质包在牙颈和牙根的表面。

牙内部的空腔称牙腔。牙冠和牙颈内部的腔隙较宽阔,称**牙冠腔**,牙根内的细管称**牙根管**,此管开口于尖端的**牙根尖孔**。牙的血管和神经通过牙根尖孔和牙根管进入牙冠腔。牙腔内容纳牙髓,牙髓由血管、神经和结缔组织共同组成,发生炎性病变时可引起剧烈疼痛。

2. 牙的种类和排列　人的一生中先后有两套牙发生,第一套为乳牙,第二套为恒牙(图 2-5、图 2-6)。乳牙共 20 颗,一般在出生后 6~7 个月开始萌生,3 岁左右出齐,分为乳切牙、乳尖牙、乳磨牙。6~7 时岁乳牙开始脱落,恒牙相继萌出,14 岁左右出齐。第 3 磨牙在 18~28 岁或更晚萌出,故称迟(智)牙,有的终生不萌出,故恒牙共 28~32 颗。

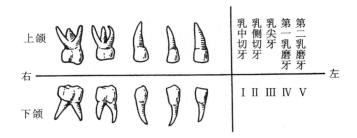

图 2-5　乳牙的名称及排列

临床上常以人的方位为准记录牙的位置,以"十"记号划分 4 个区,表示左、右和上、下颌的牙位排列方式,即牙式,罗马数字 Ⅰ~Ⅴ 表示乳牙,阿拉伯拉数字 1~8 表示恒牙。如Ⅱ|表示右下颌乳侧切牙,|6 表示左上颌第 1 磨牙。

3. 牙周组织　牙周组织包括**牙周膜、牙槽骨**和**牙龈** 3 部分(图 2-4),对牙起保护、固定和支持作用。牙周膜是介于牙根和牙槽骨之间的致密结缔组织膜。牙龈是口腔黏膜的一

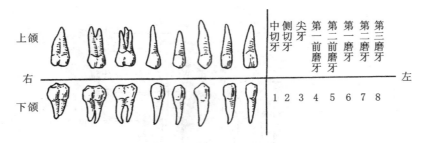

图 2-6 恒牙的名称及排列

部分,紧贴在牙颈与牙槽骨上,血管丰富,呈淡红色,坚韧有弹性。老年人由于牙龈和牙周膜的血管萎缩,牙根因营养不良,造成牙的松动以致脱落。牙槽骨是牙根周围的骨质。

(四)舌

舌(tongue)位于口腔底,由骨骼肌和表面覆盖的黏膜构成,具有搅拌食物、协助吞咽、感受味觉和辅助发音的功能(图 2-7、图 2-8)。

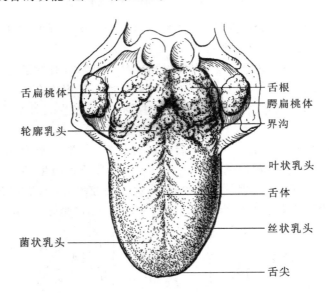

图 2-7 舌的背面观

1. 舌的形态 舌分为上、下两面。上面圆隆,称**舌背**。后面可见"V"形的界沟将舌分为前 2/3 的舌体和后 1/3 的舌根,舌体的前端称为舌尖。舌下面黏膜正中线上有一条连于口腔底的黏膜皱襞称**舌系带**。在舌系带根部的两侧各有一小黏膜隆起称**舌下阜**。舌下阜向后外侧延续的带状黏膜皱襞称**舌下襞**。

2. 舌黏膜 舌体背面黏膜呈淡红色,有许多细小突起统称为舌乳头。按形态可分为 4 种:①丝状乳头:体积最小,数量最多,分布于舌背前 2/3,呈白色丝绒状,具有一般感觉功能。②菌状乳头:形体较大,数量较少,分布于舌尖和舌侧缘,呈鲜红色圆点状。③轮廓乳头体积最大,有 7～11 个,分布于界沟前方,乳头中央隆起,周围有环行沟。④叶状乳头:在人类已退化。除丝状乳头外,其他舌乳头都含有味觉感受器,即**味蕾**,能感受酸、甜、苦、咸

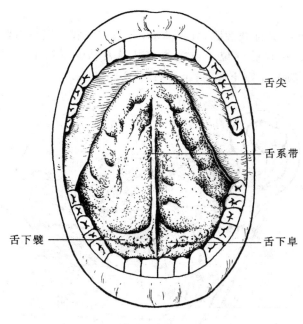

图 2-8 舌的下面观

等味觉刺激。

在舌根背面黏膜表面,有许多由淋巴组织组成的大小不等的丘状突起,称**舌扁桃体**。

3. 舌肌 舌肌为骨骼肌,分为舌内肌和舌外肌(图 2-9)。舌内肌的起、止点均在舌内,有纵肌、横肌和垂直肌 3 种,收缩时可改变舌的形态。舌外肌起于舌周围各骨,止于舌内,收缩时可改变舌的位置。其中以颏舌肌在临床上最为重要。颏舌肌起自下颌骨的颏棘,肌纤维呈扇形向后上方分散,止于舌正中线两侧。两侧颏舌肌同时收缩,拉舌向前下方,即伸舌;一侧收缩,舌尖偏向对侧。若一侧瘫痪,伸舌时舌尖偏向瘫痪侧。

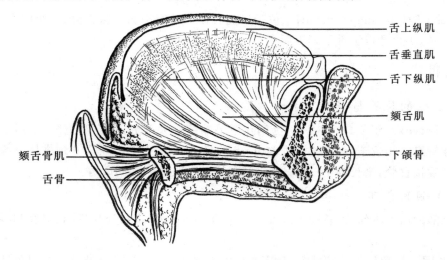

图 2-9 舌肌

（五）口腔腺

口腔腺（oral gland）又称**唾液腺**，分泌唾液，有湿润口腔黏膜、杀菌和帮助消化等功能。口腔腺分大、小两类。小口腔腺位于口腔各部黏膜或黏膜下层中，如唇腺、腭腺、颊腺等。大口腔腺有 3 对，即腮腺、下颌下腺、舌下腺（图 2-10）。

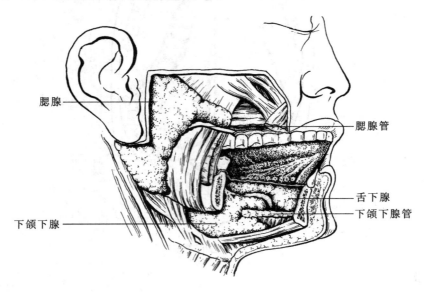

图 2-10　口腔腺

1. 腮腺（parotid gland）　最大，呈不规则三角形，位于耳廓前下方，上达颧弓，下至下颌角。腮腺管自腮腺前缘发出，于颧弓下约一横指处横越咬肌表面，至咬肌前缘处弯向内侧，斜穿颊肌，开口于平对上颌第二磨牙牙冠的颊黏膜处。

2. 下颌下腺（submandibular gland）　位于下颌体内面的下颌下腺窝内，呈扁椭圆形，导管开口于舌下阜。

3. 舌下腺（sublingual gland）　位于口腔底舌下襞的深面。腺管分大、小两种，大管开口于舌下阜，小管开口于舌下襞表面。

二、咽

（一）咽的位置与形态

咽（pharynx）（图 2-11、图 2-12）为消化道上端的扩大部分，为上宽下窄、前后略扁的漏斗形肌性管道。咽位于第 1～6 颈椎前方，上端起于颅底，下端约在第 6 颈椎体下缘或环状软骨的高度接食管，全长约 12 cm。其是消化道与呼吸道的共同通道。

（二）咽的分部

按照咽的前方毗邻，以软腭下缘和会厌上缘平面为界，将咽分为鼻咽、口腔和喉咽 3 部分。

1. 鼻咽　鼻咽位于鼻腔后方，颅底和软腭下缘平面之间，向前经鼻后孔通鼻腔。其两侧壁正对下鼻甲的后方约 1.5 cm 处，左、右各有一**咽鼓管咽口**，借咽鼓管通中耳鼓室。该

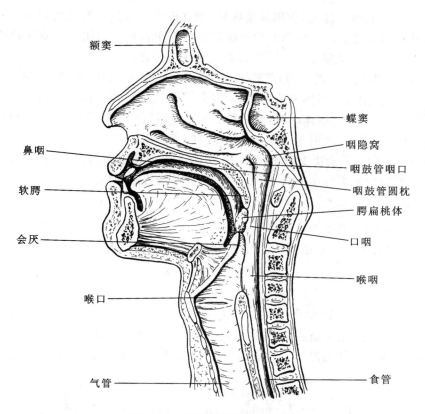

额窦

蝶窦

咽隐窝

鼻咽

咽鼓管咽口

软腭

咽鼓管圆枕

腭扁桃体

会厌

口咽

喉咽

喉口

气管

食管

图 2-11 头颈部正中矢状切面

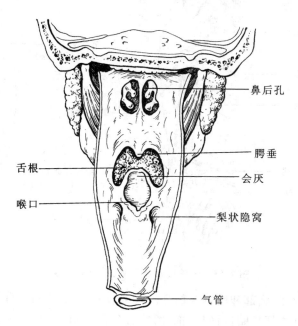

鼻后孔

腭垂

舌根

会厌

喉口

梨状隐窝

气管

图 2-12 咽的后面观

口的前、上和后方的弧形隆起,称**咽鼓管圆枕**,圆枕的后方与咽后壁之间的纵行深窝,称**咽隐窝**,是鼻咽癌的好发部位。鼻咽的后上壁黏膜内有丰富的淋巴组织称**咽扁桃体**,幼儿时期较丰富,6～7 岁时开始萎缩,至 10 岁以后几乎完全退化。

2. 口咽 口咽位于口腔后方,软腭下缘与会厌上缘平面之间,向前经咽峡通口腔。其外侧壁腭舌弓与腭咽弓之间的凹陷称**扁桃体窝**,容纳腭扁桃体。腭扁桃体表面覆以黏膜,并有许多深陷的小凹称**扁桃体小窝**,细菌易在此处存留繁殖。腭扁桃体、舌扁桃体、咽扁桃体等共同组成**咽淋巴环**,对消化道和呼吸道具有防御作用。

3. 喉咽 喉咽位于会厌上缘平面以下,至第 6 颈椎体下缘与食管相续。在喉口两侧各有一深窝,称**梨状隐窝**(piriform recess),是异物易滞留的部位。

(三)咽的交通关系

咽的前壁不完整,自上而下借鼻后孔与鼻腔、咽峡与口腔、喉口与喉腔分别相通,向两侧借咽鼓管与中耳的鼓室相通,向下与食管相续。

三、食管

(一)食管的位置和分部

食管(esophagus)是一前后扁平的肌性管道,上端在第 6 颈椎椎体下缘平面与咽相续,下端约平第 11 胸椎椎体高度与胃的贲门连接,全长约 25 cm(图 2-13)。

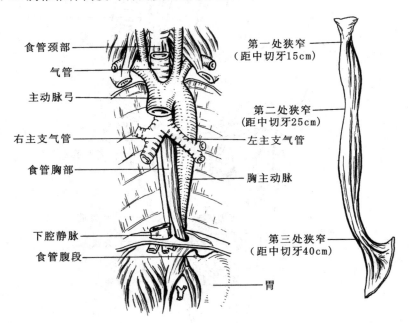

食管颈部 —
气管 —
主动脉弓 —
右主支气管 —
食管胸部 —
下腔静脉 —
食管腹段 —
— 左主支气管
— 胸主动脉
— 胃
第一处狭窄(距中切牙15cm)
第二处狭窄(距中切牙25cm)
第三处狭窄(距中切牙40cm)

图 2-13 食管位置及三处狭窄(前面观)

食管按行程分颈部、胸部和腹部 3 部分。颈部较短,长约 5 cm,自起始端到胸骨颈静脉切迹平面。其前壁与气管相贴,后邻颈椎,两侧有颈部大血管;胸部最长,为 18～20 cm,自胸骨颈静脉切迹至膈的食管裂孔之间,其前方自上而下依次为气管、左主支气管、心包;腹部最短,为 1～2 cm,自食管裂孔至贲门。

（二）食管的狭窄

食管全长有 3 处生理性狭窄:第一处狭窄位于食管的起始处,相当于第 6 颈椎椎体下缘水平,距中切牙约 15 cm;第二处狭窄位于食管与左主支气管交叉处,相当于第 4、5 胸椎体之间的水平,距中切牙约 25 cm;第三处狭窄位于食管穿膈的食管裂孔处,相当于第 10 胸椎水平,距中切牙约 40 cm。上述狭窄部位是异物容易滞留和食管癌的好发部位。

知识链接

食管癌好发部位

食管从上至下有 3 处生理性狭窄,其中第二处生理性狭窄在食管与左主支气管交叉处,左主支气管压迫食管形成压迹,此处最窄;食管的肌层上 1/3 为骨骼肌,中 1/3 为骨骼肌与平滑肌混合,下 1/3 为平滑肌,食物通过第二处狭窄的时候速度最快,摩擦力也最大,因此,此处容易受损,故食管癌容易发于此处。

四、胃

胃(stomach)是消化管中最膨大的部分,上接食管,下续小肠。成人容量约 1500 mL,新生儿胃的容量约 30 mL。胃具有容纳食物、分泌胃液和初步消化食物的功能。

（一）胃的形态和分部

胃有两壁、两缘和两口(图 2-14)。两壁即前壁和后壁。两缘即上缘和下缘,上缘较短,凹向右上方称**胃小弯**,其最低点的转折处称**角切迹**。下缘较长,凸向左下方称**胃大弯**。两口即入口和出口,胃的入口接食管,称**贲门**(cardia);出口续十二指肠,称**幽门**(pylorus)。

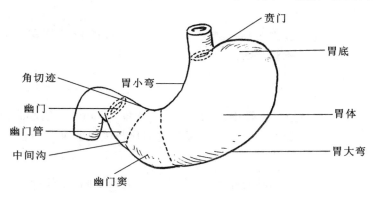

图 2-14 胃

胃通常分为 4 部分:贲门部、胃底、胃体和幽门部(图 2-14)。位于贲门附近的部分,称**贲门部**;贲门平面以上向左上方膨出的部分,称**胃底**;胃底以下至角切迹之间的大部分,称**胃体**;角切迹与幽门之间的部分,称幽门部。在幽门部大弯侧有一不太明显的浅沟称**中间**

沟,此沟将幽门部分为左侧的**幽门窦**和右侧的**幽门管**。在临床上幽门部也称为**胃窦**。胃溃疡和胃癌多发生于胃小弯近幽门窦处。

（二）胃的位置和毗邻

胃的位置因体型、体位、胃内容物的充盈情况等而有较大的变化。在中等充盈时,胃大部分位于左季肋区,小部分位于腹上区。贲门位于第 11 胸椎体左侧。幽门位于第 1 腰椎体右侧。

胃前壁右侧邻肝左叶,左侧邻膈,被肋弓掩盖,在剑突下方胃前壁与腹前壁相贴,在临床上该处是胃的触诊部位。胃后壁与胰、横结肠、左肾上部和左肾上腺相邻。胃底与膈和脾相邻(图 2-15)。

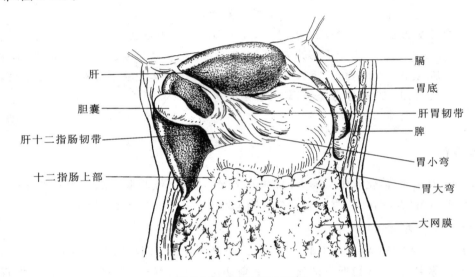

图 2-15　胃的毗邻(前面)

（三）胃壁构造

胃黏膜柔软,空虚时形成许多黏膜皱襞。在胃小弯处,有 4～5 条较恒定的纵行皱襞,在幽门处黏膜皱襞呈环形,称**幽门瓣**。

五、小肠

小肠(small intestine)是消化管中最长的一段,长 5～7 m。上端起自幽门,下端接盲肠,分为十二指肠、空肠、回肠 3 部分。小肠是食物消化与吸收的重要器官。

（一）十二指肠

十二指肠(duodenum)是小肠的起始段,介于胃与空肠之间,全长约 25 cm,呈"C"字形弯曲包绕胰头,可分为上部、降部、水平部和升部 4 部分(图 2-16)。

1. 上部　在第 1 腰椎体右侧起自幽门,水平向右后方,至肝门下方急转向下移行为降部。上部与幽门相接的是一段长约 2.5 cm 的肠管,其管壁较薄,管径较大,黏膜面光滑平坦无皱襞,称**十二指肠球**,是十二指肠溃疡及穿孔的好发部位。

2. 降部　沿第 1～3 腰椎右侧下降至第 3 腰椎水平弯向左行,移行为水平部。降部的

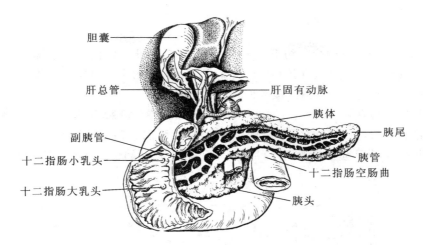

图 2-16 胆道、十二指肠和胰（前面观）

黏膜形成发达的环状襞，为**十二指肠纵襞**；其下端的圆形隆起称**十二指肠大乳头**，是胆总管和胰管的共同开口处，距中切牙约 75 cm。

3. 水平部 在第 3 腰椎体平面向左横过下腔静脉，至腹主动脉前方、第 3 腰椎体左前方，移行为升部。肠系膜上动脉和肠系膜上静脉紧贴此部前方下行，在某些情况下，肠系膜上动脉可压迫该部引起十二指肠梗阻。

4. 升部 起自第 3 腰椎左侧，斜向左上方达第 2 腰椎左侧急转向下，移行为空肠。十二指肠与空肠的转折处形成的弯曲称**十二指肠空肠曲**。十二指肠空肠曲被十二指肠悬肌固定于腹后壁，十二指肠悬肌和包裹其下端的腹膜皱襞共同构成**十二指肠悬韧带**，又称 **Treitz 韧带**，在临床上手术中是确认空肠起始端的重要标志。

（二）空肠和回肠

空肠（jejunum）上端连十二指肠，**回肠**（ileum）下端续盲肠，盘曲于腹腔中下部。空、回肠均由系膜连于腹后壁，有较大的活动度。空、回肠之间无明显界限，一般空肠占前 2/5，位于腹腔的左上部，管径较大，管壁较厚，血管丰富，颜色较红，呈粉红色，肠腔内黏膜皱襞密而高，黏膜内有散在的**孤立淋巴小结**。回肠占后 3/5，位于腹腔右下部，管径较细，管壁较薄，血管较少，颜色较浅，呈粉灰色，肠腔内黏膜皱襞疏而低，内有**集合淋巴小结**。肠伤寒的病变发生在集合淋巴小结，可致肠穿孔或肠出血（图 2-17）。

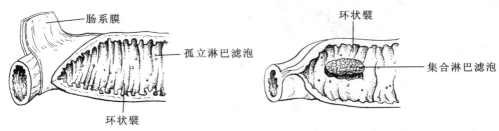

图 2-17 空肠与回肠的内面观

六、大肠

大肠（large intestine）全长约 1.5 m，上接回肠末端，止于肛门。全程围绕于空、回肠的周围，分为盲肠、阑尾、结肠、直肠和肛管 5 个部分。大肠的主要功能是吸收水分、维生素和无机盐，分泌黏液，将食物残渣形成粪便，排出体外。

结肠和盲肠具有 3 个特征性结构，即**结肠带**、**结肠袋**和**肠脂垂**，是区别大肠和小肠的标志。**结肠带**有 3 条，由肠壁的纵行肌增厚形成，沿大肠的纵轴平行排列，汇聚于阑尾根部。**结肠袋**是肠壁向外呈囊袋状膨出的部分。**肠脂垂**为沿结肠带两侧的脂肪组织突起（图 2-18）。

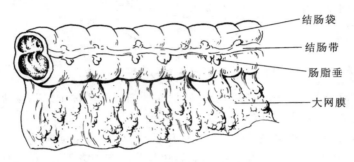

图 2-18　结肠的特征

（一）盲肠

盲肠（cecum）位于右髂窝内，是大肠的起始部，呈囊带状，长 6～8 cm。回肠末端开口于盲肠，开口处有上、下两片唇状黏膜皱襞，称**回盲瓣**（ileocecal valve），此瓣可阻止食物过快地流入大肠，并可防止盲肠内容物逆流回小肠。在回盲瓣下方约 2 cm 处，有阑尾的开口（图 2-19）。

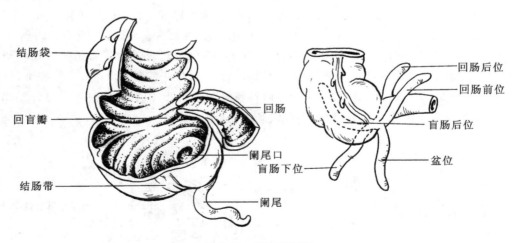

图 2-19　盲肠和阑尾

（二）阑尾

阑尾（vermiform appendix）为一蚓状突起，连于盲肠下端的后内侧壁，远端游离，长 6

～8 cm。阑尾的位置变化较大，但根部位置较固定，三条结肠带汇集于此，手术时可沿结肠带向下寻找阑尾。阑尾根部的体表投影，约在脐与右髂前上棘连线的中、外 1/3 交点处，该点称**麦氏点**（McBurney point）。急性阑尾炎时，此处常有明显的压痛和反跳痛。

（三）结肠

结肠（colon）围绕在空、回肠周围，可分为升结肠、横结肠、降结肠和乙状结肠 4 部分。

1. 升结肠　在右髂窝处起自盲肠，沿右腹侧后壁上升，至肝右叶下方，转向左移行为横结肠。转折处的弯曲称**结肠右曲**或**肝曲**。

2. 横结肠　起自结肠右曲，向左横行至脾下方转折向下，续于降结肠，转折处称**结肠左曲**或**脾曲**。横结肠属腹膜内位器官，由横结肠系膜连于腹后壁，活动度较大，常形成一下垂的弓形弯曲。

3. 降结肠　起自结肠左曲，沿左腹侧后壁向下，至左髂嵴处移行为乙状结肠。

4. 乙状结肠　在左髂窝内，呈"乙"字形弯曲，至第 3 骶椎平面移行于直肠。乙状结肠借乙状结肠系膜连于骨盆侧壁，活动性较大，若系膜过长，可造成乙状结肠扭转。

知识链接

先天性巨结肠

先天性巨结肠多见于乙状结肠，主要表现为受损肠段结肠处于麻痹状态，致使近端结肠内粪便淤积，久之造成肠段极度扩张。这是因为神经嵴细胞没有迁移至肠壁内，使肠壁内副交感神经节细胞缺如所致。乙状结肠也是憩室和肿瘤等疾病好发的部位。

（四）直肠

直肠（rectum）位于盆腔后部，全长 10～14 cm，在第 3 骶椎前方起自乙状结肠，沿骶、尾骨前面下行，穿过盆膈移行为肛管。直肠并不直，在矢状面上形成两个明显的弯曲：**骶曲**位于骶骨前面，凸向后；**会阴曲**位于尾骨尖前面，凸向前（图 2-20）。

直肠下段膨大的部分，称**直肠壶腹**，肠腔内面有 3 个半月形的皱襞，称**直肠横襞**（图 2-21），由黏膜和环形肌构成。中间直肠横襞最大且位置较固定，位于直肠右前壁，距肛门约 7 cm，可作为直肠镜检查的定位标志。

拓展资源　　　ER2-1　结直肠癌

（五）肛管

肛管（anal canal）是消化管的末段，长 3～4 cm，上端接直肠，末端终于肛门（图 2-21）。

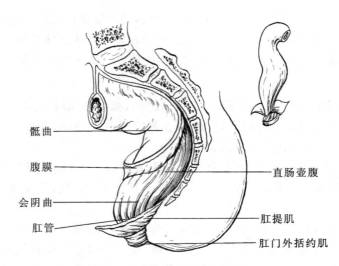

图 2-20　直肠的位置和外形

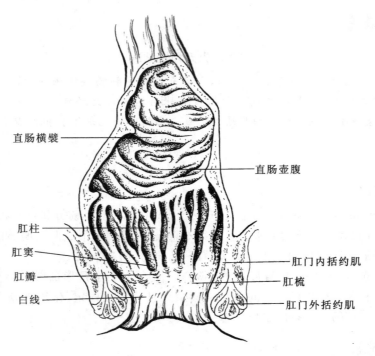

图 2-21　直肠和肛管

肛管内面有 6～10 条纵行的黏膜皱襞称**肛柱**。肛柱下端与半月状的黏膜皱襞相连,称**肛瓣**。每一肛瓣与相邻两个肛柱下端之间形成开口向上的隐窝,称**肛窦**。肛窦内易积存粪便,诱发感染,严重时可形成肛门周围脓肿或肛瘘。

　　各肛柱下端和各肛瓣共同构成的锯齿状环形线称**齿状线**(dentate line),又称肛皮线,是皮肤与黏膜的分界线,齿状线以上为黏膜,以下为皮肤。在齿状线下方有宽约 1 cm 的光滑环形带称**肛梳**或**痔环**。肛梳下缘有一浅蓝色的环形线称**白线**,是肛门内、外括约肌的分界线。

在肛管和肛门的周围有肛门括约肌,根据位置和性质的不同,分为**肛门内括约肌**和**肛门外括约肌**。肛门内括约肌为平滑肌,由肠壁的环形肌增厚形成,有协助排便的作用;肛门外括约肌为骨骼肌,围绕在肛门内括约肌外面,有较强的控制排便的功能。

知识链接

痔

肛管黏膜下和皮下有丰富的静脉丛,病理情况下曲张突起可形成痔。发生在齿状线以上的,称内痔;发生在齿状线以下的,称外痔。而在齿状线上、下同时出现的,称混合痔。

第三节 消 化 腺

消化腺除口腔腺和消化道管壁上的小消化腺外,还有肝和胰。消化腺的主要功能是分泌消化液,参与食物的消化。

一、肝

肝(liver)是人体内最大的消化腺。我国成年男性肝的质量为 1230～1450 g,女性为 1100～1300 g,占体重的 1/50～1/40。肝的血液供应十分丰富,故活体肝脏呈红褐色,质软而脆,易受外力冲击而破裂。肝的功能极为复杂,不仅分泌胆汁,参与脂肪的消化,还具有代谢、解毒、防御和造血等功能(图 2-22、图 2-23)。

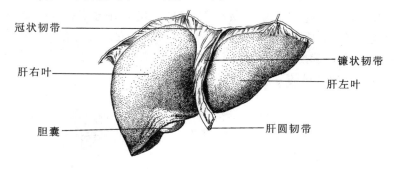

图 2-22 肝的膈面

(一)肝的形态

肝呈不规则的楔形,分上、下两面和前、后、左、右 4 缘。肝上面膨隆,与膈相贴,称**膈面**,借矢状位的**镰状韧带**将肝分为大而厚的肝右叶和小而薄的肝左叶。膈面后部没有被腹膜覆盖,直接与膈面相贴的部分称**裸区**。肝下面凹凸不平,与腹腔器官相邻,称**脏面**。脏面有略似"H"形的 3 条沟。其正中的横沟称**肝门**,是肝固有动脉、肝门静脉,肝左、右管,神经及淋巴等出入的部位,出入肝的这些结构被结缔组织所包绕,合称**肝蒂**。左侧纵沟较窄而

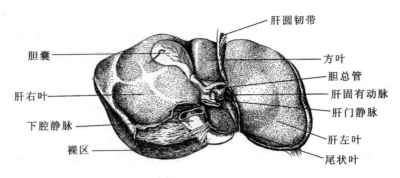

图 2-23　肝的脏面

深,其前部有**肝圆韧带**;后部有**静脉韧带**;右侧纵沟的前部有**胆囊窝**,容纳胆囊;后部为腔静脉沟,容纳下腔静脉。肝的脏面借"H"形沟分为 4 叶:肝右叶、肝左叶、方叶、尾状叶。

肝的下缘和左侧薄而锐利,后缘及右缘圆钝。在腔静脉沟的上端处,有 2～3 条肝静脉出肝后即注入下腔静脉,临床上常称此处为第二肝门。

(二) 肝的位置和毗邻

肝大部分位于右季肋区和腹上区,小部分位于左季肋区。肝的上界与膈穹隆一致,可用下述 3 点的连线来表示:右锁骨中线与第 5 肋的交点,前正中线与剑胸结合的交点;左锁骨中线与第 5 肋间隙的交点。肝下界即肝前缘,右侧与右肋弓一致;中部超出剑突下 3～5 cm。故体检时正常人的右肋弓下一般不能触及肝。7 岁以下的儿童,肝下缘可超出右肋弓下缘 2 cm,7 岁以后接近成人。平静呼吸时肝可上、下移动,范围为 2～3 cm。

肝的上方为膈;肝右叶脏面由前到后分别与结肠右曲、十二指肠上曲、右肾上腺和右肾相邻;肝左叶与胃前壁相邻,后上部与食管的腹部相邻。

(三) 肝的分叶与分段

紧贴肝实质表面有一层结缔组织被膜,在肝门处增厚并缠绕在肝固有动脉、肝门静脉和肝管及其分支周围,并形成血管周围纤维囊或 Glisson 囊。肝内有 4 套管道,形成 2 个系统,即 Glisson 系统和肝静脉系统。按照 Glisson 系统,可将肝脏分为 2 半、5 叶、8 段(图 2-24)。临床上可根据叶、段的分区进行定位诊断和切除。

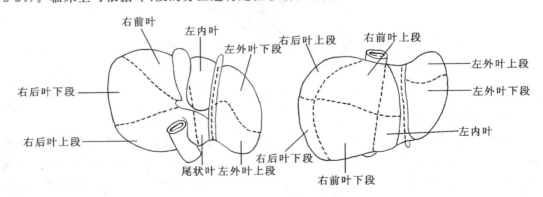

图 2-24　肝叶与肝段

（四）肝外胆道

1. 胆囊（gall bladder） 位于胆囊窝内,长 8～12 cm,宽 3～5 cm,容量为 40～60 mL,有储存和浓缩胆汁的功能。

胆囊呈长梨形,分为底、体、颈、管 4 部分(图 2-25)。前端圆钝,称**胆囊底**,突出于肝下缘,与腹壁前相贴,其体表投影在右锁骨中线与右肋弓相交处的稍下方,胆囊发炎时,此处常有明显的压痛。中部称**胆囊体**,后端称**胆囊颈**,弯向下移行为**胆囊管**。胆囊管长 3～4 cm,直径为 0.2～0.3 cm,与肝总管汇成胆总管。胆囊内衬附黏膜,在胆囊颈和胆囊管处,黏膜呈螺旋状突入腔内,形成螺旋襞,可控制胆汁的流入和流出,有时较大的胆囊结石常嵌顿于此。

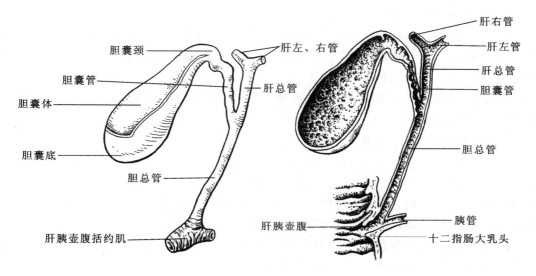

图 2-25 胆囊与输胆管道

2. 输胆管道 简称胆道,是将胆汁输送至十二指肠的管道,胆道分肝内和肝外两部分,肝内部分包括肝小管和小叶间胆管;肝外部分由肝左管、肝右管、肝总管、胆囊管和胆总管组成(图 2-25)。肝内胆小管先合成小叶间胆管,后者逐渐汇合,分别形成**肝左管**和**肝右管**,两管出肝门后汇合成**肝总管**,肝总管下行与胆囊管合成胆总管。胆囊管、肝总管和肝的脏面围成的三角形区域称为**胆囊三角**(Calot's triangle),内有胆囊动脉通过,因此该三角是胆囊手术中寻找胆囊动脉的标志。

胆总管(common bile duct)长 4～8 cm,直径为 0.6～0.8 cm,在肝十二指肠韧带游离缘内下行,经十二指肠上部的后方,斜穿十二指肠降部的后内侧壁,与胰管汇合,形成略膨大的**肝胰壶腹**,又称法特壶腹(Vater's ampulla),开口于十二指肠大乳头。肝胰壶腹周围的环形平滑肌增厚,称**肝胰壶腹括约肌**(Oddi 括约肌),其收缩与舒张可控制胆汁和胰液的排放。

胆汁的排出途径如下:

肝细胞分泌胆汁→胆小管→小叶间胆管→肝左、右管→肝总管→胆总管→十二指肠

　　　　　　　　　　　　　　　　　　　　　　　　　　↓ ↑

　　　　　　　　　　　　　　　　　　　　　　　　　　胆囊管

　　　　　　　　　　　　　　　　　　　　　　　　　　↓ ↑

　　　　　　　　　　　　　　　　　　　　　　　　　　胆囊

二、胰

胰(pancreas)是人体第二大消化腺,由外分泌部和内分泌部组成。外分泌部能分泌胰液,内含多种消化酶(如蛋白酶、胰脂肪酶和淀粉酶等),有分解、消化蛋白质、糖类和脂肪的作用。内分泌部为**胰岛**,散在于胰实质内,主要分泌胰岛素,参与血糖的调节。

(一)胰的位置和毗邻

胰位于腹后壁。胰横向位于腹上区和左季肋区,平对第1、2腰椎体。胰的前面膈网膜囊与胃相邻,后方有下腔静脉、胆总管、肝门静脉和腹主动脉等结构。右端被十二指肠环绕,左端抵达脾门。胰的上缘约平脐上10 cm,下缘相当于脐上5 cm处(图2-16)。由于胰的位置较深,前面有胃、横结肠和大网膜等遮盖,故病变时,在早期腹壁的体征往往不明显,从而增加诊断的困难。

(二)胰的形态和分部

胰是一个狭长的腺体,呈三棱形,质软,灰红色,长17～20 cm,宽3～5 cm,厚1.5～2.5 cm,重82～117 g。胰可分为头、颈、体和尾4部,各部之间没有明显的分界(图2-16)。**胰头**较膨大,位于第2腰椎右侧,被十二指肠环绕;**胰颈**后方有肠系膜上静脉通过,并与脾静脉汇合成肝门静脉;**胰体**横位于第1腰椎椎体前方;**胰尾**较细,紧贴脾门。在胰实质内有贯穿胰全长的排泄管道,称**胰管**,从胰尾经胰体至胰头,沿途接受许多小叶间导管的汇入,最后与胆总管汇合,共同开口于十二指肠大乳头。

拓展资源　　　　ER2-2　胰腺移植

小　结

内脏包括消化、呼吸、泌尿和生殖4个系统。其中绝大多数的器官位于胸腔、腹腔及盆腔内。消化系统包括消化管和消化腺两部分,其基本功能是摄取食物,吸收营养物质,最后将食物残渣以粪便的形式排出体外。

消化管包括口腔、咽、食管、胃、小肠(十二指肠、空肠、回肠)、大肠(盲肠、阑尾、结肠、直肠、肛管)。通常将口腔至十二指肠的消化管道称为上消化道,空肠至肛管的消化管道称下消化道。口腔为消化管的起始部位,内含牙、舌和唾液腺等结构。咽为消

化道和呼吸道的共同通道,分为鼻咽、口咽和喉咽 3 部分。食管全长有 3 处狭窄。胃可分为贲门部、胃底、胃体和幽门部 4 部分。十二指肠分为上部、降部、水平部和升部 4 部分。空肠和回肠是食物消化和营养物质吸收的重要场所。盲肠和结肠具有结肠带、结肠袋和肠脂垂 3 种特征性结构。阑尾根部的体表投影在脐与右髂前上棘连线的中、外 1/3 交点处。结肠分为升结肠、横结肠、降结肠和乙状结肠 4 部分。直肠位于盆腔内骶、尾骨前方,在矢状面上有骶曲和会阴曲两个弯曲。肛管为消化管的末端,终于肛门。

　　消化腺包括口腔周围的 3 对口腔腺、腹腔内的肝及胰以及消化管内的一些小腺体。肝脏是人体最大的腺,主要的功能是分泌胆汁,还兼具有代谢、解毒、防御和造血等功能。肝包括上、下两面和前、后两缘,上面分为左、右两叶;下面分为肝左叶、肝右叶、方叶和尾状叶 4 叶。胆囊位于肝下面的胆囊窝内,具有贮存和浓缩胆汁的作用。胰是人体第二大外分泌腺体,有消化食物和参与血糖调节的功能。

能力检测

1. 名词解释:咽峡、咽淋巴环、麦氏点、齿状线、肝门、胆囊三角。
2. 简述食管的 3 处狭窄的位置及临床意义。
3. 简述胃的位置、分部。
4. 简述在进食和非进食的状态下,胆汁是如何排放的。
5. 简述肝脏的位置、形态、毗邻。

（侯良绢）

扫码看答案

第三章
呼 吸 系 统

学习目标

掌握：呼吸系统的组成；上、下呼吸道的概念；鼻旁窦的名称、位置及开口部位；喉的位置及喉软骨的名称；喉腔的分部；左、右主支气管的形态特点；肺的位置、形态；胸膜的分部。

熟悉：鼻腔的分部；气管的位置及分部；胸膜及胸膜腔的概念。

了解：胸膜和肺的体表投影；纵隔的概念。

呼吸系统（respiratory system）由呼吸道和肺两部分组成（图 3-1）。主要功能是进行气体交换，即不断地由外界吸入新鲜的氧气，呼出体内新陈代谢产生的二氧化碳。此外，还有嗅觉、发音及内分泌功能等。

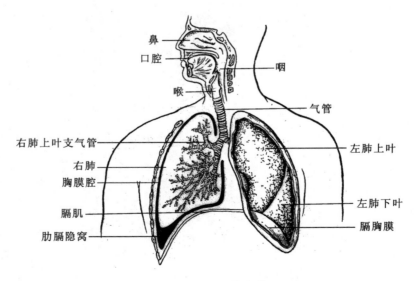

图 3-1　呼吸系统全貌

第一节 呼吸道

呼吸道是传送气体的管道,包括鼻、咽、喉、气管、主支气管及肺内的各级支气管。临床上通常将鼻、咽、喉称为**上呼吸道**,将气管、主支气管及肺内的各级支气管称为**下呼吸道**。

一、鼻

鼻(nose)是呼吸道的起始部,可分为**外鼻**、**鼻腔**和**鼻旁窦** 3 部分。

(一)外鼻

外鼻(external nose)位于颜面中央,以鼻骨和鼻软骨为支架,外被皮肤和少量皮下组织,内衬黏膜。外鼻上端狭窄,位于两眶之间的部分称**鼻根**,鼻根向下移行为**鼻背**,鼻背的末端隆起称**鼻尖**,鼻尖两侧的弧形隆起部称**鼻翼**,当呼吸困难时,可见鼻翼扇动。外鼻下端为**鼻孔**,是气体进出呼吸道的门户。

(二)鼻腔

鼻腔(nasal cavity)以骨和软骨为基础,内面衬以黏膜和皮肤。鼻腔被鼻中隔分为左、右两腔,每侧鼻腔前方经鼻孔通外界,后方经鼻后孔通鼻咽,其以**鼻阈**为界分为**鼻前庭**和**固有鼻腔**两部分。

1. 鼻前庭 位于鼻腔的前下部,大部分为鼻翼所遮盖,内衬皮肤,生有鼻毛,可过滤空气和阻挡异物。鼻前庭的皮肤含有许多毛囊、皮脂腺,是疖肿的好发部位。由于缺少皮下组织,皮肤直接与软骨膜紧密相连,故发生疖肿时,疼痛剧烈。

2. 固有鼻腔 位于鼻腔的后上部,是鼻腔的主要部分,由骨性鼻腔内衬黏膜构成。其内侧壁为**鼻中隔**,由筛骨垂直板、犁骨和鼻中隔软骨构成,被覆黏膜。**鼻中隔**前下部的黏膜较薄且含有丰富的毛细血管网,是鼻出血的好发部位,临床上称**易出血区**(Little 区)。外侧壁自上而下有上、中、下三个鼻甲,各鼻甲下方可见上、中、下三个鼻道(图 3-2)。上鼻甲后上方的凹陷称**蝶筛隐窝**,下鼻道前部有鼻泪管的开口。

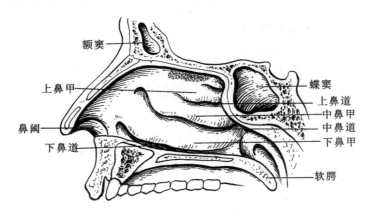

图 3-2 鼻腔外侧壁

固有鼻腔的黏膜根据功能分为嗅区和呼吸区两部分。上鼻甲内侧面以上及与其相对应的鼻中隔黏膜称为**嗅区**,内含嗅细胞,活体呈苍白或淡黄色,具有嗅觉功能。嗅区以外的黏膜称为**呼吸区**,范围较大,内含丰富的血管和混合腺,活体呈淡红色,有加温、加湿和净化空气的作用。

(三)鼻旁窦

鼻旁窦又称**副鼻窦**,是鼻腔周围含气颅骨内的空腔,内衬黏膜,对吸入的空气有加温、加湿作用,也可在发音时产生共鸣,是发音的辅助装置。

鼻旁窦共 4 对,即额窦、蝶窦、筛窦和上颌窦,分别位于同名的颅骨内,它们均开口于鼻腔。其中额窦、上颌窦和筛窦的前群、中群开口于中鼻道;筛窦的后群开口于上鼻道;蝶窦开口于蝶筛隐窝(图 3-3)。

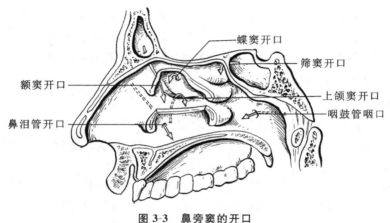

蝶窦开口
筛窦开口
额窦开口
上颌窦开口
鼻泪管开口
咽鼓管咽口

图 3-3 鼻旁窦的开口

知识链接

急性鼻窦炎

急性鼻窦炎除发炎导致鼻部疼痛外常伴有较剧烈的头痛,这是由于窦腔黏膜肿胀和分泌物潴留压迫或分泌物排空后负压引发,刺激三叉神经末梢而引起。急性鼻窦炎疼痛有其时间和部位的规律性。急性上颌窦炎:常前额部、面颊部或上列磨牙痛,晨起轻,午后重。急性额窦炎:晨起前额部剧痛,渐渐加重,午后减轻,至晚间全部消失。筛窦炎:多头痛较轻,局限于内眦或鼻根部,也可能放射至头顶部。蝶窦炎:表现为眼球深处疼痛,可放射到头顶部,还可出现早晨轻、午后重的枕部头痛。

二、咽

具体知识见消化系统。

三、喉

喉(larynx)既是呼吸的通道,又是发音的器官,位于颈前部正中舌骨下方。成人喉的位置平对第 5、6 颈椎体,女性略高于男性。喉前面被舌骨下肌群和皮肤覆盖,后面邻咽,两侧为颈部的大血管、神经及甲状腺侧叶。

(一)喉软骨

喉软骨构成喉的支架,包括不成对的甲状软骨、环状软骨、会厌软骨和成对的杓状软骨(图 3-4)。

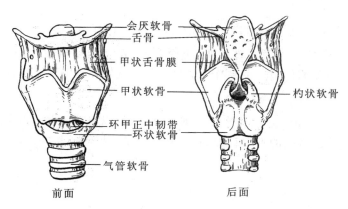

前面　　　　　　　　　　后面

图 3-4　喉软骨及连结

1. 甲状软骨(thyroid cartilage)　位于舌骨下方,构成喉的前壁和外侧壁,是喉软骨中最大的一块,由左、右两块甲状软骨板而成。两板的前缘相互融合构成**前角**,其上缘向前突出称**喉结**,成年男性特别明显,两板后缘游离,向上、下各伸出一对突起分别称**上角**和**下角**。上角借韧带与舌骨大角相连,下角的内侧面与环状软骨构成环甲关节。

2. 环状软骨(cricoid cartilage)　位于甲状软骨下方,呈环形,是呼吸道中唯一完整的软骨环。其前部低而窄,称**环状软骨弓**,平对第 6 颈椎,是颈部重要的体表标志;后部高而宽阔,称**环状软骨板**。环状软骨可支撑呼吸道,防止其塌陷,损伤后常引起喉狭窄。

3. 会厌软骨(epiglottic cartilage)　位于舌骨体后方,形似树叶,上宽下窄。上端游离,下端连于甲状软骨内面,表面被覆黏膜构成**会厌**。吞咽时,会厌封闭喉口,防止食物误入喉腔,呼吸时正常开放。

4. 杓状软骨(arytenoid cartilage)　位于环状软骨板的上方,左右各一,呈底朝下尖向上的三棱锥体形。底向前伸出的突起称声带突,有声韧带附着;向外侧伸出的突起称**肌突**,有喉肌附着。

(二)喉的连结

喉的连结包括喉软骨之间及喉与舌骨、气管间的连结(图 3-4)。

1. 环甲关节(cricothyroid joint)　由甲状软骨下角与环状软骨两侧的关节面构成。甲状软骨在冠状轴上做前倾和复位运动,使声带紧张或松弛。

2. 环杓关节(cricoarytenoid joint)　由杓状软骨底与环状软骨板上缘的关节面构成。杓状软骨在垂直轴上做旋转运动,使声门缩小或开大。

3. 弹性圆锥(conus elasticus)　弹性圆锥是位于甲状软骨前角后面、环状软骨上缘和杓状软骨声带突之间的膜状结构,主要由弹性纤维构成,整体形态呈上窄下宽的圆锥状。

此膜上缘游离增厚,张于甲状软骨后面与杓状软骨声带突之间,称**声韧带**,是构成声带的基础。弹性圆锥前份较厚,张于甲状软骨下缘与环状软骨弓之间,称**环甲正中韧带**,此韧带位置表浅,体表易于触及,急性喉头阻塞时,为抢救病人生命可在此进行穿刺,以建立暂时的通气道。

4. 甲状舌骨膜(thyrohyoid membrane) 甲状舌骨膜是连于甲状软骨上缘与舌骨之间的结缔组织膜。

（三）喉肌

喉肌为附着于喉软骨表面的骨骼肌,小而多,是发音的动力器官,具有紧张或松弛声带、缩小或开大声门裂等作用。主要有环甲肌、环杓后肌、环杓侧肌、甲杓肌等。

（四）喉腔

喉腔(laryngeal cavity)是以喉软骨为支架,内面衬以黏膜而形成的腔隙,向上经喉口通喉咽,向下通气管。喉腔的上口称**喉口**,朝向后上方,由会厌上缘、杓会厌襞和杓间切迹围成(图 3-5)。

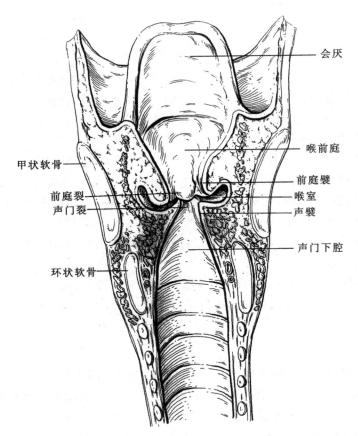

会厌

喉前庭

甲状软骨

前庭襞

前庭裂

喉室

声门裂

声襞

声门下腔

环状软骨

图 3-5 喉腔的结构

喉腔的黏膜与咽、气管的黏膜相延续。喉腔中部两侧壁上有上、下两对黏膜皱襞,上方一对称**前庭襞**,下方一对称**声襞**。两侧前庭襞之间的裂隙称**前庭裂**;两侧声襞之间的裂隙称**声门裂**,是喉腔最狭窄的部位。

喉腔以前庭裂和声门裂为界分为喉前庭、喉中间腔和声门下腔 3 部分。喉口至前庭裂之间为**喉前庭**,前庭裂至声门裂之间为**喉中间腔**,是喉腔中体积最小的部分,其向两侧方突出的囊状间隙称**喉室**。声门裂至环状软骨之间为**声门下腔**,此区黏膜下组织较疏松,炎症时易发生水肿。婴幼儿喉腔较小,水肿时更易引起阻塞,造成呼吸困难。

四、气管与主支气管

气管与主支气管是连于喉与两肺之间的通气管道,均由"C"形的气管软骨借韧带连结而成。气管软骨后面缺如,由平滑肌和结缔组织构成的膜壁封闭(图 3-6)。

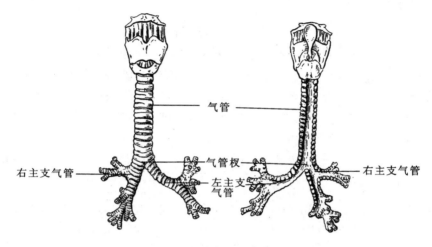

图 3-6　气管与支气管

(一)气管

气管(trachea)上端于第 6 颈椎下缘处起自环状软骨下缘,经颈部正中下行入胸腔,在胸骨角平面分为左、右主支气管,分叉处称**气管杈**,气管杈内面偏左侧有向上呈半月状的纵嵴,称**气管隆嵴**,是支气管镜检查的定位标志(图 3-7)。

拓展资源　　ER3-1　支气管镜的临床应用

气管根据其行程和位置,可分为颈部和胸部。颈部短且位置表浅,可在体表触及。在第 2~4 气管软骨环的前面有甲状腺峡横过,两侧有甲状腺侧叶及颈部的大血管、神经,后面与食管相贴。急性喉阻塞时常在第 3~5 气管软骨环处进行气管切开术。胸部较长,位于后纵隔内。

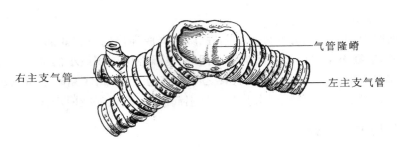

右主支气管 —— 气管隆嵴

左主支气管

图 3-7 气管隆嵴

知识链接 ⋯⋯⋯⋯⋯⋯⋯⋯⋯⋯⋯⋯

气管切开术

临床上为挽救急性喉阻塞病人,常在第 3~5 气管软骨处沿正中线做气管切开。气管切开术经过的层次由浅入深为皮肤、浅筋膜、深筋膜、舌骨下肌群、气管前筋膜和气管软骨环。切开气管时,不可切入过深,以免损伤食管,头臂静脉位于第 7、8 气管环前,故切口不宜太低,若病人头位不正,则有可能将颈总动脉误认为气管切开,引起大出血,所以在切开前必须仔细辨认。

(二)主支气管

主支气管(primary bronchus)为气管杈到肺门之间的管道,左、右各一,由气管发出后,行向外下,分别经左、右肺门入肺。左主支气管细长,长 4~5 cm,走行较水平;右主支气管较粗短,长 2~3 cm,走行较垂直,近似气管的直接延续,所以气管异物容易坠入右主支气管。

第二节　肺

肺(lung)是气体交换的器官,呈海绵状,质软而轻,富有弹性。幼儿的肺呈淡红色,随着年龄增长,吸入空气中的尘埃沉积增多,肺的颜色逐渐变为灰暗,甚至呈蓝黑色。

一、肺的位置和形态

肺位于胸腔内,膈的上方、纵隔的两侧,左、右各一。右肺因肝的影响而位置较高,外形粗短,左肺因心的位置偏左而较窄长。

肺形似半圆锥体,具有一尖、一底、两面(外侧面、内侧面)和三缘(前缘、后缘、下缘)(图 3-8、图 3-9)。**肺尖**钝圆,经胸廓上口突至颈根部,高出锁骨内侧 1/3 上方 2~3 cm。**肺底**与**膈**邻贴,向上凹陷,又称**膈面**。外侧面隆凸,紧邻肋和肋间肌,又称**肋面**;内侧面邻贴纵隔,又称**纵隔面**。内侧面中部凹陷称肺门,是主支气管、肺动脉、肺静脉、神经和淋巴管等出入肺的部位,这些结构被结缔组织包绕在一起,构成**肺根**,把肺连于纵隔。肺的前缘和下缘较薄锐,左肺前缘的下部有一明显的凹陷,称**心切迹**。肺后缘圆钝,位于脊柱两侧。

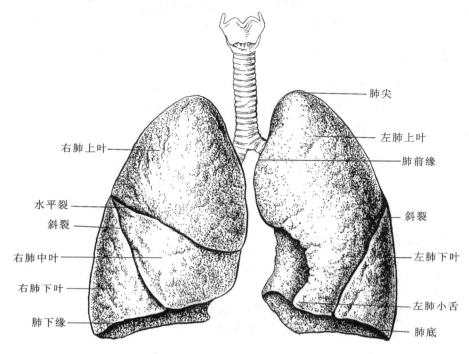

图 3-8　肺(前面观)

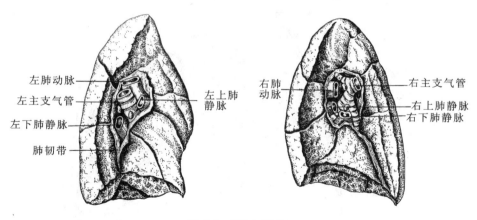

图 3-9　肺(内侧面)

　　肺被深入肺的叶间裂分成肺叶。左肺被自后上斜向前下的斜裂分为上、下两叶;右肺除斜裂外,还有一条与斜裂相交的水平裂,它们将右肺分为上、中、下三叶(图 3-8)。

二、肺内支气管和支气管肺段

　　左、右主支气管进入肺门后分为肺叶支气管,进入相应肺叶。肺叶支气管在各肺叶内再分为肺段支气管。肺段支气管在肺内反复分支,成树枝状,称支气管树。每一肺段支气管及其分支和它所属的肺组织,构成一个**支气管肺段**,简称**肺段**(pulmonary segment)。肺段呈圆锥形,尖朝向肺门,底朝向肺表面。相邻肺段之间有薄层结缔组织相隔,故肺段的结构和功能有相对独立性。根据这些特点,临床上可做定位诊断和肺段切除。依据肺段支气管的分支和分布,右肺分为 10 个肺段,左肺分为 8~10 个肺段。

三、肺的血管

肺有两套血管。一套是肺的功能性血管,包括肺动脉和肺静脉,完成气体交换;另一套是肺的营养性血管,包括支气管动脉和支气管静脉,供给肺氧和营养物质,实现物质交换。两套血管在毛细血管水平上有吻合。

第三节　胸膜和纵隔

一、胸膜及胸膜腔的概念

胸廓与膈围成胸腔,其上界为胸廓上口,可与颈部连通;下界借膈与腹腔分隔。胸腔中间为纵隔,两侧容纳肺和胸膜。

胸膜(pleura)(图 3-10)是覆盖于肺表面、胸壁内表面、膈上面和纵隔两侧面的一层薄而光滑的浆膜,分**脏胸膜**(又称肺胸膜)和壁胸膜两部分。

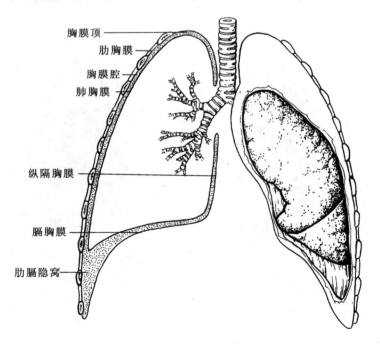

图 3-10　胸膜和胸膜腔示意图

胸膜腔(pleural cavity)是脏胸膜与壁胸膜在肺根处互相移行形成的完全封闭的潜在性腔隙,左右各一,互不相通,内呈负压,有少量浆液,可减少呼吸时两层胸膜间的摩擦。

二、胸膜的分部及胸膜隐窝

脏胸膜紧贴于肺表面,与肺紧密结合而不能分离,并伸入肺叶间裂内。壁胸膜因贴附部位的不同可分为4部分:①**胸膜顶**:覆盖于肺尖上方,突出于胸廓上口,伸向颈根部,高出锁骨内侧1/3上方2~3 cm,故颈根部穿刺或臂丛神经麻醉时,应注意胸膜顶的位置,避免穿破胸膜顶造成气胸。②**纵隔胸膜**:贴附于纵隔的两侧面。③**肋胸膜**:贴附于胸廓内表面。④**膈胸膜**贴附于膈的上面。

胸膜隐窝是壁胸膜的不同部位相互移行转折处的胸膜腔,即使在深吸气时,肺缘也不能伸入其间。其中最大最重要的胸膜隐窝位于肋胸膜与膈胸膜的相互转折处,称**肋膈隐窝**(又称肋膈窦),为半月形的间隙,是胸膜腔的最低部位,当胸膜发生炎症时,渗出液首先积聚于此处,为临床胸腔积液穿刺抽液的部位(图3-10)。

三、胸膜与肺的体表投影

胸膜的体表投影是指壁胸膜各部相互移行形成的反折线在体表的投影位置。

胸膜顶与肺尖的体表投影一致,高出锁骨内侧1/3上方2~3 cm。

胸膜前界即肋胸膜与纵隔胸膜前缘之间的反折线。两侧均起自胸膜顶,向内下经胸锁关节后方至胸骨柄后面,约在第2胸肋关节水平左右侧靠拢并沿中线稍左垂直下行。左侧在第4胸肋关节处斜向外下,沿胸骨左缘外侧下行,至第6肋软骨后方转向左,移行为胸膜下反折线;右侧在第6胸肋关节处转向右,移行为胸膜下反折线。肺的前界几乎与胸膜前界相同。

胸膜下界是肋胸膜与膈胸膜的反折线。右侧起自第6胸肋关节处,左侧起自第6肋软骨后方,两侧均斜向外下方,在锁骨中线与第8肋相交,在腋中线与第10肋相交,在肩胛线与第11肋相交,在近后正中线处平第12胸椎棘突平面(图3-11)。肺下界体表投影比胸膜下界的体表投影高出约两个肋骨,即在锁骨中线与第6肋相交,在腋中线与第8肋相交,在肩胛线与第10肋相交,在近后正中线处平第10胸椎棘突平面(表3-1)。

表 3-1 肺和胸膜下界体表投影

	锁骨中线	腋中线	肩胛线	后正中线
肺下界	第6肋	第8肋	第10肋	第10胸椎棘突
胸膜下界	第8肋	第10肋	第11肋	第12胸椎棘突

四、纵隔

(一) 纵隔的概念和境界

纵隔(mediastinum)是左、右纵隔胸膜之间所有组织、结构和器官的总称。其前界为胸骨,后界为脊柱胸段,两侧界为纵隔胸膜,上界为胸廓上口,下界为膈。

(二) 纵隔的分部

纵隔通常以胸骨角平面为界,分为**上纵隔**和**下纵隔**。下纵隔又以心包为界分为前、中、后3部分:胸骨与心包之间的部分为**前纵隔**;心包、心脏及与其相连的大血管所在部位为**中**

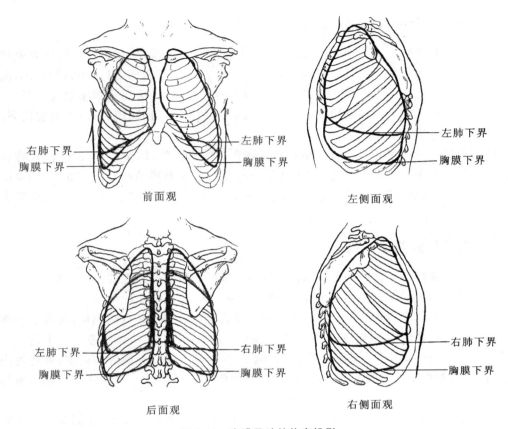

前面观

左侧面观

后面观

右侧面观

图 3-11 胸膜及肺的体表投影

纵隔;心包与脊柱胸段之间的部分为**后纵隔**(图 3-12)。

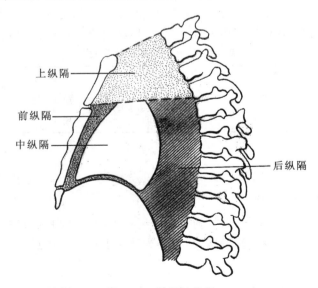

图 3-12 纵隔的分部

上纵隔内主要有胸腺、头臂静脉、上腔静脉、主动脉弓及其分支、膈神经、迷走神经、食管、气管、胸导管和淋巴结等,前纵隔内有结缔组织和淋巴结,中纵隔内有心包、心脏及出入心的大血管根部,后纵隔内主要有胸主动脉、胸导管、食管、奇静脉、迷走神经、主支气管、交感神经干等。

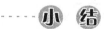

小 结

呼吸系统由呼吸道和肺两部分构成。呼吸道包括鼻、咽、喉、气管、左右主支气管及肺内各级支气管。鼻包括外鼻、鼻腔和鼻旁窦3部分。喉以喉软骨为基础,借关节、韧带和肌肉连结而成。喉腔可分为喉前庭、喉中间腔和声门下腔3部分。气管与主支气管是连于喉与肺之间的通气管道。气管至胸骨角平面分为左、右主支气管,分别经左、右肺门入肺。左主支气管细长,走行较水平;右主支气管较粗短,走行较垂直。

肺位于胸腔内,膈的上方、纵隔的两侧。肺形似半圆锥体,具有一尖、一底、两面和三缘。左肺分为两叶,右肺分为三叶。

胸膜是覆盖于肺表面、胸壁内表面、膈上面和纵隔两侧面的浆膜,分为脏胸膜和壁胸膜2部分,两者之间的潜在密闭性腔隙为胸膜腔。壁胸膜可分为胸膜顶、肋胸膜、膈胸膜、纵隔胸膜4部分。

纵隔是两侧纵隔胸膜之间所有组织、结构和器官的总称。分为上纵隔、前纵隔、中纵隔、后纵隔4部分。

能力检测

1. 名词解释:上呼吸道、下呼吸道、肺段、肺门、肋膈隐窝、纵隔。
2. 简述四对鼻旁窦的名称及其开口部位。
3. 简述喉软骨的名称。
4. 气管异物易坠入哪侧主支气管? 为什么?
5. 描述肺和胸膜下界的体表投影。
6. 简述壁胸膜的分部。

(郭建美)

扫码看答案

第四章
泌 尿 系 统

 学习目标

掌握：泌尿系统的组成和功能；肾的位置及被膜；输尿管的三处狭窄；膀胱的位置及毗邻；膀胱三角的位置。

熟悉：肾的形态及结构；输尿管的走行及分段；膀胱的形态。

了解：女性尿道的特点。

泌尿系统（urinary system）由肾、输尿管、膀胱和尿道组成（图 4-1）。其主要功能是排出机体在新陈代谢过程中所产生的尿素、尿酸等代谢废物以及多余的水分和某些无机盐等，以维持机体水盐代谢、酸碱平衡和内环境的相对稳定。肾形成的尿液，经输尿管流入膀胱暂时储存，当尿液达到一定量时，再经尿道排出体外。

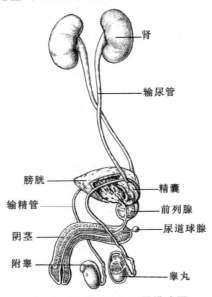

图 4-1　男性泌尿生殖器模式图

第一节 肾

一、肾的形态

肾（kidney）是成对的实质性器官，形似蚕豆，新鲜时呈红褐色，质软而光滑。肾可分为上、下两端，前、后两面和内侧、外侧两缘。上端宽而薄，下端窄而厚。前面较隆凸，朝向前外侧；后面较平坦，紧贴膈和腹后壁。外侧缘隆凸，内侧缘中部凹陷，是肾动脉、肾静脉、肾盂、淋巴管和神经出入肾的部位，又称**肾门**（renal hilum）。出入肾门的结构被结缔组织包裹在一起，合称**肾蒂**（renal pedicle）。右侧肾蒂较左侧短，故临床上右肾手术较左肾手术难度大。肾门向肾内凹陷并扩大所形成的腔隙称**肾窦**（renal sinus），窦内容纳肾动脉的分支、肾静脉的属支、肾大盏、肾小盏、肾盂、神经、淋巴管和脂肪组织等。

二、肾的结构

在肾的冠状切面上，可见肾实质分为肾皮质和肾髓质两部分（图 4-2）。

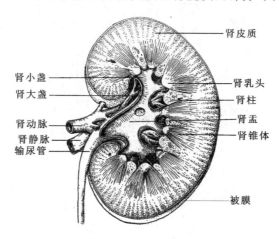

图 4-2 右肾冠状切面

（一）肾皮质

肾皮质（renal cortex）主要位于肾实质的浅层，富含血管。新鲜标本上，呈红褐色，肉眼可见密布的红色点状颗粒为肾小体。肾皮质深入肾髓质的部分称**肾柱**（renal column）。

（二）肾髓质

肾髓质（renal medulla）位于肾实质的深层，血管较少，呈淡红色。肾髓质主要由 15～20 个呈圆锥形的**肾锥体**（renal pyramid）组成。其基底部朝向皮质，尖端圆钝，朝向肾窦，称**肾乳头**（renal papilla），突入肾小盏内。肾乳头上有许多**乳头孔**（papillary foramen），肾生成的尿液经乳头孔流入肾小盏内。

在肾窦内有 7～8 个呈漏斗状的**肾小盏**（minor renal calice）包绕肾乳头。2～3 个肾小

盏合成一个**肾大盏**(major renal calice)。每肾有 2～3 个肾大盏,最后汇合成一个呈漏斗状
的**肾盂**(renal pelvis)。肾盂出肾门后,弯行向下,逐渐变细移行为输尿管。

三、肾的位置和毗邻

正常成年人的肾位于腹膜后方脊柱的两侧,紧贴腹后壁的上部,属于腹膜外位器官(图
4-3)。左肾上端平第 11 胸椎体下缘,下端平第 2 腰椎体下缘,第 12 肋斜过其后面中部;右
肾因受肝的影响比左肾约低半个椎体的高度,上端平第 12 胸椎体上缘,下端平第 3 腰椎体
上缘,第 12 肋斜过其后面上部。肾门约平第 1 腰椎体,距正中线平均约 7.2 cm(图 4-4)。
肾门在腹后壁的体表投影位于竖脊肌外侧缘与第 12 肋下缘所形成的夹角内,临床上称此
区为**肾区**(renal region)(肋脊角)。患某些肾病时,叩击和触压该区,常可引起疼痛。肾的
位置存在个体差异,一般女性略低于男性,儿童低于成人,新生儿肾的位置最低。

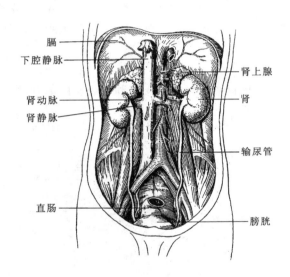

图 4-3　肾和输尿管

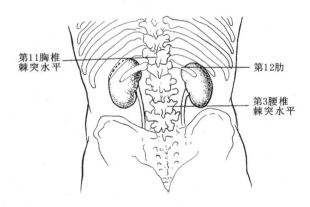

图 4-4　肾的体表投影(后面)

肾后上 1/3 借膈与肋膈隐窝相邻,肾后下 2/3 与腰大肌、腰方肌和腹横肌相邻。左、右肾前面的毗邻各不相同:右肾邻十二指肠、肝右叶和结肠右曲;左肾邻胃、胰、空肠、脾和结肠左曲。两肾上端均紧邻肾上腺。

知识链接

肾衰竭与肾移植

肾衰竭是指由于各种病因引起的肾功能进行性减退而出现的临床综合征。肾衰竭晚期(尿毒症)主要表现为代谢产物潴留,水、电解质及酸碱平衡失调。肾衰竭晚期最理想的治疗方法就是肾移植。肾移植(俗称换肾)是把一个来自供体的健康肾移植到尿毒症患者的身体内,以代替无功能病肾的工作,发挥其正常功能。肾移植一旦获得成功,病人可完全恢复健康,长期生存。

四、肾的被膜

肾的表面包有 3 层被膜,由内向外依次为纤维囊、脂肪囊和肾筋膜(图 4-5、图 4-6)。

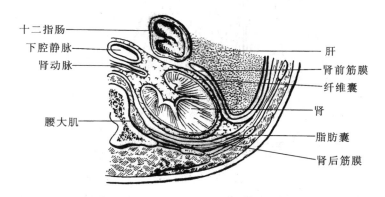

图 4-5 肾的被膜(平第 1 腰椎水平切面)

（一）纤维囊

纤维囊(fibrous capsule)为贴附于肾表面的致密结缔组织薄膜,质坚韧,内含少量弹力纤维。正常状态下,纤维囊与肾连接疏松,易于剥离。但在病理情况下,纤维囊则可与肾实质粘连,不易剥离。在修复肾破裂或肾部分切除时,需缝合纤维囊。

（二）脂肪囊

脂肪囊(fatty renal capsule)是位于纤维囊外周的脂肪组织层,并经肾门深入到肾窦内,填充于各管道和神经之间。脂肪囊对肾起弹性垫样的保护作用。临床上做肾囊封闭,即是将药物注入此囊内。

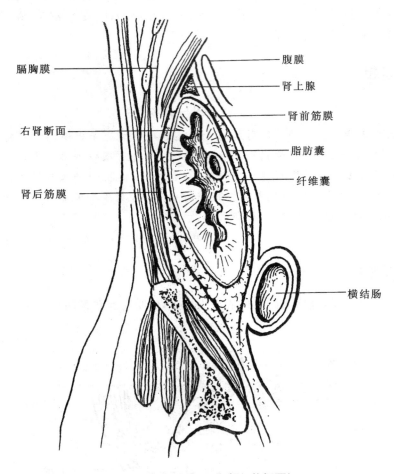

膈胸膜

右肾断面

肾后筋膜

腹膜

肾上腺

肾前筋膜

脂肪囊

纤维囊

横结肠

图4-6　肾的被膜(经右肾矢状切面)

(三) 肾筋膜

肾筋膜(renal fascia)位于脂肪囊的外面,分前、后两层包裹肾和肾上腺。在肾的上方和外侧缘处,两层相互融合;在肾的下方,两层分开,其间有输尿管通过;在肾的内侧,两侧前层相互移行,后层与腰大肌筋膜相融合。

肾的位置主要有赖于肾被膜的固定。此外,肾血管、腹膜、腹内压及邻近器官对肾也有固定作用。当上述固定装置不健全时,则可引起肾移位,形成肾下垂或游走肾。

拓展资源　　　ER4-1　我国肾移植发展简史

第二节 输 尿 管

一、输尿管的位置和分段

输尿管（ureter）是一对细长的肌性管道，附于腹后壁，在腹膜的后方，为腹膜后位器官。输尿管起于肾盂末端，终于膀胱，全长为 25～30 cm，管径为 0.5～1.0 cm，按行程可分为腹段、盆段和壁内段 3 段（图 4-3）。

（一）输尿管腹段

输尿管腹段起自肾盂，在腹后壁沿腰大肌前面下降至小骨盆入口处，左输尿管跨过左髂总动脉末端的前方，右输尿管跨过右髂外动脉起始部的前方，进入盆腔移行为盆段。

（二）输尿管盆段

输尿管盆段起自小骨盆入口处，沿盆腔侧壁行向后下，约在坐骨棘水平转向前内侧达膀胱底，斜穿膀胱壁，移行为壁内段。男性输尿管在膀胱底与输精管交叉；女性输尿管在子宫颈外侧约 2.5 cm 处绕子宫动脉后下方前行。故在行子宫切除术，结扎子宫动脉时，应注意输尿管与子宫动脉的位置关系，以免误扎输尿管。

拓展资源　　ER4-2　输尿管与子宫动脉的关系 ------------------

（三）输尿管壁内段

输尿管壁内段为斜穿膀胱壁的部分，以输尿管口开口于膀胱内面。当膀胱充盈时，膀胱内压力增高，压迫壁内段，使管腔闭合，以防止尿液逆流入输尿管。

二、输尿管的狭窄

输尿管全长有 3 处生理性狭窄：第一处狭窄位于肾盂与输尿管移行处；第二处狭窄位于小骨盆上口与髂血管交叉处；第三处狭窄在穿膀胱壁处。这些狭窄是输尿管结石易滞留的部位。当结石在狭窄处滞留或嵌顿而阻塞输尿管时，可引起剧烈疼痛。

知识链接 ------------------

输尿管的毗邻及意义

右侧输尿管因与回盲部及阑尾相毗邻，故右髂窝脓肿或盲肠后位阑尾炎时，可累及输尿管而致尿中出现红细胞和脓细胞，应注意鉴别诊断。左侧输尿管与降结肠和乙状结肠系膜相毗邻,故在直肠手术切断或分离乙状结肠系膜时,应注意保护输尿管。

第三节 膀 胱

膀胱(urinary bladder)为储存尿液的囊状肌性器官。膀胱的大小、形态、位置及壁的厚薄随尿液的充盈程度而异。一般正常成人膀胱的容量为 300～500 mL,最大容量可达 800 mL。新生儿膀胱的容量约为成人的 1/10;老年人由于肌张力降低,容积增大;女性膀胱容量较男性小。

一、膀胱的形态

膀胱充盈时呈卵圆形,空虚时则呈三棱锥体形,可分为**膀胱尖**、**膀胱底**、**膀胱体**、**膀胱颈** 4 部分(图 4-7)。膀胱尖细小,朝向前上方;膀胱底近似三角形,朝向后下方;膀胱尖与膀胱底之间的部分为膀胱体;膀胱的最下部称膀胱颈,以**尿道内口**与尿道相接。

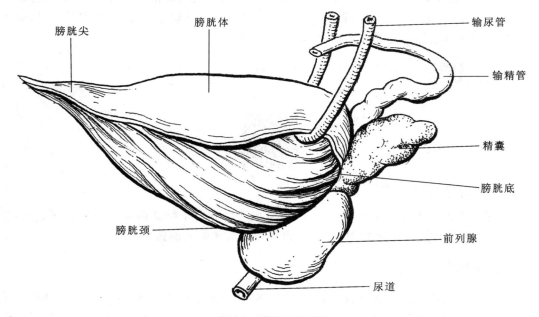

图 4-7 膀胱(侧面观)

二、膀胱的位置和毗邻

成人的膀胱位于盆腔的前部,耻骨联合的后方。膀胱空虚时,膀胱尖一般不超过耻骨联合上缘;膀胱充盈时,膀胱尖高出耻骨联合上缘,其上面的腹膜转折部也随之上移,使膀胱前下壁直接与腹前壁相贴,此时,在耻骨联合上方行膀胱穿刺术,不伤及腹膜。新生儿的膀胱大部分位于腹腔内,随年龄的增长和骨盆的发育,逐渐降入盆腔。老年人因盆底肌松弛,膀胱的位置更低。

男、女性膀胱的前方均为耻骨联合;男性膀胱后方邻精囊、输精管壶腹和直肠,女性膀胱后方邻子宫和阴道;男性膀胱下方邻接前列腺,女性膀胱下方邻接尿生殖膈;膀胱上面有腹膜覆盖,男性邻小肠,女性则有子宫伏于其上。

知识链接

膀胱穿刺术

膀胱穿刺术适用于急性尿潴留导尿失败,或禁忌导尿而又无条件行耻骨上膀胱造瘘术者,也适用于经穿刺抽取膀胱内尿液做检验或进行细菌培养者。穿刺部位选择在耻骨联合上缘正中部。穿经的结构依次为皮肤、浅筋膜、腹白线、腹横筋膜、膀胱前壁。穿刺时需注意在耻骨联合上缘垂直进针,针尖勿向后下方穿刺,以免刺伤耻骨联合后方的静脉丛;也勿向后上方穿刺,以免损伤腹膜。

三、膀胱的结构

膀胱壁由内向外由黏膜、肌层和外膜构成。黏膜的上皮是变移上皮,当膀胱空虚时,黏膜形成许多皱襞,充盈时则消失。在膀胱底部的内面,两侧输尿管口与尿道内口之间的三角形区域,称**膀胱三角**(trigone of bladder)(图 4-8)。由于此区缺少固有层,黏膜上皮直接与肌层紧密相连,无论膀胱处于空虚还是充盈,黏膜均平滑无皱襞。膀胱三角是肿瘤和结核的好发部位。两侧输尿管口之间的弧形皱襞,称**输尿管间襞**,呈苍白色。在膀胱镜检查时,此襞可作为寻找输尿管口的标志。膀胱的肌层属于平滑肌,分为内纵、中环、外纵三层,

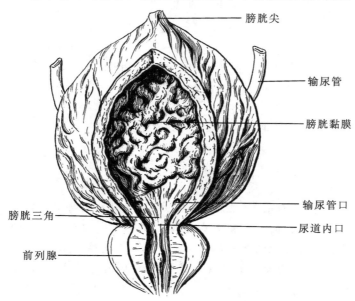

图 4-8　膀胱三角

这三层肌束相互交错，共同构成**膀胱逼尿肌**。在尿道内口处，环形肌层增厚形成**膀胱括约肌**（或**尿道内括约肌**）。外膜除膀胱上面覆以的浆膜（腹膜）外，其余部分的外膜均为纤维膜。

第四节 尿 道

尿道（urethra）是膀胱与体外相通的管道。女性尿道仅有排尿功能；男性尿道除有排尿功能外还兼有排精功能，故其在男性生殖系统中叙述。

女性尿道（图 4-9）长 3～5 cm，起自膀胱的尿道内口，经阴道的前方下行，穿过尿生殖膈，以**尿道外口**止于阴道前庭。在穿尿生殖膈时，周围有尿道阴道括约肌（属于骨骼肌）环绕，可控制排尿。女性尿道宽、短、直，且尿道外口距阴道口和肛门较近，故易引起逆行性泌尿系统感染。

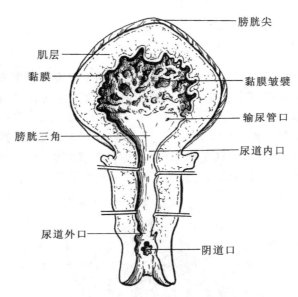

图 4-9 女性膀胱与尿道冠状切面

小 结

泌尿系统由肾、输尿管、膀胱和尿道组成，主要功能是排出机体在新陈代谢过程中产生的代谢废物和多余的水分和某些无机盐等，以维持机体内环境的相对稳定。

肾位于腹膜后方脊柱的两侧，左肾上端平第 11 胸椎体下缘，下端平第 2 腰椎体下缘；右肾比左肾约低半个椎体的高度。肾形似蚕豆，可分为上、下两端，前、后两面和内侧、外侧两缘。其中肾的内侧缘中部有肾门，出入肾门的结构称肾蒂。肾有 3 层被膜，由内向外依次为纤维囊、脂肪囊和肾筋膜。肾是形成尿液的器官。

输尿管起于肾盂，终于膀胱，分为腹段、盆段和壁内段 3 段。输尿管全长有 3 处生理性狭窄。膀胱是暂时储存尿液的肌性器官,其大小、形态、位置及壁的厚薄随尿液的充盈程度而异,毗邻关系男、女各不相同。尿道是膀胱与体外相通的管道,其中女性尿道特点为宽、短、直。

能力检测

1. 名词解释:肾门、肾蒂、肾区、膀胱三角。
2. 简述肾的外形、位置和被膜的层次。
3. 简述输尿管的分段和三处狭窄的部位。
4. 简述膀胱的形态、位置和毗邻。
5. 试述尿液的产生及排出途径。

(郭建美)

扫码看答案

第五章
生 殖 系 统

 学习目标

掌握：男性生殖系统的组成；输精管的分部；男性尿道的分部、三处狭窄和两个弯曲的位置和临床意义。女性生殖系统的组成；输卵管的位置及分部；子宫的形态、位置、毗邻及固定装置。

熟悉：睾丸的位置、形态；精索的位置和组成；前列腺的形态、位置、毗邻。卵巢的位置；阴道的位置、毗邻和形态；乳房的位置、形态和结构。

了解：附睾、精囊腺和尿道球腺的位置和形态；阴茎的形态结构；阴囊的层次。女性外生殖器的形态；阴道前庭的概念；会阴的结构。

生殖系统（reproductive system）包括**男性生殖系统**和**女性生殖系统**，主要功能是产生生殖细胞、分泌性激素，维持第二性征及繁殖后代。男、女性生殖器官的形态、结构虽有不同，但都可分为内生殖器和外生殖器两部分。内生殖器多位于盆腔内，由生殖腺、输送管道和附属腺体所组成；外生殖器则露于体表，为性交器官。

第一节　男性生殖系统

男性内生殖器由生殖腺（睾丸）、输精管道（附睾、输精管、射精管和男性尿道）和附属腺体（精囊、前列腺和尿道球腺）等组成；外生殖器包括阴囊和阴茎（图5-1）。

一、男性内生殖器

（一）睾丸

1. 睾丸的位置和形态　睾丸（testis）位于阴囊内，左右各一，其功能是产生精子和分泌男性激素。睾丸呈扁椭圆形，表面光滑，可分为上、下两端，前、后两缘，内侧、外侧两面。上端覆盖附睾头；下端游离。前缘游离；后缘有血管、神经和淋巴管出入，并与附睾和输精管

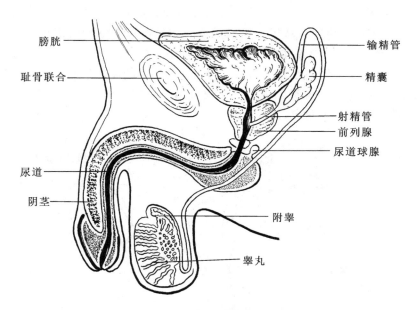

膀胱

耻骨联合

尿道

阴茎

输精管

精囊

射精管

前列腺

尿道球腺

附睾

睾丸

图 5-1　男性生殖系统的组成

睾丸部相连。内侧面较平坦,和阴囊隔相邻;外侧面较隆凸,与阴囊壁相贴。睾丸和附睾的外面包有浆膜即**睾丸鞘膜**,由壁腹膜突出而成。睾丸鞘膜分壁层和脏层,两层于睾丸后缘处相互移行形成的间隙称**鞘膜腔**,内有少量浆液。鞘膜的精索部分于出生前闭锁,形成**鞘韧带**(图 5-2)。

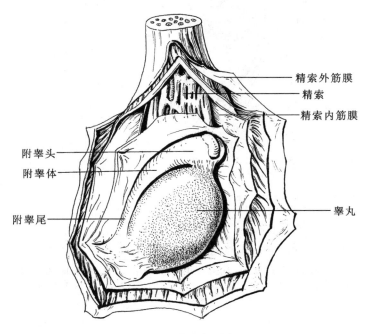

精索外筋膜

精索

精索内筋膜

附睾头

附睾体

附睾尾

睾丸

图 5-2　睾丸与附睾

2. 睾丸的结构 睾丸表面是一层坚韧的纤维膜,称白膜。白膜在睾丸后缘增厚并伸入睾丸实质内形成**睾丸纵隔**。从睾丸纵隔呈放射状发出许多结缔组织小隔,称**睾丸小隔**,其将睾丸实质分成许多锥状**睾丸小叶**。每个睾丸小叶内含有1~4条细长弯曲的**精曲小管**,其上皮能产生精子。精曲小管之间的结缔组织为睾丸间质。精曲小管在接近睾丸纵隔处汇合成**精直小管**,进入睾丸纵隔内交织成**睾丸网**。从睾丸网发出12~15条**睾丸输出小管**,出睾丸后缘的上部进入附睾(图5-3)。

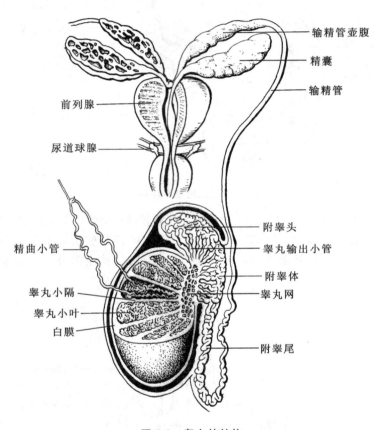

图5-3 睾丸的结构

知识链接

隐　睾

　　胚胎早期,睾丸形成后位于腹后壁,受睾丸韧带的牵引逐渐经盆腔、腹股沟管,至胚胎7~8个月时降入阴囊内。如出生后1~2年睾丸仍未降入阴囊内,或位于盆腔,或位于腹股沟管内,称为隐睾。隐睾病人无生育能力。

(二)附睾

附睾(epididymis)呈新月形,紧贴于睾丸上端和后缘。上端膨大,称**附睾头**,中部为**附**

睾体,下端为**附睾尾**。附睾尾向内上弯曲移行为输精管。附睾头由睾丸输出小管弯曲盘绕形成。睾丸输出小管汇合成一条附睾管,附睾管盘曲成附睾体和附睾尾。附睾管的末端续连输精管(图 5-2)。

附睾的功能是储存精子,其分泌的液体还能供给精子营养并促进其成熟。

(三)输精管和射精管

1. 输精管 输精管(ductus deferens)是附睾管的直接延续,是一对壁厚腔小的肌性管道,长度平均为 31~32 cm,活体触摸时,呈较硬的圆索状。输精管行程较长,全程分为 4 部:①**睾丸部**,起自附睾尾,沿睾丸后缘上行至附睾头水平移行为精索部。②**精索部**,是介于睾丸上端与腹股沟管浅环之间的部分,此部位置表浅,在体表易于触及,输精管结扎术常在此部进行。③**腹股沟部**,是位于腹股沟管内的部分。④**盆部**,为最长的一段,自腹股沟管深环起,沿盆侧壁行向后下,经输尿管末端前方至膀胱底的后面,在此两侧逐渐接近并扩大成输精管壶腹。

知识链接

男性绝育术

正常成年男性一次射精 2~5 mL,含精子 3 亿~5 亿个。

输精管结扎后,可阻断精子的排泄途径,但是附属腺的分泌液排泄不受影响,因此射精时仍有无精子的精液排除。

2. 射精管 射精管(ejaculatory duct)由输精管壶腹末端与精囊的排泄管汇合而成,长约 2 cm,穿前列腺实质,开口于尿道的前列腺部。

精索(spermatic cord)是一对柔韧的圆索状结构,由腹股沟管深环,经腹股沟管,延至睾丸上端。精索的主要结构是输精管、睾丸动脉和蔓状静脉丛,此外还有输精管动、静脉,神经丛、淋巴管和鞘韧带等。

(四)附属腺

1. 精囊 精囊(seminal vesicle)又称**精囊腺**,位于膀胱底的后方,输精管壶腹的外侧,为一对长椭圆形的囊状器官,表面凹凸不平,其排泄管与输精管末端合成射精管。精囊分泌的液体组成精液的一部分(图 5-4)。

2. 前列腺 前列腺(prostate)是不成对的实质器官,由腺组织和平滑肌组织构成。前列腺表面包有筋膜鞘,称**前列腺囊**。囊与前列腺之间有前列腺静脉丛。前列腺的分泌物是精液的主要组成部分(图 5-4)。

(1)位置与形态:前列腺位于膀胱底和尿生殖膈之间,环抱尿道起始部,前方贴耻骨联合下部,后面邻直肠。前列腺在形态上可分为底、体、尖三部。前列腺体的后面较平坦,正中有一纵行浅沟为前列腺沟,对前列腺进行直肠指诊可触及。近底的后缘处有一对射精管穿入前列腺,开口于尿道的前列腺部。前列腺的排泄管开口于尿道前列腺部的后壁。

(2)分叶:前列腺可分 5 个叶,即前叶、中叶、后叶和两个侧叶。前叶很小,位于尿道前

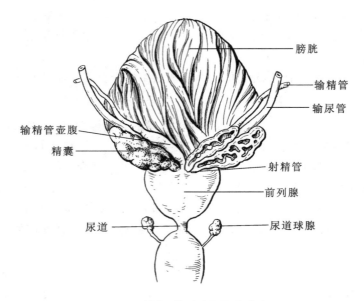

图 5-4　精囊、前列腺及尿道球腺

方;**中叶**呈楔形,位于尿道和射精管之间;**后叶**位于射精管以下和侧叶的后方;**两个侧叶**紧贴尿道的侧壁(图 5-5)。当前列腺肥大特别是中叶、侧叶肥大时,可压迫尿道而引起排尿困难和尿潴留。

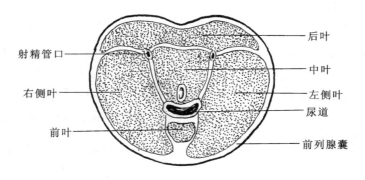

图 5-5　前列腺的分叶

　　小儿的前列腺腺组织不发育,在性成熟期腺组织开始迅速生长。人到老年期,因激素平衡失调,腺组织逐渐退化萎缩,如此时腺内结缔组织增生,则形成前列腺肥大,从而压迫尿道,造成排尿困难甚至尿潴留。后叶是前列腺肿瘤的好发部位。

知识链接 ∙∙∙∙∙∙∙∙∙∙∙∙∙∙∙∙∙∙∙∙∙∙∙∙∙∙∙∙∙∙∙∙∙∙∙∙●

前列腺增生

　　前列腺增生又称前列腺肥大,是老年男性常见的一种慢性疾病,亦是泌尿外科的常见病之一。直肠指诊为前列腺增生最简易和必须进行的检查方法,前列腺增生时,其质地较硬,表面光滑,前列腺沟变浅或消失。

3. 尿道球腺 尿道球腺(bulbourethral gland)是一对豌豆大小的球形腺体,位于会阴深横肌内。腺的排泄管细长,开口于尿道球部(图 5-4)。

精液由睾丸产生的精子和附属腺体及输精管产生的分泌物混合而成,呈乳白色,呈弱碱性,适于精子生存和活动。

二、男性外生殖器

(一)阴囊

阴囊(scrotum)是一柔软、富有伸缩性的皮肤囊袋,位于阴茎的后下方。阴囊壁由皮肤和肉膜组成。皮肤薄而柔软,颜色深暗,成年人生有少量阴毛,正中有一纵行的阴囊缝。肉膜是阴囊的浅筋膜,内含平滑肌纤维,可随外界环境温度变化呈反射性的舒缩,使阴囊舒展或缩小,从而调节阴囊内的温度,以利于精子的发育和生存。肉膜在正中线上向深部发出阴囊中隔,将阴囊分隔成左、右两腔,分别容纳两侧的睾丸、附睾和输精管起始部(图 5-6)。

在肉膜的深面有包绕睾丸和精索的被膜,由外向内为:**精索外筋膜**,是腹外斜肌腱膜的延续;**提睾肌**,是来自腹内斜肌和腹横肌的薄层肌束,可反射性上提睾丸;**精索内筋膜**,为腹横筋膜的延续。

(二)阴茎

阴茎(penis)(图 5-7)可分为阴茎头、阴茎体和阴茎根 3 部分。**阴茎头**为阴茎前端的膨大部分,尖端生有矢状位的尿道外口,阴茎头后稍细的部分叫**阴茎颈**。**阴茎体**呈圆柱形,悬于耻骨联合的前下方。**阴茎根**藏于阴囊和会阴皮肤的深面,固定于耻骨下支、坐骨支及尿生殖膈。

阴茎由两个阴茎海绵体和一个尿道海绵体外面包以筋膜和皮肤而构成。**阴茎海绵体**有两条,并列在阴茎的背侧,前端尖细,嵌入阴茎头后面的凹陷内;后端分离为左、右**阴茎脚**,附于耻骨下支和坐骨支。**尿道海绵体**位于阴茎的腹侧,有尿道贯穿其全长。尿道海绵体的前端膨大即阴茎头,后端膨大形成尿道球。尿道球附于尿生殖膈的下面。三条海绵体表面均包有致密结缔组织构成的**海绵体白膜**。海绵体内有许多**海绵体小梁**和腔隙。当腔隙充血时阴茎变粗、变硬而勃起。三个海绵体外面共同包有阴茎深、浅筋膜和皮肤,阴茎浅筋膜疏松而无脂肪组织。阴茎皮肤薄而柔软,富有伸展性,自阴茎颈游离、反折成双层的环行皱襞,称**阴茎包皮**,与阴茎腹侧中线处连有**包皮系带**。包皮环切手术时,注意勿伤及包皮系带,以免影响阴茎的正常勃起。

知识链接

包皮过长与包茎

幼儿的包皮完全包着阴茎头,随年龄增长,包皮逐渐向后退缩,致使阴茎头显露。成年后,如阴茎头仍被包皮包裹,或包皮口过小,包皮不能退缩暴露阴茎头,则称包皮过长或包茎。在这两种情况下,包皮腔内易形成包皮垢,会导致发炎或诱发阴茎癌。

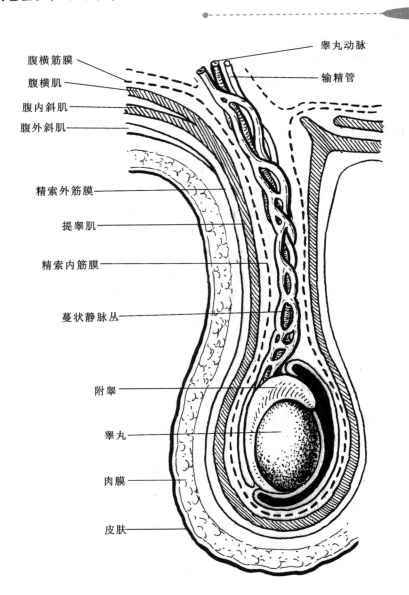

腹横筋膜
腹横肌
腹内斜肌
腹外斜肌

睾丸动脉
输精管

精索外筋膜

提睾肌

精索内筋膜

蔓状静脉丛

附睾

睾丸

肉膜

皮肤

图 5-6　阴囊的结构层次

三、男性尿道

男性尿道(male urethra)具有排尿和排精双重功能。它起于膀胱的尿道内口,穿经前列腺、尿生殖膈和尿道海绵体,终于阴茎头尖端的尿道外口。成人尿道长 16～22 cm,管径平均 5～7 mm。全长依其行程可分为 3 部:①**前列腺部**,穿过前列腺的部分,管腔最宽,长约 2.5 cm。此部后壁有射精管和前列腺排泄管的开口。②**膜部**,为穿过尿生殖膈的部分,长约 1.2 cm,其周围有尿道括约肌环绕,属骨骼肌,可控制排尿。此部位置较固定,外伤性

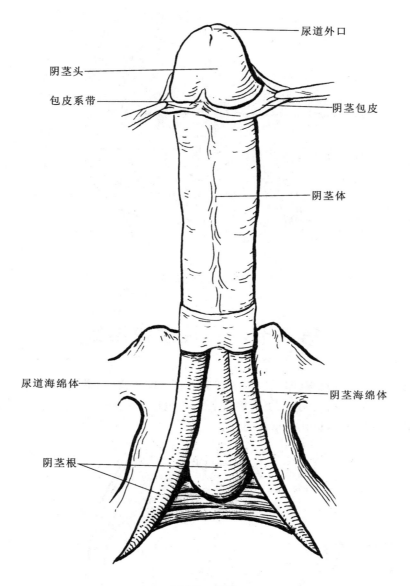

尿道外口

阴茎头

包皮系带

阴茎包皮

阴茎体

尿道海绵体

阴茎海绵体

阴茎根

图 5-7 阴茎

尿道断裂易在此处发生。③**海绵体部**，是穿过尿道海绵体的部分，长约 15 cm，在阴茎头内的尿道扩大成尿道舟状窝。临床上将前列腺部和膜部合称为后尿道，将海绵体部称为前尿道。

男性尿道全程有三处狭窄、三处扩大和两个弯曲（图 5-8）。三处狭窄分别位于尿道内口、膜部和尿道外口。三处扩大大分别位于前列腺部、尿道球部、尿道舟状窝。两个弯曲为耻骨下弯和耻骨前弯。耻骨下弯位于耻骨联合下方，凹向上，此弯曲恒定不能改变。耻骨前弯位于耻骨联合前下方，凹向下，将阴茎上提时此弯曲可变直。在临床上，需要经尿道插入导尿管或器械时，对尿道的狭窄和弯曲处应格外注意，以避免损伤尿道壁。

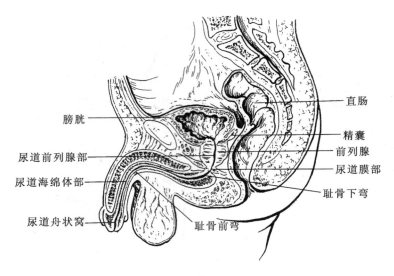

膀胱

尿道前列腺部

尿道海绵体部

尿道舟状窝

直肠

精囊

前列腺

尿道膜部

耻骨下弯

耻骨前弯

图 5-8　男性尿道

第二节　女性生殖系统

　　女性内生殖器由生殖腺(卵巢)、生殖管道(输卵管、子宫、阴道)和附属腺(前庭大腺)组成。外生殖器包括阴阜、大阴唇、小阴唇、阴蒂、阴道前庭、前庭球等结构(图 5-9)。女性乳房与生殖功能密切相关,也在本章叙述。

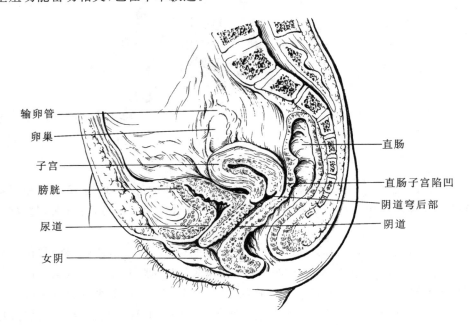

输卵管

卵巢

子宫

膀胱

尿道

女阴

直肠

直肠子宫陷凹

阴道穹后部

阴道

图 5-9　女性盆腔正中矢状切面

一、女性内生殖器

（一）卵巢

卵巢（ovary）是女性生殖腺，有产生卵细胞和分泌女性激素的功能。

卵巢左、右各一，位于盆腔内子宫的两侧，贴靠骨盆侧壁髂总动脉分叉处的卵巢窝内（图5-9），被子宫阔韧带后层包裹。卵巢呈扁椭圆形。分上、下端，前、后缘和内、外侧面。卵巢的上端借卵巢悬韧带连于骨盆上口，卵巢悬韧带为腹膜形成的皱襞，其内有卵巢动、静脉，淋巴管和神经等通过。下端借卵巢固有韧带连于子宫底的两侧，此韧带由平滑肌和结缔组织构成。卵巢的前缘称系膜缘，借卵巢系膜与子宫阔韧带相连，前缘中央部的血管、神经出入处，称**卵巢门**，卵巢后缘游离。卵巢的内侧面朝向盆腔，外侧面贴于盆腔侧壁的卵巢窝。

幼女的卵巢较小，表面光滑。性成熟期卵巢较大。此后由于多次排卵，卵巢表面形成瘢痕，凹凸不平。35～40岁卵巢开始缩小，50岁左右随月经停止而逐渐萎缩。

（二）输卵管

输卵管（uterine tube）为一对细长、弯曲的输送卵子的肌性管道，长10～12 cm，位于子宫底的两侧，被包裹在子宫阔韧带上缘内，其内侧端连接子宫，以输卵管子宫口开口于子宫腔；外侧端游离，以输卵管腹腔口开口于腹腔连于子宫底两侧（图5-10）。

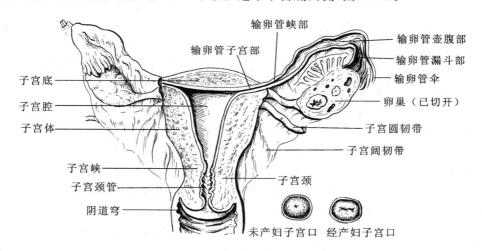

图5-10 女性内生殖器

输卵管由内侧向外侧可分为4部分：①**子宫部**，为穿子宫壁的一段，最细，以输卵管子宫口连通子宫腔。②**峡部**，短、直而狭窄，女性绝育做输卵管结扎术，常在此部进行。③**壶腹部**，粗、长而弯曲，约占输卵管全长的2/3，卵子通常在此部受精。④**漏斗部**，为输卵管外侧端膨大部分，漏斗状，漏斗底部中央有输卵管腹腔口。漏斗的游离缘上有许多细长的指状突起，称输卵管伞，临床手术中常以此作为识别输卵管的标志。

知识链接

女性绝育术

输卵管结扎是常见的女性绝育手术。术中可沿子宫角向外侧寻找输卵管,确定输卵管的标志是输卵管伞。寻找输卵管时,必须与卵巢固有韧带和子宫圆韧带区分,前者连于卵巢与子宫之间,后者则在子宫阔韧带前层内,并走向前外侧。

拓展资源 ER5-1 人工授精和试管婴儿的区别

(三)子宫

子宫(uterus)是壁厚腔小的肌性器官,胎儿在此发育成长。

1. 子宫的形态 成年未产妇的子宫略呈前后稍扁的倒置梨形,长 7~8 cm,最宽径约 4 cm,厚 2~3 cm(图 5-10)。子宫可分为底、体、颈 3 部:在两侧输卵管子宫口水平以上向上隆凸的部分,称**子宫底**。下部呈圆柱状的长而狭细部分,称**子宫颈**。子宫颈是肿瘤的好发部位。底与颈之间的部分,为**子宫体**。成人子宫颈长 2.5~3.0 cm,其下端伸入阴道内,称**子宫颈阴道部**;在阴道以上的部分,称**子宫颈阴道上部**。子宫颈上端与子宫体移行处,稍窄细,称**子宫峡**,在非妊娠期长度仅有 1 cm,妊娠期形成子宫下段,妊娠末期可长达 7~11 cm。产科常在子宫峡处进行剖腹取胎术。

子宫的内腔很狭窄,分为上、下两部:上部在子宫底和子宫体内,称**子宫腔**。子宫腔是一个前后略扁的倒置三角形间隙,底向上,两侧通输卵管。子宫内腔的下部在子宫颈内,叫**子宫颈管**。子宫颈管呈梭形,其上口称为子宫内口,通子宫腔;下口称为子宫外口,即**子宫口**,通阴道。未产妇子宫口为圆形,边缘光滑整齐;分娩后呈横裂状,横裂的前、后缘分别称前、后唇,后唇较长,位置较高。

自青春期起,在卵巢分泌的雌激素和孕激素的周期性作用下,子宫内膜出现周期性变化,每 28 天左右发生一次内膜脱落出血经阴道排出体外,称之为**月经**。

2. 子宫的位置 子宫位于小骨盆腔中央,在膀胱和直肠之间,下端突入阴道,两侧连有输卵管和子宫阔韧带。成年未孕者的正常子宫底位于小骨盆入口平面以下,子宫颈下端在坐骨棘平面稍上方。子宫呈轻度前倾、前屈位。**前倾**是指子宫整体向前倾斜,子宫长轴与阴道之间形成向前开放的钝角。**前屈**是指在子宫体与子宫颈之间弯曲形成凹向前的夹角。当人体直立、膀胱空虚时,子宫体伏于膀胱上面,几乎与地面平行(图 5-11)。膀胱和直肠的充盈程度可影响子宫的位置。临床上可经直肠指诊检查子宫的位置和大小。

3. 子宫的固定装置 维持子宫正常位置主要靠盆底肌的承托,其次是周围韧带的牵

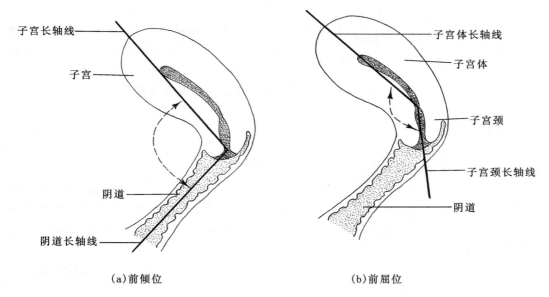

（a）前倾位　　　　　　　　　　　　　（b）前屈位

图 5-11　子宫前倾、前屈位示意图

引。维持子宫正常位置的韧带有 4 对（图 5-10、图 5-12）。

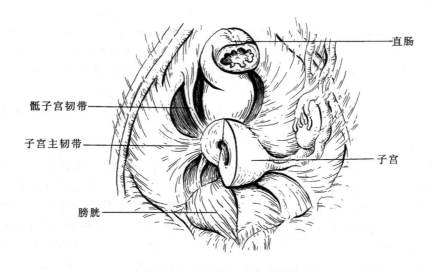

图 5-12　子宫固定装置模式图

（1）子宫阔韧带：子宫前后面的腹膜由子宫侧缘向两侧延伸至骨盆侧壁形成的双层腹膜皱襞。其上缘游离，内包裹输卵管。前层覆盖子宫圆韧带，后层包被卵巢，两层间有血管、淋巴管、神经和结缔组织等。子宫阔韧带可限制子宫向两侧偏斜。

（2）子宫圆韧带：是由平滑肌和结缔组织构成的圆索。起自子宫外上角，经阔韧带两层腹膜之间向前下行，穿过腹股沟管，止于大阴唇皮下。子宫圆韧带是维持子宫前倾的主要结构。

（3）子宫主韧带：为连于子宫颈与盆腔侧壁之间的一些纤维结缔组织和平滑肌束，是固定子宫颈、防止子宫向下脱垂的主要结构。

（4）骶子宫韧带：为连于子宫颈与骶骨之间的平滑肌和结缔组织，表面覆有腹膜。该韧带起自子宫颈后面上外侧，向后绕过直肠的两侧，止于骶骨的前面。此韧带可向后上方牵引子宫颈，维持子宫前屈。

如果子宫的固定装置薄弱或损伤，可导致子宫位置异常或子宫脱垂。

知识链接

子宫内膜异位症

子宫内膜组织生长于子宫腔壁内表面以外的异常位置而引起的病变，称为子宫内膜异位症。一般发生在盆腔内，也可发生在盆腔以外的器官。继发性进行性痛经为其主要特点。子宫内膜异位症多发生在30～40岁的妇女，常伴有不孕不育，是妇科比较常见的疾病。

知识链接

子宫颈糜烂

子宫颈口附近，单层柱状上皮逐渐移行为复层扁平上皮。两种上皮交界处是子宫颈病变的好发部位。如果复层扁平上皮被单层柱状上皮所代替，既粗糙又鲜红，看起来酷似"糜烂"状，则称为子宫颈糜烂。子宫颈糜烂被列为癌前病变，应及时治疗，定期检查，否则有癌变的可能性。

（四）阴道

阴道（vagina）为前后略扁的肌性管道，连接子宫和外生殖器，是女性的性交器官，也是排出月经和娩出胎儿的通道。阴道位于小骨盆腔的中央，其前壁邻接膀胱和尿道，后壁邻直肠。阴道前、后壁损伤时，可发生尿道阴道瘘或直肠阴道瘘。阴道的上端较宽阔，包绕子宫颈阴道部，两者间形成环状间隙，称**阴道穹**（图5-10）。阴道穹分**前穹**、**后穹**和两个**侧穹**，其中后穹最深，与直肠子宫陷凹紧密相邻（图5-9）。当直肠子宫陷凹内存有积液时，可经阴道穹后部进行穿刺或引流。阴道下部穿过尿生殖膈，以阴道口开口于阴道前庭。在尿生殖膈处，阴道周围有**尿道阴道括约肌**，起括约阴道作用。处女的阴道口周围有**处女膜**附着，处女膜上有孔。处女膜破裂后，在阴道口周围留有处女膜痕。

（五）前庭大腺

前庭大腺藏在阴道口两侧的大阴唇深部，形如豌豆，其导管开口于阴道口与小阴唇之间的沟内，相当于小阴唇中后1/3交界处。分泌物有润滑阴道口的作用。

二、女性外生殖器

女性外生殖器又称**女阴**（vulval），包括以下结构（图5-13）。

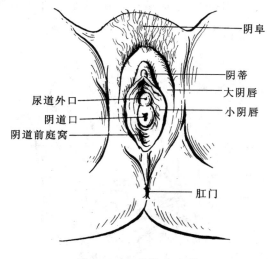

阴阜

阴蒂
大阴唇
小阴唇

尿道外口
阴道口
阴道前庭窝

肛门

图 5-13　女性外生殖器

1. 阴阜　阴阜为耻骨联合前方的皮肤隆起,皮下脂肪丰富,皮肤生有阴毛。

2. 大阴唇　大阴唇为一对纵行皮肤隆起,其前端和后端左右互相连合,形成唇前连合和唇后连合。

3. 小阴唇　小阴唇位于大阴唇的内侧,为一对较薄的皮肤皱襞,其前端形成阴蒂包皮和阴蒂系带,后端两侧会合成阴唇系带。

4. 阴道前庭　阴道前庭位于两侧小阴唇之间,其前部有尿道外口,后部有阴道口。阴道口两侧有前庭大腺导管的开口。

5. 阴蒂　阴蒂位于阴蒂系带的前方,被阴蒂包皮包围。阴蒂由两条阴蒂海绵体组成,其顶端为阴蒂头,神经末梢丰富,感觉敏锐。

6. 前庭球　前庭球相当于男性的尿道海绵体,呈蹄铁形,其中间部细小,位于阴蒂体与尿道外口之间的皮下;两外侧部较大,位于大阴唇的深面。

第三节　乳　　房

乳房（breast）为哺乳动物特有的结构。人的乳房为成对器官,男性的乳房不发育,女性乳房于青春期后开始生长发育,妊娠和哺乳期的乳房有分泌活动。

一、乳房的位置

乳房位于胸前部,胸大肌及其筋膜的表面,上起自第 2、3 肋,下至第 6、7 肋,内侧至胸骨旁线,外侧可达腋中线。未授乳女性的乳头约平第 4 肋间隙或第 5 肋。

二、乳房的形态

成年女性未产妇的乳房呈半球形,紧张而富有弹性,乳房的中央有**乳头**,其顶端有输乳管的开口。乳头周围有颜色较深的环形区域称**乳晕**,表面有许多小隆起,其深面有**乳晕腺**,可分泌脂性物质润滑乳头(图 5-14)。

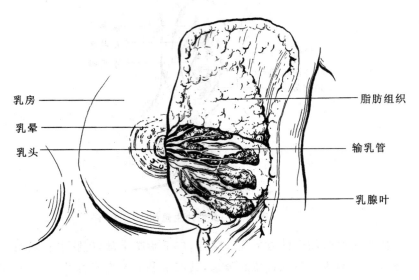

乳房 —— 脂肪组织

乳晕 —— 输乳管

乳头 —— 乳腺叶

图 5-14　乳房

妊娠后期和哺乳期乳腺增生,乳房明显增大。停止哺乳以后,乳腺萎缩变小。老年女性乳房萎缩更加明显。

三、乳房的结构

乳房由皮肤、乳腺、脂肪组织和纤维组织构成。脂肪组织主要位于皮下,纤维组织包绕乳腺,并有纤维隔伸入乳腺之间,将乳腺分为 15～20 个**乳腺叶**。每一乳腺叶有一排泄管,称**输乳管**。输乳管在近乳头处膨大称**输乳管窦**,其末端变细开口于乳头。由于乳腺叶和输乳管围绕乳头呈放射状排列,乳房手术时应尽量作放射状切口,以减少对乳腺叶和输乳管的损伤。乳房皮肤与乳腺深面的胸筋膜之间,连有许多纤维组织小束,称**乳房悬韧带**,又称库珀韧带(Cooper ligament),对乳房起固定作用(图 5-15)。

知识链接

乳腺癌的早期症状

若乳房内触及蚕豆大小的肿块,较硬,可活动,应尽早确诊是否患有乳腺癌。早期乳腺癌的癌细胞可侵蚀乳房悬韧带,使其变短,牵拉皮肤,使乳房皮肤有轻度的凹陷(临床上叫作"酒窝症")。如果癌细胞侵蚀乳房内的淋巴管,淋巴回流受阻,癌肿表面皮肤则呈橘皮状外观。此外,癌肿表面可见皮下静脉曲张。

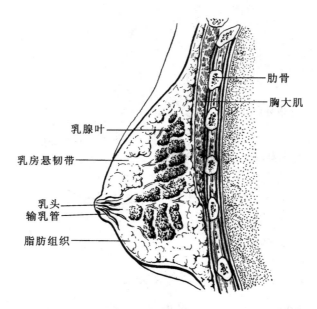

图 5-15 乳房悬韧带

第四节 会 阴

会阴（perineum）有狭义和广义之分。狭义的会阴即指**产科会阴**,为女性外生殖器与肛门之间的软组织,分娩时承受的压力最大,往往会发生撕裂,助产时应注意保护。广义的会阴是指封闭骨盆下口的所有软组织,呈菱形。会阴的前界为耻骨联合下缘;后界为尾骨尖;两侧界为耻骨下支、坐骨支、坐骨结节和骶结节韧带。以两侧坐骨结节画一连线,可将会阴分为前、后两个三角区,前方的三角区称为**尿生殖区**,后方的称**肛区**。在尿生殖区,男性有尿道通过,女性有尿道和阴道通过。在肛区,中央部有肛管通过(图 5-16)。

会阴的结构除有外生殖器和肛门外,主要由肌和筋膜所构成。其中**肛提肌**起自小骨盆的侧壁,向后内下,止于直肠壁和尾骨,构成骨盆底的大部分。两侧的肛提肌,以及覆盖在它们上、下两面的筋膜共同形成**盆膈**,对盆腔内器官起承托作用。盆膈的前下方有会阴深横肌及其上、下筋膜所构成的**尿生殖膈**。

在盆膈外下方有一对尖向上的楔形腔隙,称**坐骨直肠窝**,其内充满脂肪,是肛门周围脓肿的好发部位。

拓展资源 ⋯⋯⋯ ER5-2 两性畸形 ⋯⋯⋯⋯⋯⋯⋯⋯⋯⋯●

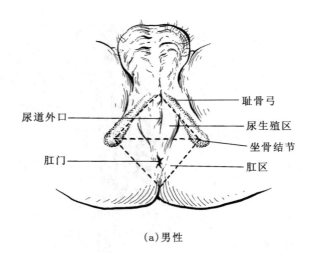

尿道外口 —— 耻骨弓

—— 尿生殖区

—— 坐骨结节

肛门 —— 肛区

(a)男性

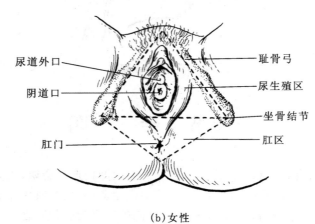

尿道外口 —— 耻骨弓

阴道口 —— 尿生殖区

—— 坐骨结节

肛门 —— 肛区

(b)女性

图 5-16 会阴

 小 结

　　生殖系统包括男性生殖系统和女性生殖系统。其功能主要是繁殖后代和维持第二性征。

　　男性生殖系统包括内生殖器和外生殖器。内生殖器由生殖腺（睾丸）、输精管道（附睾、输精管、射精管和男性尿道）和附属腺体（精囊、前列腺和尿道球腺）等组成；外生殖器包括阴囊和阴茎。其中，睾丸主要功能是产生精子和分泌雄激素；附睾储存精子并促进精子进一步成熟；输精管、射精管和尿道的主要功能是输送精子；精囊、前列腺和尿道球腺分泌液体参与精液的组成。此外，男性尿道分为前列腺部、膜部和海绵体部三部，有尿道内口、膜部和尿道外口三处狭窄，有前列腺部、尿道球部和尿道舟状窝三处扩大以及耻骨下弯和耻骨前弯两个弯曲，兼有排尿和排精的作用。

　　女性生殖系统也包括内生殖器和外生殖器。内生殖器由生殖腺（卵巢）、生殖管道（输卵管、子宫、阴道）和附属腺（前庭大腺）组成。外生殖器即女阴。其中卵巢主要功能是产生卵子和分泌女性激素;输卵管抓取卵子,如遇精子即可受精,否则经输卵管、子宫、阴道排出体外;子宫为受精卵着床、发育的主要器官;阴道为排出月经和娩出胎儿的通道。

会阴有广义和狭义之分。广义的会阴指封闭骨盆下口的所有软组织;狭义的会阴专指产科会阴,是肛门至女阴之间的狭窄区域。

能力检测

1. 简述男、女性内生殖器官的组成和功能。
2. 简述输精管的行程和分部。
3. 简述男性尿道的分部、狭窄、扩大及其弯曲。
4. 简述卵巢的位置及固定装置。
5. 简述输卵管的分部及各部的临床意义。
6. 简述子宫的形态、位置、毗邻及固定装置。

(丁新玲)

扫码看答案

第六章
腹　膜

学习目标

掌握：腹膜和腹膜腔的概念；腹膜与腹、盆腔脏器的关系；腹膜陷凹的名称和位置。
熟悉：大网膜的位置与构成；小网膜的位置与分部；网膜囊和网膜孔的位置。
了解：各系膜的名称、位置；肝、脾和胃的韧带名称和位置。

一、概述

腹膜（peritoneum）是一层薄而光滑的浆膜，由间皮及少量结缔组织构成，是全身面积最大、配布最复杂的浆膜。腹膜衬于腹、盆腔壁内表面的部分称**壁腹膜**（parietal peritoneum）或腹膜壁层；盖于腹、盆脏器表面的部分称**脏腹膜**（visceral peritoneum）或腹膜脏层。脏腹膜与壁腹膜互相延续、移行，共同围成不规则的潜在性腔隙，称**腹膜腔**（peritoneal cavity），又称腹腔，腔内含有少量浆液，起润滑作用。男性腹膜腔为一密闭的腔隙；女性腹膜腔则借输卵管腹腔口经输卵管、子宫、阴道与外界相通（图6-1）。

腹膜具有分泌、吸收、保护、支持、防御和修复等功能：①腹膜分泌少量浆液（正常情况下为100～200 mL），起润滑和减少脏器间摩擦的作用；②腹膜可吸收腹膜腔内的液体和空气等，一般认为腹上部的腹膜吸收能力较强，故临床上对腹膜炎或手术后的病人多采取半卧位，使炎性渗出液或脓液流向下腹部，以延缓腹膜对积液毒素的吸收；③腹膜形成的韧带、系膜等结构对脏器有支持和固定作用；④腹膜具有防御功能，所分泌的浆液中含有大量的巨噬细胞，可吞噬细菌和有害物质；⑤腹膜有较强的修复和再生能力，所分泌的浆液中含有纤维素，其粘连作用可促进伤口的愈合和炎症的局限化。

拓展资源　　　　ER6-1　腹膜透析

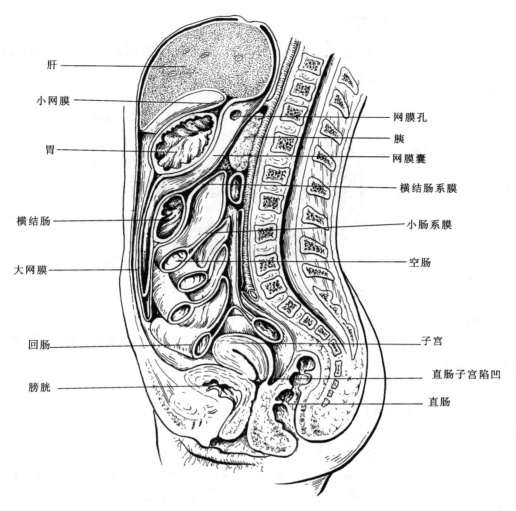

肝

小网膜

胃

横结肠

大网膜

回肠

膀胱

网膜孔

胰

网膜囊

横结肠系膜

小肠系膜

空肠

子宫

直肠子宫陷凹

直肠

图 6-1　腹膜腔矢状切面模式图(女性)

知识链接

腹膜腔穿刺的应用解剖

　　腹膜腔穿刺术常用于检查腹膜腔积液的性质,协助确定病因;抽出腹膜腔积液,减轻压迫症状;向腹膜腔内注入药物等。下腹部正中旁穿刺点的穿经层次为皮肤、浅筋膜、腹白线或腹直肌内缘、腹横筋膜、腹膜外脂肪、壁腹膜;左下腹部穿刺点和卧侧位穿刺点的穿经层次为皮肤、浅筋膜、腹外斜肌、腹内斜肌、腹横肌、腹横筋膜、腹膜外脂肪、壁腹膜。

二、腹膜与腹、盆腔脏器的关系

根据腹、盆腔脏器被腹膜覆盖范围的大小不同,可将腹、盆腔脏器分为 3 类,即腹膜内位器官、腹膜间位器官和腹膜外位器官(图 6-2)。

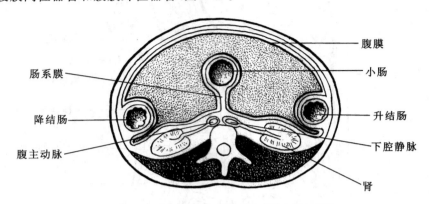

图 6-2　腹膜与脏器的关系示意图(水平切面)

(一)腹膜内位器官

腹膜内位器官是指器官表面均被腹膜所覆盖的器官,如胃、十二指肠上部、空肠、回肠、盲肠、阑尾、横结肠、乙状结肠、脾、卵巢和输卵管等。

(二)腹膜间位器官

腹膜间位器官是指器官表面大部分被腹膜覆盖的器官,如肝、胆囊、升结肠、降结肠、直肠上段、子宫和充盈的膀胱等。

(三)腹膜外位器官

腹膜外位器官是指仅一面被腹膜覆盖,其余面均不覆盖腹膜的器官,如肾、肾上腺、输尿管、胰,十二指肠降部、下部和升部,直肠中、下部和空虚的膀胱等。

熟悉腹膜与腹、盆腔脏器的关系对从事腹、盆部手术有着重要的指导意义。如对腹膜内位器官进行手术必须通过腹膜腔;而对腹膜外位器官进行手术则不必打开腹膜腔。这样,可避免腹膜腔的感染和术后器官的粘连等。

三、腹膜形成的结构

腹膜在器官与腹壁或盆壁之间、器官与器官之间相互移行,其移行部分常形成一些腹膜结构,如网膜、系膜、韧带等。这些腹膜结构不仅对器官起着连接和固定作用,也是血管和神经出入器官的途径。

(一)网膜与网膜囊

1. 网膜(omentum)　分为小网膜和大网膜(图 6-1、图 6-3、图 6-4)。

(1)小网膜(lesser omentum):是连于肝门至胃小弯和十二指肠上部之间的双层腹膜结构。其中,连于肝门至胃小弯之间的部分,称为肝胃韧带(hepatogastric ligament),内含有胃左和胃右血管、胃左和胃右淋巴结及至胃的神经等。连于肝门至十二指肠上部之间的

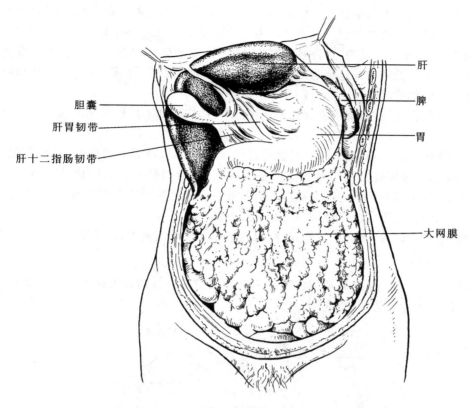

图 6-3　网膜

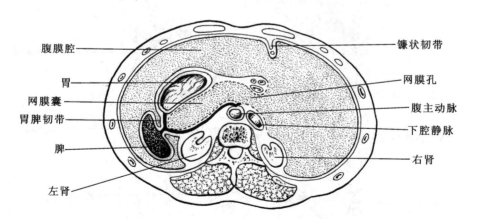

图 6-4　网膜腔通过网膜孔的横切面

部分,称为肝十二指肠韧带(hepatoduodenal ligament),内含有胆总管、肝固有动脉和肝门静脉。肝胃韧带和肝十二指肠韧带两者间无明显界限。肝十二指肠韧带的右缘游离,其后方有一孔,称网膜孔(omental foramen)。经此孔可进入网膜囊。

　　(2)大网膜(greater omentum):由四层腹膜构成,前两层由胃大弯和十二指肠上部向下延续,至腹下部反折向上,移行为大网膜的后两层,上行至横结肠,包绕横结肠后移行为横结肠系膜。成年人四层腹膜常已愈合在一起,呈围裙状悬垂于横结肠和小肠的前方。而从胃大弯到横结肠的前两层大网膜又称为胃结肠韧带(gastrocolic ligament)。大网膜内含丰富的血管、脂肪等。其中,含许多巨噬细胞,有重要的防御功能。当腹腔器官有炎症时,大网膜可向病变处移动并包绕病灶,以限制炎症蔓延。因此,手术可根据大网膜移动的位置探查病变的部位。

小儿大网膜较短,当阑尾炎穿孔或下腹部炎症时,病灶不易被大网膜包裹,易造成弥漫性腹膜炎。

2. 网膜囊(omental bursa) 网膜囊是位于小网膜和胃后方的扁窄间隙,是腹膜腔的一部分,又称小腹膜腔。网膜囊的前壁是小网膜、胃的后壁和胃结肠韧带;后壁是覆盖在胰、左肾、左肾上腺表面上的腹膜和横结肠及其系膜。网膜囊的右侧为网膜孔,成年人网膜孔可容1～2指,在手术时可经网膜孔指诊探查胆道。

网膜囊位置较深,当胃后壁穿孔时,胃内容物常积聚在囊内,给早期诊断增加了难度。

(二) 系膜

系膜是将肠管连至腹后壁或盆壁的双层腹膜结构。其内含有进出器官的血管、神经、淋巴管、淋巴结和脂肪等(图6-5)。

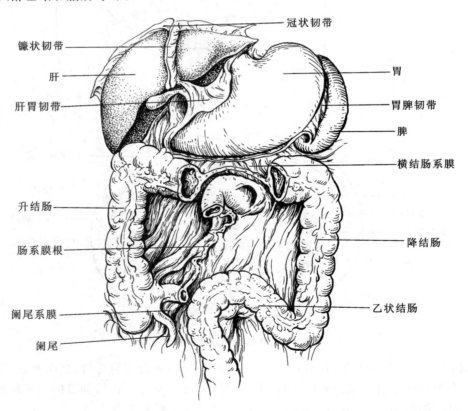

图6-5 腹膜形成的结构

1. 肠系膜(mesentery) 肠系膜是将空、回肠连于腹后壁的双层腹膜结构,肠系膜附着于腹后壁的部分称为肠系膜根。肠系膜根起自第2腰椎左侧,斜向右下方,止于右骶髂关节前方,长约 15 cm。因肠系膜长而宽阔,使空、回肠的活动性大,但也容易发生系膜扭转,使血管绞窄而造成肠管坏死。系膜两层间含有肠系膜上血管的分支和属支,淋巴管、神经、脂肪及大量的肠系膜淋巴结。

2. 阑尾系膜(mesoappendix) 阑尾系膜将阑尾连于肠系膜下端,是阑尾与回肠末端之间的三角形双层腹膜皱襞。系膜的游离缘内有阑尾血管、淋巴管、神经。阑尾切除术时,应从系膜游离缘进行血管结扎。

3. 横结肠系膜(transverse mesocolon) 横结肠系膜是将横结肠连于腹后壁横行的双层腹膜结构。横结肠系膜起自结肠右曲,止于结肠左曲,中份较长。系膜两层间含有横结肠血管、淋巴管、淋巴结和神经丛等。

4. 乙状结肠系膜(sigmoid mesocolon) 乙状结肠系膜是将乙状结肠连于左髂窝和骨盆左后壁的双层腹膜结构。该系膜较长,加上乙状结肠活动度较大,故易发生乙状结肠扭转,尤其以儿童多见。系膜的两层间有乙状结肠和直肠上血管、淋巴管、淋巴结和神经丛等。

（三）韧带

韧带是连于腹、盆壁与器官之间或连接相邻器官之间的腹膜结构,可能是单层或多层,对器官有固定作用。

1. 肝的韧带

（1）肝胃韧带和肝十二指肠韧带:见小网膜相关内容。

（2）**镰状韧带**(falciform ligament of liver):是腹前壁上部和膈下面的腹膜向后移行于肝上面的双层腹膜皱襞。呈矢状位,其游离缘内含肝圆韧带。由于镰状韧带偏前正中线右侧,所以脐上腹壁正中切口需向脐方向延长时,应偏向中线左侧,以免损伤肝圆韧带及与其伴行的附脐静脉。

（3）**冠状韧带**(coronary ligament):位于肝的后上方,呈冠状位,是在肝与膈之间相互移行的双层腹膜皱襞。冠状韧带分前、后两层。前层与镰状韧带相移行,在左、右两端处,前、后层彼此相贴,相互黏合增厚,形成左、右三角韧带。在中间,两层分开,使肝的后上面直接与膈相贴,形成肝裸区。

2. 脾的韧带

（1）**胃脾韧带**(gastrosplenic ligament):是连于胃底和脾门之间的双层腹膜结构。韧带内有胃短血管、胃网膜左血管、脾和胰的淋巴管及淋巴结等。

（2）**脾肾韧带**(splenorenal ligament):是由脾门连至左肾前面的双层腹膜结构,其内有脾血管和胰尾、淋巴管和神经丛等。

（四）腹膜隐窝及陷凹

腹膜腔在某些器官之间的腹膜移行处形成深浅不等的凹窝,称为隐窝或陷凹。如肝肾隐窝、直肠膀胱陷凹、直肠子宫陷凹、膀胱子宫陷凹等。

1. 肝肾隐窝 位于肝右叶下面与右肾和结肠右曲之间,在仰卧位时,为腹膜腔的最低处,液体易于积聚此处。

2. 陷凹 主要位于盆腔内,是盆腔脏器表面的腹膜相互移行反折所形成。在男性,膀胱与直肠之间形成**直肠膀胱陷凹**(rectovesical pouch)。在女性,膀胱与子宫之间形成**膀胱**

子宫陷凹（vesicouterine pouch）；在直肠与子宫之间形成**直肠子宫陷凹**（rectouterine pouch）（Douglas 腔），直肠子宫陷凹相对较深，与阴道后穹之间仅隔阴道后壁。站立或半卧位时，男性直肠膀胱陷凹和女性直肠子宫陷凹是腹膜腔最低部位，积液常积存在这些陷凹内。

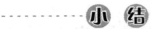

小 结

　　腹膜由壁腹膜和脏腹膜两部分组成，两者互相移行围成腹膜腔。腹膜具有分泌、吸收、保护、支持、防御和修复等多种功能。根据腹膜覆盖脏器表面范围的大小不同，可将腹盆腔脏器分为腹膜内位器官、腹膜间位器官和腹膜外位器官三类。腹膜常形成网膜、系膜、韧带、陷凹等腹膜结构。其中网膜包括小网膜、大网膜以及形成的网膜囊；系膜主要有肠系膜、阑尾系膜、横结肠系膜和乙状结肠系膜；韧带主要有镰状韧带、冠状韧带、胃脾韧带和脾肾韧带；陷凹主要有直肠膀胱陷凹、膀胱子宫陷凹、直肠子宫陷凹。这些腹膜结构对器官起着连接和固定作用，同时也具有重要的临床意义。

能力检测

1. 名词解释：腹膜、腹膜腔、系膜。
2. 简述腹膜形成的主要结构。
3. 简述网膜囊的位置及其结构特点。
4. 简述男女性盆腔内的腹膜陷凹及其临床意义。

（丁新玲）

扫码看答案

第七章
内分泌系统

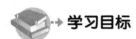

学习目标

掌握：内分泌系统的组成；甲状腺、甲状旁腺、肾上腺、垂体的位置和功能。
了解：松果体的位置。

内分泌系统（endocrine system）包括内分泌器官和内分泌组织两部分，是神经系统以外的另一个重要调节系统，它与神经系统共同调节机体的生长发育和各种代谢，维持内环境的稳定，并影响行为和生殖。

内分泌器官又称内分泌腺，其结构独立存在，肉眼可见。其分泌物称**激素**（hormone），通过血液循环运送至全身，作用于特定器官或组织。能接受激素刺激的器官、组织或细胞分别称为该激素的**靶器官**、**靶组织**或**靶细胞**。内分泌组织是散在于其他器官组织之间的内分泌细胞团块，如胰腺中的胰岛、卵巢中的黄体、睾丸中的间质细胞等。此外，还有散在分布于胃肠道、呼吸道、泌尿生殖道、中枢神经系统等处的内分泌细胞（图 7-1）。

内分泌系统与神经系统关系密切，一方面，内分泌系统受神经系统的控制和调节，神经系统作用于内分泌腺，间接地调节人体各器官的功能，这种调节属于神经-体液调节；另一方面，内分泌系统也影响神经系统的生长发育和功能活动，如甲状腺分泌的甲状腺素可影响脑的正常发育和功能。

人体的内分泌腺有甲状腺、甲状旁腺、肾上腺、垂体、松果体。本章仅对内分泌腺的形态、位置、功能做简要描述，内分泌组织将在组织学中叙述。

一、甲状腺

甲状腺（thyroid gland）（图 7-2、图 7-3）位于颈前部，质地柔软，呈"H"形，分为左、右两个侧叶，中间以**峡部**相连。侧叶贴于喉下部和气管上部的两侧，峡部一般位于第 2～4 气管软骨环的前方，峡部常有一个长短不一的**锥状叶**向上伸出（有时缺如）。临床急救进行气管切开时，应避免损伤甲状腺峡。甲状腺借筋膜形成的韧带固定于喉软骨上，故吞咽时甲状腺可随喉上下移动，临床上借此判断颈部肿块是否与甲状腺有关。

甲状腺分泌甲状腺素，可调节机体的基础代谢，并影响机体的正常生长发育，尤其是对

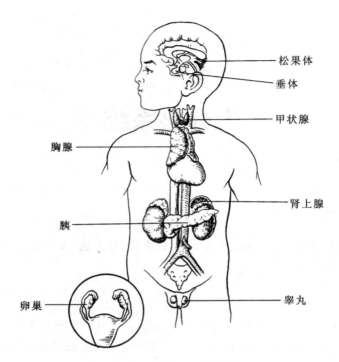

松果体

垂体

甲状腺

胸腺

肾上腺

胰

睾丸

卵巢

图 7-1　内分泌系统概观

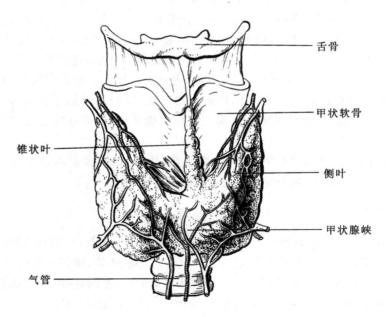

舌骨

甲状软骨

锥状叶

侧叶

甲状腺峡

气管

图 7-2　甲状腺(前面)

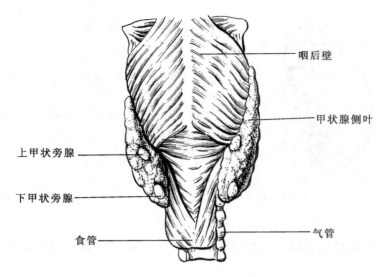

图 7-3 甲状腺（后面）

骨骼和神经系统的发育较为重要。甲状腺功能亢进或低下，都会影响机体的正常功能。

知识链接 --●

甲状腺素对生长和发育的影响

甲状腺素对维持骨骼和脑的发育非常重要。一个先天性甲状腺发育不全的胎儿，出生时身高尚可正常，但脑的发育已受到不同程度的影响。所以，在缺碘地区预防呆小症的发生，应在妊娠期补碘，治疗呆小症也必须在出生后 3 个月内补给甲状腺素，过迟则难以奏效。

●---

二、甲状旁腺

甲状旁腺（parathyroid gland）呈扁椭圆形，棕黄色，形似黄豆大小，位于甲状腺侧叶后面（图 7-3）。甲状旁腺一般有上、下两对，上一对多位于甲状腺侧叶后面的上、中 1/3 交界处附近，下一对常位于甲状腺侧叶后缘下端的近甲状腺下动脉附近。

甲状旁腺分泌甲状旁腺素，能调节机体内钙和磷的代谢，维持血钙平衡。甲状腺手术时，应注意保留甲状旁腺。甲状旁腺素分泌不足时，可引起血钙浓度下降，出现肌肉抽搐，甚至死亡。

三、肾上腺

肾上腺（suprarenal gland）位于肾的上内方，左、右各一，与肾共同包在肾筋膜和脂肪囊内。左肾上腺近似半月形，右肾上腺呈三角形（图 7-4）。

肾上腺表面包有被膜，腺实质由表层的皮质和中央的髓质两部分构成。皮质分泌肾上腺皮质激素，可调节水盐代谢和糖、蛋白质代谢。此外，还可分泌性激素。髓质分泌肾上腺

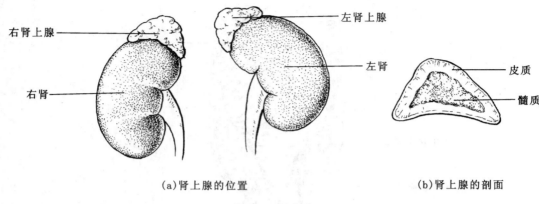

(a)肾上腺的位置　　　　　　　　　(b)肾上腺的剖面

图7-4　肾上腺

素和去甲肾上腺素,能使心肌收缩力增强、心率加快、小血管收缩,从而使血压增高。

知识链接

皮质醇增多症

　　皮质醇增多症是最常见的内分泌系统疾病,是肾上腺皮质长期分泌过量皮质醇引起的一组综合征,1912年Harveg Cushing首先描述此病,所以又称库欣综合征。该病主要临床表现:①向心性肥胖,如满月脸、水牛背、悬垂腹等;②高血压或血压升高,伴有头痛和头晕症状;③糖代谢异常,如糖尿病或糖耐量异常;④四肢无力、腰背痛等骨质疏松表现,易发生病理性骨折;⑤性腺功能紊乱,痤疮、多毛、妇女月经失调,性功能减退;⑥儿童患者生长发育障碍,机体抵抗力下降及低钾血症。

四、垂体

　　垂体(hypophysis)呈椭圆形,色灰红,位于蝶骨体上面的垂体窝内,上端借漏斗连于下丘脑,其前上方与视交叉相邻(图7-5)。根据结构和功能不同,垂体可分为前方的**腺垂体**和后方的**神经垂体**两部分。腺垂体由远侧部、结节部和中间部组成,神经垂体由神经部和漏斗组成。远侧部和结节部称为垂体前叶,中间部和神经部合称为垂体后叶。

　　通常所称的垂体前叶以腺垂体为主,垂体后叶以神经垂体为主。垂体前叶分泌多种激素,促进机体的生长发育和影响其他内分泌腺(如甲状腺、肾上腺)的活动。垂体后叶无分泌功能,只储存和释放由下丘脑运来的抗利尿激素(加压素)和催产素,其功能是使血压升高、尿量减少和子宫平滑肌收缩。

知识链接

生长激素治疗侏儒症

　　人的身高取决于营养、内分泌调节和遗传三大因素。内分泌调节人体自身产生和分泌的一些微量物质,其含量很少,但在维持生长和调节代谢中却至关重要。

应用高科技生物基因工程研制而成的人生长激素是 20 世纪 80 年代早期医药界的重大成果。在国内,目前应用生长激素治疗只限于未成年患者。用生长激素治疗侏儒症必须经内分泌专科检查确诊后,患者在专科医生的严密指导下接受治疗。

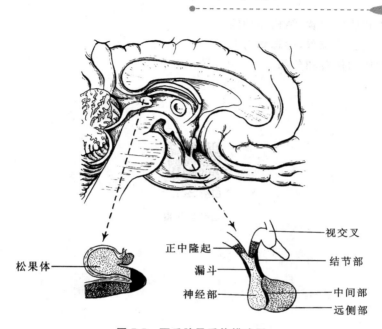

松果体   正中隆起   视交叉
          漏斗   结节部
          神经部   中间部
                      远侧部

图 7-5　下丘脑及垂体模式图

五、松果体

松果体(pineal body)是呈扁椭圆形的小体,位于背侧丘脑的后上方,以细柄连于第三脑室顶的后部。松果体在儿童时期比较发达,一般 7 岁以后开始退化,结缔组织增生;成年后不断有钙盐沉积,可钙化形成脑砂,可在 X 线片上见到,临床上可作为头颅平片的定位标志。

松果体分泌褪黑激素,参与调节机体的昼夜生物节律、睡眠、情绪,有抑制性腺成熟的作用。松果体有病变时,可出现性早熟和生殖器官过度发育。

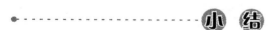

小　结

内分泌系统包括内分泌腺和内分泌组织两部分。内分泌腺有甲状腺、甲状旁腺、肾上腺、垂体、松果体等。

甲状腺位于颈前部,一般分为左、右侧叶和峡部三个部分,可分泌甲状腺素。甲状旁腺多附着于甲状腺侧叶后面的纤维囊上,可分泌甲状旁腺素。肾上腺位于肾的上内方,其实质由皮质和髓质构成,肾上腺皮质能分泌肾上腺皮质激素和少量性激素;髓质分泌肾上腺素和去甲肾上腺素。垂体位于垂体窝内,主要结构为腺垂体和神经垂体,

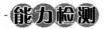

腺垂体主要分泌多种激素；神经垂体储存和释放下丘脑所产生的抗利尿激素和催产素。松果体位于背侧丘脑的后上方，分泌褪黑激素。

能力检测

    1. 简述甲状腺的位置、结构和功能。

    2. 简述肾上腺的位置、形态和功能。

    3. 简述垂体的位置和分部。

（李　超）

扫码看答案

第八章
脉 管 系 统

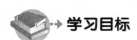 **学习目标**

  掌握：心血管系统的组成；体循环和肺循环的途径；心的位置；心的外形与各腔结构；心传导系统的组成；主动脉的起止、行程和分部；颈总动脉、锁骨下动脉、胸主动脉、腹主动脉、髂内动脉和髂外动脉的主要分支及分布；上、下腔静脉系的组成、位置、主要属支及收集范围；上、下肢浅静脉的名称、起止、行程及临床意义；肝门静脉的属支；肝门静脉系与上、下腔静脉的吻合途径和临床意义；淋巴系统的组成和功能；胸导管的组成、行程及收纳范围。

  熟悉：心壁的结构；心的血管；心的体表投影；肝门静脉系结构特点；淋巴干的名称及收纳范围；右淋巴导管的组成及收纳范围；脾的位置和形态。

  了解：血管吻合和侧支循环；体循环动脉、静脉的特点；心的毗邻；颈动脉窦和颈动脉小球的位置和功能；全身重要的淋巴结群；胸腺的位置。

脉管系统（vascular system）由人体内执行运输功能的连续而封闭的管道组成，包括心血管系统和淋巴系统。心血管系统由心和血管组成，其内有血液循环流动。淋巴系统由淋巴管道、淋巴组织和淋巴器官组成，淋巴液沿淋巴管道向心流动，最后汇入静脉。脉管系统的主要功能是完成营养物质和代谢产物在人体内的运输，把氧气和营养物质运送至全身各组织、器官，同时将代谢产物运送至肺、肾等器官排出体外，以维持体内新陈代谢的正常进行。淋巴组织和淋巴器官还有免疫功能。

第一节　心血管系统

一、概述

（一）心血管系统的组成

心血管系统（cardiovascular system）包括心、动脉、静脉和毛细血管。

1. 心（heart） 心是中空的肌性器官，是心血管系统的动力器官。心有 4 个腔：右心房、右心室、左心房、左心室。同侧心房和心室借房室口相通，左半心和右半心互不相通。心房接受静脉血液汇入，心室射出血液到动脉。

2. 动脉（artery） 动脉是运送血液离开心室的血管。动脉起自心室，在到达全身毛细血管的过程中不断分支，越分越细，最后移行为毛细血管。动脉管壁较厚，管腔较小，压力高，血流速度快，具有弹性，随心的舒缩明显搏动。

3. 静脉（vein） 静脉是运送血液回流到心房的血管。静脉起于毛细血管的静脉端，在向心回流过程中不断接受属支、越汇越粗，最后汇集成大静脉注入心房。静脉管壁较薄，管腔较大，血液容量多，压力低，血流缓慢。

4. 毛细血管（capillary） 毛细血管是连接小动脉和小静脉之间的微细血管。管径为 $6 \sim 9 \ \mu m$，管壁薄、通透性大，管内血流缓慢，是血液与组织液进行物质交换的场所。除角膜、晶状体、毛发、牙釉质和软骨等组织外，其余组织毛细血管连接成网，遍布全身各处。

（二）血液循环

心室收缩将血液射出，依次经过各级动脉、毛细血管和各级静脉，最后回流到心房，这种周而复始的血液流动过程称为**血液循环**（图 8-1）。根据循环途径的不同，血液循环可分为体循环和肺循环，两个循环相互连续，同时进行。

1. 体循环（systemic circulation） 左心室收缩，将含有丰富氧和营养物质的血液射入主动脉，经主动脉及其各级分支到达全身毛细血管，在此进行物质交换和气体交换，将氧和营养物质输送到组织，同时带回组织中的二氧化碳和代谢产物，再经各级静脉回流，最后经上、下腔静脉和冠状窦返回右心房。此循环路程长，流经范围广，又称大循环。经过体循环，血液由鲜红色的动脉血变为暗红色的静脉血。

2. 肺循环（pulmonary circulation） 右心室收缩，将含有二氧化碳的血液射入肺动脉，经肺动脉干及其各级分支到达肺泡毛细血管，在此进行气体交换，吸收氧同时释放二氧化碳，最后经 4 条肺静脉汇入左心房。此循环路程短，流经范围小，又称小循环。经过肺循环，血液由暗红色的静脉血变为鲜红色的动脉血。

（三）血管吻合和侧支循环

人体的血管除了经动脉-毛细血管-静脉相通连外，动脉与动脉之间、静脉与静脉之间以及动脉与静脉之间，可借血管交通支或吻合支相连，形成血管吻合（图 8-2）。

1. 动脉间吻合 人体内许多部位或器官的两动脉干之间可借交通支相连，如脑底动脉之间。在经常活动或易受压部位，其邻近的多条动脉分支常互相吻合成动脉网，如关节网。在常改变形态的器官，两动脉末端或其分支可直接吻合形成动脉弓，如掌深弓、掌浅弓和空、回肠动脉弓等。这些吻合都有缩短循环时间和调节血流量的作用。

2. 静脉间吻合 静脉间吻合远比动脉间吻合丰富，除具有和动脉相似的吻合形式外，常在器官周围或器官壁内形成静脉丛，以保证在器官扩大或腔壁受压时血流通畅。

3. 动静脉吻合 在体内的许多部位，如指尖、趾端、唇、鼻、外耳皮肤等处，小动脉和小静脉之间可借血管管直接相连，形成动静脉吻合。这种吻合具有缩短循环途径，调节局部血流量和体温的作用。

4. 侧支吻合 有的血管主干在行程中发出与其平行的侧副支，发自主干的不同高度

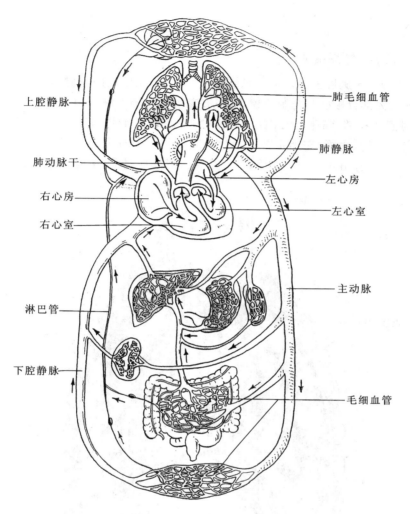

图 8-1 血液循环示意图

上腔静脉
肺动脉干
右心房
右心室
淋巴管
下腔静脉

肺毛细血管
肺静脉
左心房
左心室
主动脉
毛细血管

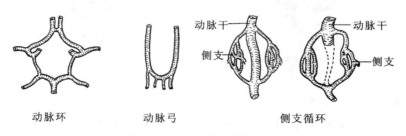

动脉环　　　　动脉弓　　　　侧支循环

图 8-2 血管吻合与侧支循环

的侧副支彼此吻合,称**侧支吻合**。正常状态下侧副支比较细小,但当主干阻塞时,侧副支逐渐增粗,血流可经扩大的侧支吻合到达阻塞以下的血管主干,使血管受阻区的血液循环得到不同程度的代偿,这种通过侧副支建立的循环称**侧支循环**或**侧副循环**。侧支循环的建立显示了血管的适应能力和可塑性,对于保证器官在病理状态下的血液供应有重要意义。

二、心

（一）心的位置和毗邻

心（图 8-3）位于胸腔前下部的中纵隔内，约 2/3 居正中线的左侧，1/3 位于正中线的右侧。心的前面大部分被肺和胸膜所覆盖，只有左肺心切迹内侧和胸骨体下部左半与左侧第4～6 肋软骨直接相邻，临床上心内注射多在胸骨左缘第 4 肋间进针，可不伤及肺和胸膜；后方与左主支气管、食管、左迷走神经、胸主动脉相邻，平对第 5～8 胸椎；两侧借纵隔胸膜与肺相邻；心上方有出入心的大血管；下方是膈。青春期以前，未退化的胸腺位于心包前上方。

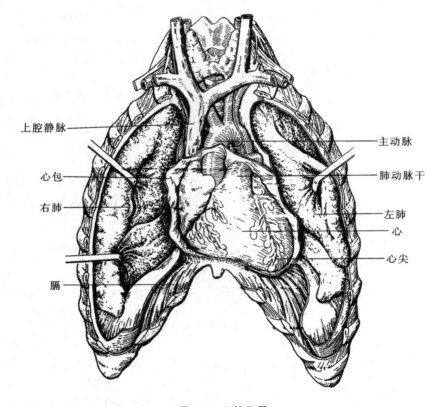

图 8-3 心的位置

（二）心的体表投影

心的体表投影，临床常用 4 点连线来确定。了解心的体表投影，对心疾病的诊断有重要的临床意义（表 8-1、图 8-4）。

表 8-1 心的体表投影

投影点	投影位置
左上点	左侧第 2 肋软骨下缘、胸骨旁约 1.2 cm

续表

投影点	投影位置
右上点	右侧第 3 肋软骨上缘、胸骨旁约 1.0 cm
左下点	左侧第 5 肋间隙、左锁骨中线内侧 1~2 cm
右下点	右侧第 6 胸肋关节处

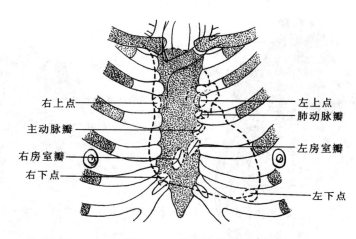

图 8-4　心的体表投影

拓展资源　　　　ER8-1　胸外心脏按压

知识链接

心内注射的形态基础

　　心内注射术是将注射针经胸前壁刺入心室腔内,向心室腔内注射药物的一种复苏术,用于抢救心搏骤停的患者。

　　1. **注射部位**　常选心前区注射,在左侧第 4 肋间隙,距胸骨左缘 0.5~1.0 cm 处,沿肋骨上缘进针,直刺入右心室。

　　2. **穿经层次和深度**　心前区注射穿过的层次依次为皮肤、浅筋膜、深筋膜、胸大肌、肋间肌、胸内筋膜、心包、心室前壁、心室腔。刺入右心室的深度为 3~4 cm。

　　3. **注意事项**

　　(1) 心前区注射不要紧贴胸骨左缘进针,以免损伤胸廓内血管。

　　(2) 穿刺点不可太偏外,以免穿破胸膜造成气胸。

（3）不得将药物注入心肌内，以免引起心肌坏死或心律失常。避免的方法是心内注射必须抽得回血后再注射药物。

（三）心的外形

心近似前后略扁的倒置圆锥体，似本人拳头大小，具有一尖、一底、两面、三缘和四条沟（图 8-5）。

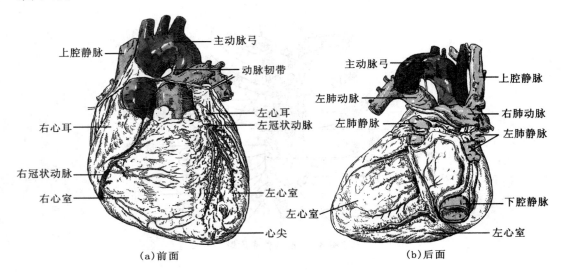

图 8-5　心的外形与血管

1. 心尖　心尖钝圆，朝向左前下方，由左心室构成，与左胸前壁贴近，其体表投影在左侧第 5 肋间隙、左锁骨中线内侧 1～2 cm 处。

知识链接

心尖搏动处

观察和触摸心尖搏动是医护人员心脏检查的重要内容，其位置在左侧第 5 肋间隙、左锁骨中线内侧 1～2 cm 处，此处心尖距离胸壁较近，易观察和触摸到心尖的搏动。

2. 心底　心底朝向右后上方，大部分由左心房构成，小部分由右心房构成。上、下腔静脉分别从上、下方开口于右心房；左、右两对肺静脉分别从两侧汇入左心房。心底后面隔心包后壁与食管、左迷走神经和胸主动脉等相邻。

3. 两面　心的**胸肋面**（前面）大部分由右心房和右心室构成，小部分由左心耳和左心室构成；**膈面**（下面）大部分由左心室构成，小部分由右心室构成，几乎呈水平位，与膈相邻。

4. 三缘　心的下缘较锐利，介于膈面和胸肋面之间，接近水平位，由右心室和心尖构成；左缘钝圆，绝大部分由左心室构成，仅上方一小部分由左心耳构成；右缘垂直，由右心房构成。

5. 四沟　**冠状沟**靠近心底处,几乎呈冠状位,近似环形,是心房和心室在心表面的分界。**前室间沟**为心室胸肋面上的一条从冠状沟走向心尖稍右侧的浅沟,**后室间沟**为心室膈面上的一条从冠状沟走向心尖稍右侧的浅沟,前、后室间沟是左、右心室在心表面的分界。前、后室间沟在心尖右侧的汇合处稍凹陷,称**心尖切迹**。**后房间沟**是心底处右肺上、下静脉与右心房交界处的纵行浅沟,与房间隔后缘相对应,是左、右心房在心表面的分界。后房间沟、后室间沟与冠状沟的交界处称**房室交点**,其深面有重要的血管和神经等结构,是心表面的一个重要标志。

(四)心腔的结构

1. 右心房(right atrium)　右心房(图 8-6)位于心的右上部,壁薄而腔大。右心房的入口有上腔静脉口、下腔静脉口和冠状窦口;出口即右房室口,通右心室。

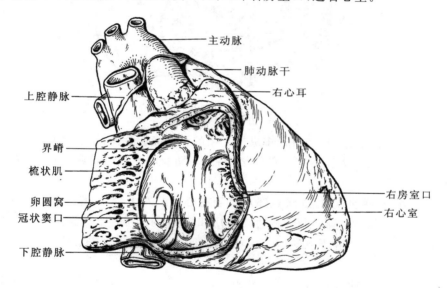

图 8-6　右心房

右心房向左前方突出的部分称**右心耳**,内面较粗糙,有许多大致平行排列的肌束称**梳状肌**。当心功能障碍时,心耳处血流缓慢,易淤积形成血栓,脱落后可引起肺动脉栓塞。右心房的后内侧壁为房间隔,其下部有一卵圆形的凹陷称**卵圆窝**,为胚胎时期卵圆孔闭合后的遗迹,是房间隔缺损的好发部位。

2. 右心室(right ventricle)　右心室(图 8-7)位于右心房的前下方,构成胸肋面的大部分。右心室的入口为右房室口,出口为肺动脉口,两口之间有一弓形的肌性隆起称为**室上嵴**,依此将右心室腔分为后下方的流入道和前上方的流出道两部分。

(1)流入道:又称固有心腔,从右房室口延伸至右心室尖。右房室口呈卵圆形,其周缘有由致密结缔组织构成的纤维环,该环上附有 3 片三角形的瓣膜,称**三尖瓣**,按其位置分别称为前尖、后尖和隔侧尖。瓣膜的游离缘垂入室腔,借**腱索**连于乳头肌。乳头肌为室壁突入室腔的锥形肌性隆起,分前、后和隔侧乳头肌 3 组,各组数量不恒定,以前乳头肌最大。纤维环、三尖瓣、腱索和乳头肌在结构和功能上是一个整体,称**三尖瓣复合体**(tricuspid

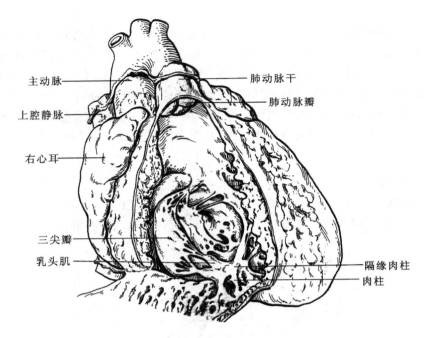

图 8-7 右心室

valve complex)。流入道室腔面有许多纵横交错的肌性隆起称**肉柱**。其中从室间隔右侧面连于前乳头肌根部的粗大肌性突起称**隔缘肉柱**,有防止心室过度扩张的作用,心传导系统的右束支走行于其中。

(2)流出道:又称动脉圆锥(漏斗部),位于右心室的左上部,内壁光滑,形似倒置的漏斗。其上端借肺动脉口与肺动脉干相通,肺动脉口周缘的纤维环上分别附有 3 个半月形的**肺动脉瓣**,开口朝向肺动脉干方向,在右心室舒张时可使瓣膜闭合更加严密,防止血液逆流入右心室。

3. 左心房(left atrium)　左心房(图 8-8)位于心的后上方,构成心底的大部分。左心房前部向右前方突出的部分为左心耳,较右心耳小,左心耳内面亦有梳状肌。左心房后部较为宽大,内壁光滑,后壁两侧分别有左肺上、下静脉和右肺上、下静脉开口。左心房的出口为左房室口,通向左心室。

4. 左心室(left ventricle)　左心室(图 8-8)位于右心室的左后方,构成心左缘和心尖。左心室以二尖瓣前尖为界分为左后方的流入道和前内侧的流出道两部分。

(1)流入道:又称窦部,其入口为左房室口,口周缘亦有由致密结缔组织构成的纤维环,环上附有两片三角形的瓣膜,称二尖瓣,即前尖瓣和后尖瓣。瓣膜游离缘也借腱索连于乳头肌。左心室内的腱索和乳头肌均较右心室大。纤维环、二尖瓣、腱索和乳头肌在结构和功能上与三尖瓣复合体相同,称二尖瓣复合体。

(2)流出道:又称主动脉前庭,其出口为主动脉口,口周缘的纤维环上分别附有 3 个半月形的**主动脉瓣**,开口朝向主动脉方向,其形态和功能同肺动脉瓣,防止血液逆流入心室。

心腔内的血液是按照一定的方向流动,心腔内的瓣膜开合保证心腔内的血液流向。当心房收缩,心室舒张时,二尖瓣和三尖瓣打开,血液经心房流入心室,此时,主动脉瓣和肺动

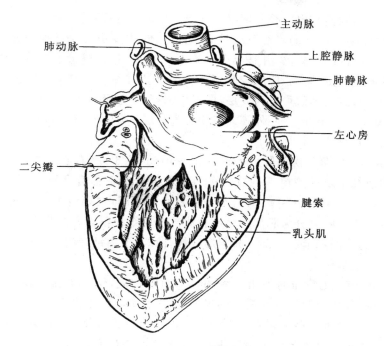

图 8-8   左心房与左心室

脉瓣处于关闭状态。当心房舒张,心室收缩时,二尖瓣和三尖瓣关闭,主动脉瓣和肺动脉瓣打开,血液经心室流入主动脉和肺动脉(图 8-9)。

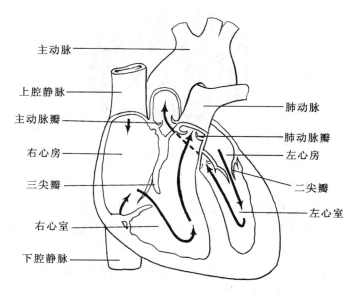

图 8-9   心腔内血流方向示意图

（五）心的构造

心壁由心内膜、心肌层和心外膜构成。

1. 心内膜（endocardium）   心内膜是衬贴于心腔内面的一层光滑的薄膜,与大血管的内膜相延续。心内膜向腔内折叠并辅以结缔组织形成心的瓣膜。

2. 心肌层(myocardium)　心肌层是心壁的主体,主要由心肌纤维构成。心房肌和心室肌分别附着于心的纤维骨骼,并被其分开而互不连续,各自进行独立的收缩、舒张,以推动血液在心内的定向流动。心房肌较薄,分浅、深两层;心室肌较厚,尤以左心室显著,根据心室肌纤维的走行方向大致可分为 3 层,即浅层斜行、中层环行、深层纵行。

3. 心外膜(epicardium)　心外膜即浆膜心包脏层,透明而光滑,包裹在心肌的表面,与浆膜心包壁层相延续。

4. 房间隔和室间隔　房间隔(interatrial septum)位于左、右心房之间,由两层心内膜和其间的心房肌纤维及结缔组织构成。房间隔右侧面中下部有卵圆窝,是房间隔最薄弱处。**室间隔**(interventricular septum)位于左、右心室之间,由心内膜和其间的心室肌纤维构成。在结构上室间隔可分为肌部和膜部。肌部由肌组织覆盖心内膜而成;膜部位于心房与心室交界部,为室间隔上缘中部一卵圆形区域,薄,主要由结缔组织构成。室间隔膜部是室间隔缺损的好发部位。

5. 心纤维骨骼　心纤维骨骼由致密的结缔组织构成,位于主、肺动脉口和左、右房室口周围及其之间,作为心肌纤维和瓣膜的附着处,又称为心纤维支架,在心肌的运动中起支持和稳定作用。心纤维骨骼包括左、右纤维三角,4 个瓣膜纤维环(主动脉瓣纤维环、肺动脉瓣纤维环、二尖瓣纤维环和三尖瓣纤维环)和室间隔膜部等。右纤维三角位于心的中央部位,又称中心纤维体(图 8-10)。

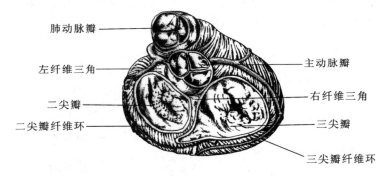

图 8-10　心纤维骨骼与纤维三角

(六)心的传导系统

心的传导系统由特殊分化的心肌细胞组成,包括窦房结,房室结,房室束,左、右束支及浦肯野(Purkinje)纤维网,具有产生兴奋、传导冲动以及维持心正常节律性搏动的功能(图8-11)。

1. 窦房结(sinuatrial node)　窦房结是心的正常起搏点,位于上腔静脉与右心房交界处的心外膜深面,能自动产生节律性兴奋。

2. 房室结(atrioventricular node)　房室结位于冠状窦口前上方的心内膜深面,主要功能是将窦房结传来的冲动传向心室,冲动在房室结内的传导速度较慢,产生房室延搁,保证心房收缩在前,心室收缩在后。房室结是重要的次级起搏点。

3. 房室束(atrioventricular bundle)**及其分支**　房室束又称希氏(His)束,从房室结前

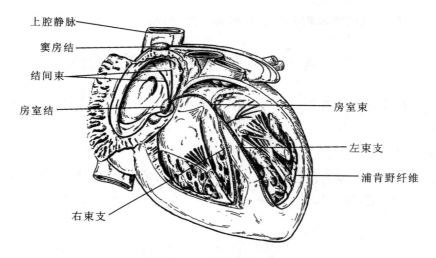

图 8-11　心传导系统示意图

上腔静脉
窦房结
结间束
房室结
右束支
房室束
左束支
浦肯野纤维

端发出,向下行经室间隔膜部至室间隔肌部上缘分为**左、右束支**,左、右束支分别沿室间隔肌部两侧的心内膜深面下行至乳头肌根部,分散成细小的**浦肯野纤维**与心室肌纤维相连。

（七）心的血管

心的动脉供应来自左、右冠状动脉(图 8-5),心的静脉大多注入冠状窦,回流到右心房。

1. 心的动脉

（1）**左冠状动脉**(left coronary artery)：起于主动脉左窦,经左心耳与肺动脉根部之间进入冠状沟左行,随即分为前室间支和旋支。前室间支沿前室间沟下行,绕过心尖切迹止于后室间沟下 1/3 处,主要分布于左心室前壁、右心室前壁一小部分及室间隔的前 2/3 区域;旋支沿冠状沟向左行,绕过心左缘至心膈面,发出左室后支分布于左心室膈面,旋支的主要分支为左缘支,左缘支于旋支越过左缘处分出,此支恒定,也较发达,向下分布于左心室侧壁,此支也是冠状动脉造影辨认分支的标志之一。

（2）**右冠状动脉**(right coronary artery)：起于主动脉右窦,其主干经右心耳与肺动脉干之间,沿冠状沟绕心右缘至心膈面,在房室交界处分为后室间支和左室后支。后室间支沿后室间沟走行,止于后室间沟下 1/3,主要分布于后室间沟两侧的心室壁和室间隔后下的 1/3 区域;左室后支越过房室交界向左,分布于左心室膈面的右侧部分。

拓展资源　　　　　　ER8-2　心绞痛

2. 心的静脉

心壁的大部分静脉先分别汇集成心大静脉、心中静脉和心小静脉,然后汇入冠状窦。**冠状窦**位于左心房与左心室之间的冠状沟内,经冠状窦口回流入右心房。

（1）**心大静脉**：在前室间沟内与前室间支伴行，向左上进入左冠状沟，注入冠状窦左端。

（2）**心中静脉**：在后室间沟与右冠状动脉的后室间支伴行，在房室交界附近注入冠状窦的右端。

（3）**心小静脉**：多数起于心右缘，进入右冠状沟，伴右冠状动脉向左走行，多数注入冠状窦右端或注入心中静脉。

（八）心包

心包（pericardium）是包裹心及出入心的大血管根部的纤维浆膜囊，分为外层的纤维心包和内层的浆膜心包（图 8-12）。

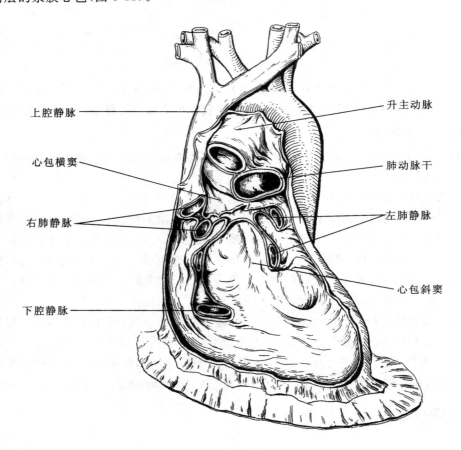

上腔静脉

心包横窦

右肺静脉

下腔静脉

升主动脉

肺动脉干

左肺静脉

心包斜窦

图 8-12　心包

1.　**纤维心包**　纤维心包由致密的纤维结缔组织相互交织而成，向上与出入心的大血管外膜相续，向下与膈的中心腱相愈着。

2.　**浆膜心包**　浆膜心包薄而光滑，分为脏层和壁层。脏层紧贴于心壁肌的外面即心外膜；壁层衬覆于纤维心包的内面。浆膜心包脏、壁两层在出入心的大血管根部相互移行而形成的潜在腔隙，称为**心包腔**，腔内含少量浆液，起润滑作用，可减少心搏动时的摩擦。

知识链接

心包窦

在心包腔内,浆膜心包脏、壁两层反折处的间隙,称为心包窦。主要有:

1. 心包横窦 位于升主动脉和肺动脉干的后方,上腔静脉和左心房前壁的前方。当心脏直视手术需阻断主动脉、肺动脉血流时,可通过心包横窦钳夹此两条血管。

2. 心包斜窦 位于左心房后壁、左右肺静脉、下腔静脉和心包后壁之间,手术阻断下腔静脉血流时,可经心包斜窦下部进行。

3. 心包前下窦 心包前下窦是心包胸肋部与膈部转折处的间隙,人体直立位时该处最低,是经左剑肋角行心包穿刺的安全部位。

三、肺循环的血管

(一)肺循环的动脉

肺动脉干(pulmonary trunk)起于右心室,短而粗,运送静脉血到肺参与气体交换。肺动脉干由升主动脉前方向左后上方斜行,至主动脉弓下方分为左、右肺动脉。**左肺动脉**经左支气管前方横行至左肺门,分为 2 支分别进入左肺上、下叶;**右肺动脉**经升主动脉和上腔静脉后方横行至右肺门,分为 3 支分别进入右肺上、中、下叶。

在肺动脉干分叉处稍左侧与主动脉弓下缘之间有一短的结缔组织索称动脉韧带(arterial ligament),是胚胎时动脉导管闭锁后的痕迹。若出生后 6 个月动脉导管仍不闭锁,称动脉导管未闭,是常见的先天性心脏病之一。

(二)肺循环的静脉

肺静脉(pulmonary vein)起自肺泡毛细血管,每侧两条,分别称为左肺上、下静脉和右肺上、下静脉。肺静脉分别收集左、右肺的血液,向内侧穿过纤维心包,注入左心房。

四、体循环的血管

(一)体循环的动脉

体循环的动脉分布多有以下规律:①大多数动脉左、右侧对称分布;②动脉常与静脉、神经伴行,并被结缔组织包裹,形成血管神经束;③动脉总是以最短距离到达所分布的器官;④多数动脉走行在身体屈侧或隐蔽安全的部位;⑤动脉的管径和数目多少与所分布器官新陈代谢的旺盛程度相关,与器官的大小无关(图 8-13)。

1. 主动脉 主动脉(aorta)是体循环的动脉主干。主动脉发自左心室,起始段为升主动脉,向右前上方斜行,至右侧第 2 胸肋关节高度移行为主动脉弓,呈弓形向左后方弯曲,跨左肺根下降达第 4 胸椎体下缘移行为降主动脉,继而沿脊柱左前方下降,穿膈的主动脉裂孔入腹腔,至第 4 腰椎体下缘分为左、右髂总动脉(图 8-14)。

(1)**升主动脉**(ascending aorta):位于肺动脉干和上腔静脉之间,其根部发出左、右冠

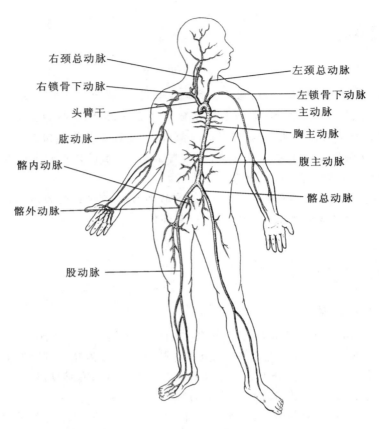

左颈总动脉
左锁骨下动脉
主动脉
胸主动脉
腹主动脉
髂总动脉

右颈总动脉
右锁骨下动脉
头臂干
肱动脉
髂内动脉
髂外动脉
股动脉

图 8-13　体循环动脉分布示意图

状动脉到达心脏,为心脏的新陈代谢提供营养物质。

　　(2) **主动脉弓**(aortic arch):续于升主动脉,在胸骨柄后面,呈弓形弯向左后,至第 4 胸椎下缘移行为降主动脉。主动脉弓的上缘自右向左依次发出**头臂干**、**左颈总动脉**和**左锁骨下动脉**。头臂干粗短,向右上斜行至右侧胸锁关节后方分为**右颈总动脉**和**右锁骨下动脉**。主动脉弓的壁内有压力感受器,称**主动脉窦**,感受血压的变化,当血压升高时,可反射性地引起心跳减慢,外周血管扩张,使血压下降,调节血压。在主动脉弓的下方有 2～3 个粟粒样的小体,称**主动脉小球**,属化学感受器,能感受血液中 CO_2 浓度的变化,当血液中的 CO_2 浓度增高时,可反射性地引起呼吸加深加快,参与调节呼吸。

　　(3) **降主动脉**(descending aorta):以膈的主动脉裂孔为界分为胸主动脉和腹主动脉。

　　2. 头颈部的动脉　颈总动脉(common carotid artery)是头颈部的动脉主干(图 8-15),左颈总动脉起自主动脉弓,右颈总动脉起自头臂干,经胸锁关节后方进入颈部。

　　两侧颈总动脉在颈部沿食管、气管和喉的外侧上行,约在甲状软骨上缘平面分为**颈内动脉**和**颈外动脉**。颈总动脉末端和颈内动脉起始处管径稍膨大处,称**颈动脉窦**,壁内有压力感受器,当血压升高时,可反射性地引起心跳减慢,外周血管扩张,使血压下降。在颈总动脉分叉处后方有一扁椭圆形小体,称**颈动脉小球**,属化学感受器,其功能同主动脉小球。

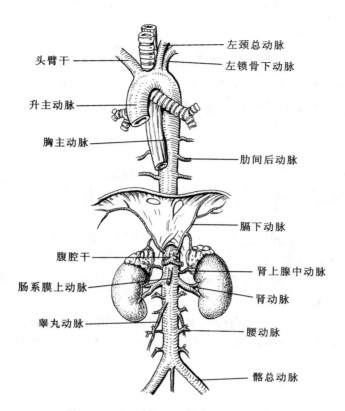

左颈总动脉
头臂干
左锁骨下动脉
升主动脉
胸主动脉
肋间后动脉
膈下动脉
腹腔干
肾上腺中动脉
肠系膜上动脉
肾动脉
睾丸动脉
腰动脉
髂总动脉

图 8-14 主动脉行程、分部及其主要分支

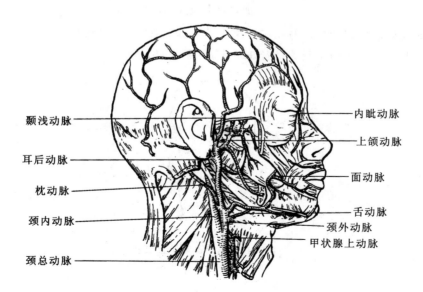

颞浅动脉
内眦动脉
耳后动脉
上颌动脉
枕动脉
面动脉
颈内动脉
舌动脉
颈外动脉
甲状腺上动脉
颈总动脉

图 8-15 颈总动脉及其分支

知识链接 - ●

颈总动脉压迫止血点

颈总动脉上段位置表浅,在胸锁乳突肌前缘中部可触及其搏动。当头面部大出血时,可在胸锁乳肌前缘,平喉的环状软骨高度,向后内将颈总动脉压向第6颈椎横突末端的颈动脉结节,进行急救止血。

●- -

（1）**颈外动脉**（external carotid artery）:自颈总动脉分出,上行穿腮腺至下颌颈高度分为颞浅动脉和上颌动脉两终支。主要分支有:甲状腺上动脉、舌动脉、面动脉、颞浅动脉和上颌动脉等（图8-15）。

①**甲状腺上动脉**（superior thyroid artery）:起于颈外动脉起始部,向前下走行,分布于甲状腺侧叶上端和喉。

②**舌动脉**（lingual artery）:平舌骨大角水平起于颈外动脉,经舌骨舌肌深面入舌,分布于舌、舌下腺和腭扁桃体。

③**面动脉**（facial artery）:在下颌角平面发自颈外动脉,经下颌下腺深面,在咬肌前缘越过下颌骨下缘至面部,沿口角和鼻翼外侧上行至眼内眦,移行为**内眦动脉**,分布于面部、下颌下腺和腭扁桃体。

知识链接 - ●

面动脉压迫止血点

面动脉在下颌骨下缘与咬肌前缘交界处位置表浅,可扪及其搏动,面部出血时,可在此处将面动脉压向下颌骨进行压迫止血（图8-16）。

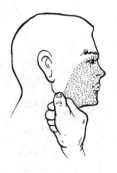

图8-16 压迫面动脉止血

●- -

④**颞浅动脉**（superficial temporal artery）:穿腮腺上行于外耳门前方,越颧弓根部上行

至颞区,分布于腮腺和额、顶、颞部软组织。其额支、顶支可用作皮瓣移植时的血管蒂。

知识链接

颞浅动脉压迫止血点

颞浅动脉在外耳门前方 1 cm 处位置表浅,可触及其搏动,当颞部和头顶软组织出血时,可将颞浅动脉压向颧弓根部进行止血(图 8-17)。

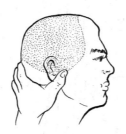

图 8-17 压迫颞浅动脉止血

⑤**上颌动脉**(maxillary artery):经下颌颈深面行向前内,沿途分支分布于外耳道、鼓室、牙及牙龈、鼻腔、腭、咀嚼肌和硬脑膜等。主要分支有**脑膜中动脉**,在下颌颈深面发出,穿棘孔入颅,贴颅骨内面走行,分前、后两支分布于硬脑膜。前支经过颅骨翼点内面,当颞区颅骨骨折时易受损伤,引起硬膜外血肿。上颌动脉的其他分支有下牙槽动脉、上牙槽后动脉、眶下动脉等。

(2)**颈内动脉**(internal carotid artery):自颈总动脉分出后垂直上行,穿颈动脉管入颅,分布于脑和视器,在颈部无分支。

3. 上肢的动脉 锁骨下动脉是上肢的动脉主干。

(1)**锁骨下动脉**(subclavian artery):左锁骨下动脉起自主动脉弓,右锁骨下动脉起自头臂干,经胸锁关节后方弓形向外,达胸膜顶前方,穿斜角肌间隙至第 1 肋外侧缘移行为腋动脉。锁骨下动脉在锁骨中点上方位置表浅,可触及其搏动。上肢出血时,可在锁骨中点上方的锁骨上窝内将其向后下方压向第 1 肋进行止血。锁骨下动脉主要分支有椎动脉、胸廓内动脉、甲状颈干等。

①**椎动脉**(vertebral artery):从前斜角肌内侧起于锁骨下动脉,向上穿第 6 颈椎至第 1 颈椎横突孔,经枕骨大孔入颅腔,左、右侧椎动脉汇合成基底动脉,分支分布于脑与脊髓(图 8-18)。

②**胸廓内动脉**(internal thoracic artery):在椎动脉起点的相对侧发出,向下入胸腔,沿第 1~6 肋软骨后面下降,距胸骨侧缘约 1 cm,沿途发出**心包膈动脉、肌膈动脉**和**腹壁上动**

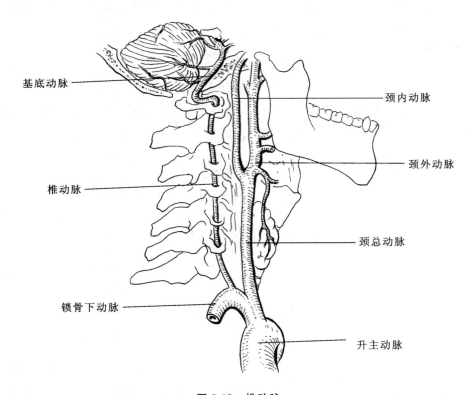

基底动脉

颈内动脉

颈外动脉

椎动脉

颈总动脉

锁骨下动脉

升主动脉

图 8-18 椎动脉

脉等,主要分布于胸前壁、乳房、心包、膈等处。腹壁上动脉穿膈肌进入腹直肌鞘,分布于腹直肌和腹膜,并向下与腹壁下动脉吻合。

③**甲状颈干**(thyrocervical trunk):在椎动脉外侧、前斜角肌内侧缘附近发出,发出后迅速分成数支到达颈肩部。其主要分支为**甲状腺下动脉**,向上经颈动脉鞘的后方至甲状腺侧叶下端,主要分布于甲状腺、咽、喉、气管和食管等处。

(2) **腋动脉**(axillary artery)(图 8-19):在第 1 肋外侧缘续于锁骨下动脉,经腋窝行向外下,至大圆肌下缘移行为肱动脉。腋动脉的主要分支有胸肩峰动脉、胸外侧动脉、肩胛下动脉、旋肱后动脉等。

①**胸肩峰动脉**:在胸小肌上缘处起于腋动脉,穿出锁胸筋膜,分为数支分布于三角肌、胸大肌、胸小肌和肩关节。

②**胸外侧动脉**:沿胸小肌下缘走行,分布于前锯肌、胸大肌、胸小肌和乳房。

③**肩胛下动脉**:在肩胛下肌下缘附近发出,向后下行,分为**胸背动脉**和**旋肩胛动脉**。前者至背阔肌和前锯肌;后者穿三边孔至冈下窝,营养附近诸肌,并与肩胛上动脉吻合。

④**旋肱后动脉**:伴腋神经穿四边孔,绕肱骨外科颈的后外侧,分布于三角肌和肩关节等处。

(3) **肱动脉**(brachial artery):续于腋动脉,沿肱二头肌内侧沟下行至肘窝,平桡骨颈水

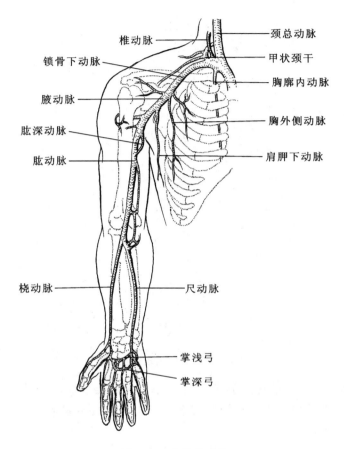

图 8-19　上肢的动脉

平分为桡动脉和尺动脉。肱动脉的主要分支是肱深动脉,该支与桡神经伴行,沿桡神经沟至臂后区,分布于肱骨和肱三头肌。

知识链接

肱动脉搏动处

肱动脉在肘窝稍上方、肱二头肌肌腱内侧,位置表浅,可以触摸到动脉搏动,也是测量血压的听诊部位。当前臂和手部大出血时,可在臂中部、肱二头肌内侧将肱动脉压向肱骨进行止血(图 8-20)。

(4) **桡动脉**(radial artery):在桡骨颈水平发自肱动脉,经肱桡肌和旋前圆肌之间,沿前

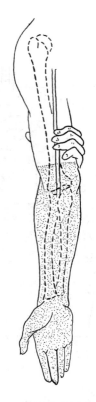

图 8-20　肱动脉的压迫止血点

臂桡侧下行,绕桡骨茎突远端转至手背,穿第 1 掌骨间隙至手掌,末端与尺动脉掌深支吻合为掌深弓。桡动脉的主要分支有桡侧返动脉、掌浅支和拇主要动脉。

知识链接

桡动脉压迫止血点

桡动脉在腕关节桡侧上方 1 cm 处位置表浅,可在此触及其搏动,是触摸脉搏的常用部位,也可在此进行压迫止血。

①**掌浅支**:在桡腕关节处发出,与尺动脉末端吻合为掌浅弓。

②**拇主要动脉**:在手掌深部发出,分为 3 支,分布于拇指两侧缘和示指桡侧缘。

(5) **尺动脉**(ulnar artery):在指浅屈肌和尺侧腕屈肌之间伴尺神经下行,经豌豆骨桡侧至手掌,末端与桡动脉掌浅支吻合为掌浅弓。尺动脉的主要分支有尺侧返动脉、骨间总动脉和掌深支。

①**骨间总动脉**:自肘窝处发出,分别沿着前臂骨间膜的前、后面下降,分布于前臂肌和尺、桡骨。

②**掌深支**:从豌豆骨远侧发出,与桡动脉末端吻合为掌深弓。

当手出血时,可在桡腕关节上方两侧,同时压迫桡动脉和尺动脉而暂时止血(图 8-21)。
(6)掌浅弓和掌深弓(图 8-22):

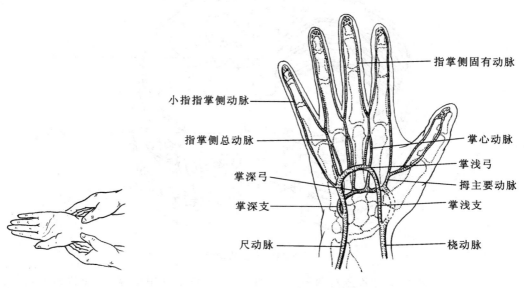

指掌侧固有动脉
小指指掌侧动脉
指掌侧总动脉
掌深弓
掌深支
尺动脉
掌心动脉
掌浅弓
拇主要动脉
掌浅支
桡动脉

图 8-21　同时压迫尺、桡
　　　　动脉止血

图 8-22　掌深弓与掌浅弓

①**掌浅弓**:位于掌腱膜和屈指肌腱之间,由尺动脉末端和桡动脉掌浅支吻合而成,其最远端不超过第 2 掌横纹,在做手掌切开引流时,应避免损伤掌浅支。掌浅弓发出 1 支小指尺掌侧动脉和 3 支指掌侧总动脉,各支指掌侧总动脉在掌指关节处又分出 2 支指掌侧固有动脉,分别分布于第 2～5 指相对缘。手指出血时可在手指两侧压迫止血(图 8-23)。

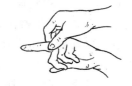

图 8-23　压迫手指两侧止血

②**掌深弓**:位于屈肌腱鞘深面,由桡动脉末端和尺动脉掌深支吻合而成。掌深弓发出 3 支掌心动脉,行至掌指关节附近,分别注入相应的指掌侧总动脉。

4. 胸部的动脉　胸主动脉(thoracic aorta)(图 8-24)是胸部的动脉主干,发出壁支和脏支。壁支主要有**肋间后动脉**、**肋下动脉**和**膈上动脉**,肋间后动脉在第 3～11 肋间隙沿相应的肋沟前行,肋下动脉在第 12 肋下缘走行,分布于胸壁、腹壁上部、背部和脊髓等处;膈上动脉有 2～3 小支,分布于膈上面的后部。脏支有支气管支、食管支和心包支等,分布于气管、支气管、食管和心包等处。

5. 腹部的动脉　腹主动脉(abdominal aorta)是腹部的动脉主干,自膈的主动脉裂孔处续于胸主动脉,沿脊柱左前方下行至第 4 腰椎下缘分为左、右髂总动脉。腹主动脉发出壁支和脏支。

1)壁支　主要有**膈下动脉**和**腰动脉**。膈下动脉起于腹主动脉上端,左、右各一,向外上方分布于膈的下面,还发出细小的**肾上腺上动脉**至肾上腺;腰动脉有 4 对,起于腹主动脉后壁,横行向外,分布于腹后壁和脊髓。

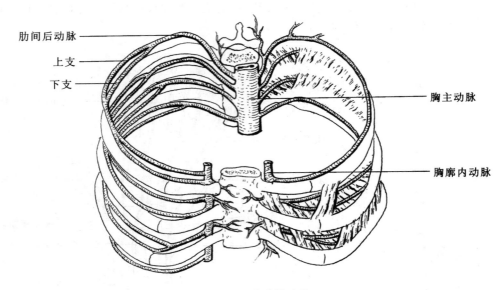

肋间后动脉
上支
下支
胸主动脉
胸廓内动脉

图 8-24 胸壁的动脉

2)脏支 包括成对和不成对两种。成对的脏支有肾上腺中动脉、肾动脉和睾丸(或卵巢)动脉,分布于相应的成对器官;不成对的脏支有腹腔干、肠系膜上动脉和肠系膜下动脉,分布于不成对器官。

(1)**肾上腺中动脉**(middle suprarenal artery):在第 1 腰椎高度从腹主动脉发出,分布到肾上腺,并与肾上腺上、下动脉吻合(图 8-14)。

(2)**肾动脉**(renal artery):在第 2 腰椎高度从腹主动脉发出,横行向外,在肾门附近分为前、后干经肾门入肾。肾动脉在入肾门之前发出**肾上腺下动脉**至肾上腺(图 8-14)。

(3)**睾丸动脉**(testicular artery):在肾动脉起点稍下方从腹主动脉前壁发出,细而长,沿腰大肌前面斜向外下,在第 4 腰椎高度跨过输尿管的前面,经腹股沟管参与构成精索下行至阴囊,分布至睾丸和附睾(图 8-14)。在女性则为**卵巢动脉**(ovarian artery),经卵巢悬韧带入盆腔,分布于卵巢和输卵管壶腹部。

(4)**腹腔干**(celiac trunk):短而粗,在主动脉裂孔稍下方从腹主动脉前壁发出,随即分为胃左动脉、肝总动脉和脾动脉(图 8-25)。

①**胃左动脉**(left gastric artery):向左上行至贲门,沿胃小弯向右行于小网膜两层之间,与胃右动脉吻合。分布于食管腹段、贲门和胃小弯附近的胃壁。

②**肝总动脉**(common hepatic artery):在十二指肠上方走行,进入肝十二指肠韧带内,分为肝固有动脉和胃十二指肠动脉。**肝固有动脉**在肝门静脉前方、胆总管左侧行于肝十二指肠韧带内,在肝门附近分为肝左支和肝右支,分别经肝门进入肝左叶和肝右叶。肝右支在进入肝门前发出**胆囊动脉**,分布于胆囊;肝固有动脉起始处附近发出**胃右动脉**,在小网膜内行至幽门上缘,沿胃小弯左行与胃左动脉吻合,分布于胃小弯附近的胃壁。**胃十二指肠动脉**沿十二指肠上部的后方下行,行至其下缘发出胃网膜右动脉和胰十二指肠上动脉,**胃网膜右动脉**在大网膜内沿胃大弯左行与胃网膜左动脉吻合,分布于胃大弯附近的胃壁和大网膜;**胰十二指肠上动脉**分布于胰头和十二指肠。

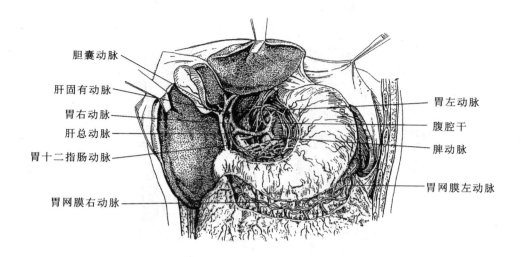

胆囊动脉
肝固有动脉
胃右动脉
肝总动脉
胃十二指肠动脉
胃网膜右动脉

胃左动脉
腹腔干
脾动脉
胃网膜左动脉

（a）胃前面

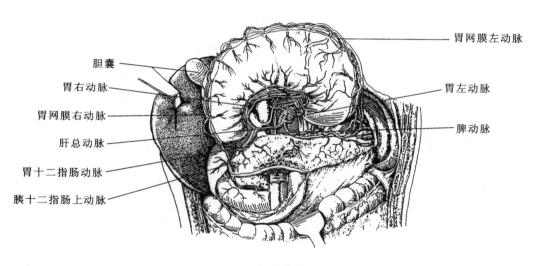

胆囊
胃右动脉
胃网膜右动脉
肝总动脉
胃十二指肠动脉
胰十二指肠上动脉

胃网膜左动脉
胃左动脉
脾动脉

（b）胃后面

图 8-25　腹腔干及其分支

③**脾动脉**（splenic artery）：是腹腔干最粗大的分支，沿胰上缘左行，沿途发出胰支到胰，在脾门附近分数支入脾。主要分支有：**胃短动脉**从脾门附近发出，分为数支分布至胃底；**胃网膜左动脉**沿胃大弯向右行与胃网膜右动脉吻合，分布于胃体和大网膜。

（5）**肠系膜上动脉**（superior mesenteric artery）（图 8-26）：在腹腔干稍下方，约平第 1 腰椎高度由腹主动脉前壁发出，经胰头与胰体交界处的后方、十二指肠水平部的前面下行，进入小肠系膜根，向右髂窝方向走行。其主要分支如下。

①**空肠动脉**（jejunal artery）和**回肠动脉**（ileal artery）：有 12～18 支，从肠系膜上动脉的左壁发出，在小肠系膜内反复分支，彼此吻合形成动脉弓，末级血管弓发出直动脉分布于空肠和回肠。

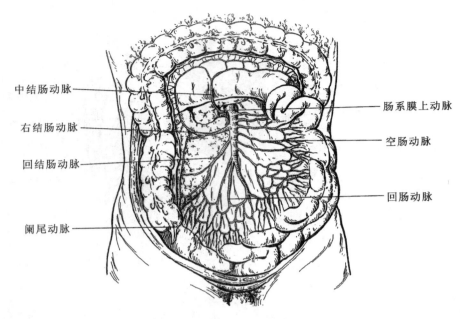

图 8-26　肠系膜上动脉及其分支

②回结肠动脉(ileocolic artery)：是肠系膜上动脉右侧壁最下方的分支，分布于回肠末端、盲肠、阑尾和升结肠。其分支有**阑尾动脉**，经回肠末端的后方下行，沿阑尾系膜游离缘至阑尾尖部，分布于阑尾。

③**右结肠动脉**(right colic artery)：在回结肠动脉上方发出，右行，分升、降支分布于升结肠，分别与回结肠动脉和中结肠动脉吻合。

④**中结肠动脉**(middle colic artery)：在胰下缘附近起于肠系膜上动脉，向前进入横结肠系膜，分左、右支分布于横结肠，并分别与左、右结肠动脉吻合。

(6) **肠系膜下动脉**(inferior mesenteric artery)：约平第 3 腰椎高度发自腹主动脉前壁，在腹后壁腹膜的后面向左下方走行(图 8-27)。其主要分支如下。

①**左结肠动脉**(left colic artery)：沿腹后壁向左，跨左侧输尿管前方至降结肠附近，分升、降支分布于降结肠，并分别与中结肠动脉和乙状结肠动脉吻合。

②**乙状结肠动脉**(sigmoid arteries)：有 1～3 支，斜向左下进入乙状结肠系膜内，各分支之间相互吻合形成动脉弓，分支分布于乙状结肠。

③**直肠上动脉**(superior rectal artery)：肠系膜下动脉的直接延续，在乙状结肠系膜内下行，至第 3 骶椎处分为两支，沿直肠上部两侧下降，分支分布于直肠上部。

中结肠动脉和左结肠动脉之间的吻合较差，乙状结肠动脉和直肠上动脉之间往往缺少吻合，手术时应多加注意，避免损伤。

6. 盆部的动脉　髂总动脉(common iliac artery)在第 4 腰椎体下缘由腹主动脉分出，分左、右两支，沿腰大肌内侧下行，至骶髂关节处分为髂内动脉和髂外动脉(图 8-28)。

1) **髂内动脉**(internal iliac artery)　粗而短，沿盆腔侧壁下行，发出脏支和壁支，分布于盆腔脏器和盆腔壁。

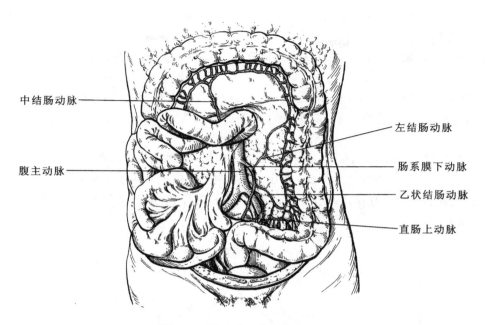

中结肠动脉

腹主动脉

左结肠动脉

肠系膜下动脉

乙状结肠动脉

直肠上动脉

图 8-27 肠系膜下动脉及其分支

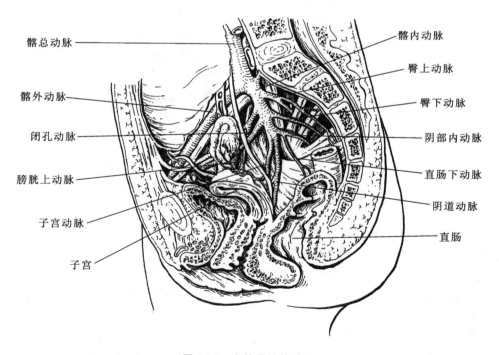

髂总动脉

髂外动脉

闭孔动脉

膀胱上动脉

子宫动脉

子宫

髂内动脉

臀上动脉

臀下动脉

阴部内动脉

直肠下动脉

阴道动脉

直肠

图 8-28 女性盆腔的动脉

（1）脏支

①**脐动脉**（umbilical artery）：是胎儿时期动脉干，出生后远端闭锁，近段管腔未闭锁，发出膀胱上动脉分布于膀胱上部。

②**膀胱下动脉**(inferior vesical artery):分布于膀胱底、男性的精囊和前列腺,在女性还发出分支至阴道。

③**直肠下动脉**(inferior rectal artery):分布于直肠下部,并与直肠上动脉和肛动脉的分支吻合。

④**阴部内动脉**(internal pudendal artery):从梨状肌下孔出盆腔,再经坐骨小孔至坐骨肛门窝,发出肛动脉、会阴动脉、阴茎(蒂)背动脉等分支,分布于肛门、会阴部和外生殖器等。

⑤**子宫动脉**(uterine artery):在子宫阔韧带内沿盆腔侧壁下行,在子宫颈外侧1~2 cm处跨过输尿管的前上方并与之交叉,再沿子宫颈两侧迂曲上升至子宫底,分支分布于子宫、阴道、输尿管和卵巢。在手术结扎子宫动脉时,要注意子宫动脉与输尿管的交叉关系,以避免误伤输尿管(8-29)。

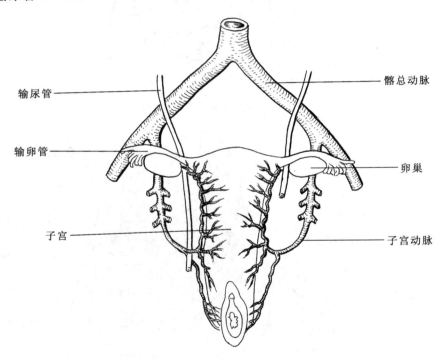

图 8-29　子宫动脉与输尿管的位置关系

(2)壁支

①**闭孔动脉**(obturator artery):伴闭孔神经沿盆腔侧壁向前下走行,穿闭膜管至大腿内侧,分布于大腿内侧肌群及髋关节。

②**臀上动脉**(superior gluteal artery):穿梨状肌上孔出盆腔至臀部,分布于臀中、小肌。

③**臀下动脉**(inferior gluteal artery):穿梨状肌下孔出盆腔至臀部,分布于臀大肌。

2)**髂外动脉**(external iliac artery)　沿腰大肌内侧缘下降,经腹股沟韧带中点深面至股三角,移行为股动脉。髂外动脉在腹股沟韧带稍上方发出**腹壁下动脉**,该动脉发出后贴腹前壁内面,经腹股沟管深环的内侧上行进入腹直肌鞘,与腹壁上动脉吻合。髂外动脉延续为股动脉。

7. 下肢的动脉

（1）**股动脉**（femoral artery）：为髂外动脉的直接延续，在股三角内股神经和股静脉之间下行，入收肌管，出收肌腱裂孔至腘窝，移行为腘动脉。股动脉的主要分支为股深动脉，该动脉在腹股沟韧带下方2～5 cm处起自股动脉，经股动脉后方向后内下方走行，沿途发出旋股内侧动脉至大腿内侧群肌，旋股外侧动脉至大腿前群肌，3～4条穿动脉至大腿后群肌、内侧群肌和股骨。此外，股动脉还发出**腹壁浅动脉**和**旋髂浅动脉**（图8-30）。

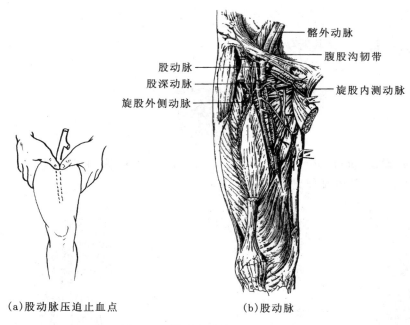

髂外动脉
腹股沟韧带
股动脉
股深动脉
旋股内测动脉
旋股外侧动脉

（a）股动脉压迫止血点　　　　（b）股动脉

图 8-30　股动脉及其压迫止血点

知识链接

股动脉压迫止血点

在腹股沟韧带稍下方，股动脉位置表浅，在活体上可扪及其搏动，当下肢大出血时，可在此压迫股动脉进行急救止血。股动脉也是动脉穿刺以及动脉插管的常用部位。

（2）**腘动脉**（popliteal artery）：在腘窝深部下行至腘窝下部分为胫前动脉和胫后动脉，分支分布至膝关节和邻近诸肌，并参与膝关节网构成。

（3）**胫前动脉**（anterior tibial artery）：自腘动脉发出后即穿小腿骨间膜上部至小腿前群肌深面，在胫骨前肌与踇长伸肌之间下行，至足背移行为足背动脉。**足背动脉**沿踇长伸肌腱和趾长伸肌腱之间下行，至第1跖骨间隙近侧分为跖背动脉和足底深动脉。胫前动脉和足背动脉的分支分布于小腿前群肌、足背和足趾等处（图8-31）。

知识链接 ·····························•

足背动脉压迫止血点

足背动脉在踝关节前方，内、外踝连线中点位置表浅，可触及其搏动。其分布区域出血时可在此处将足背动脉向深部压向距骨进行止血。

拓展资源·····ER8-3　动脉硬化性闭塞症··············•

（4）**胫后动脉**（posterior tibial artery）　沿小腿后群浅、深屈肌之间下行，经内踝后方入足底（图 8-32）。其主要分支如下。

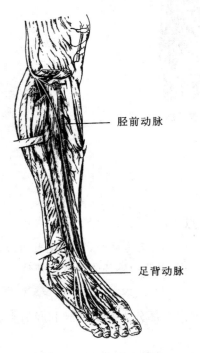

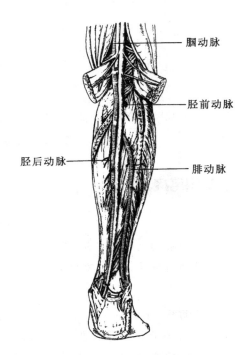

图 8-31　小腿前面的动脉　　　　　　　　图 8-32　小腿后面的动脉

①**足底内侧动脉**：沿足底内侧前行，分布于足底内侧肌肉和皮肤。

②**足底外侧动脉**：较粗，沿足底外侧前行，至第 5 跖骨底处转向内侧至第 1 跖骨间隙，与足背动脉发出的足底深动脉吻合，形成足底弓。足底外侧动脉分布于足大部分的肌肉和皮肤。

③**腓动脉**：从胫后动脉起始处发出，分支分布于胫、腓骨及附近诸肌。

拓展资源 ············· ER8-4 动脉栓塞 ·············○

体循环动脉的主要分支，可归纳如表 8-2 所示。

表 8-2 体循环动脉的主要分支简表

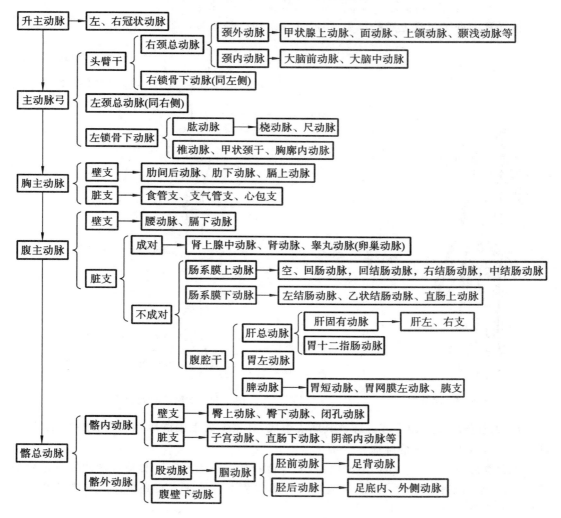

（二）体循环的静脉

因为静脉与动脉功能的不同，所以体循环的静脉在结构和配布上具有以下特点：①体循环的静脉分浅、深两类，浅静脉位于浅筋膜内，又称皮下静脉，无动脉伴行，透过皮肤多能看到,其数目众多,最后注入深静脉,是临床上进行静脉注射、输液、输血、取血、穿刺和插入导管的常用部位;深静脉位于深筋膜深面或体腔内,多与同名动脉伴行,又称伴行静脉,收集同名动脉分布区的静脉血。②管径大,管壁薄、弹性小,数量多,总容积是动脉的两倍以上。③静脉之间的吻合比较丰富,体表浅静脉多吻合成静脉网,深静脉在一些空腔器官周围或壁内吻合成静脉丛,如食管静脉丛、直肠静脉丛等。浅、深静脉之间也存在丰富的交通支,有利于侧支循环的建立。④静脉管壁内膜形成成对、向心性开放、半月形的**静脉瓣**(venous valve)(图8-33),是保证血液向心流动和防止血液逆流的重要结构,静脉瓣在四肢静脉多见,而大静脉和头颈部的静脉一般无静脉瓣。⑤特殊结构的静脉:硬脑膜窦是颅内硬脑膜两层之间形成的腔隙,窦壁无肌层、无静脉瓣,破裂时往往不易止血。板障静脉位于颅骨板障内,壁薄无静脉瓣,与脑膜静脉、硬脑膜窦和颅骨骨膜静脉相交通。

　　体循环的静脉包括**上腔静脉系**、**下腔静脉系**和**心静脉系**3部分(图8-34)。

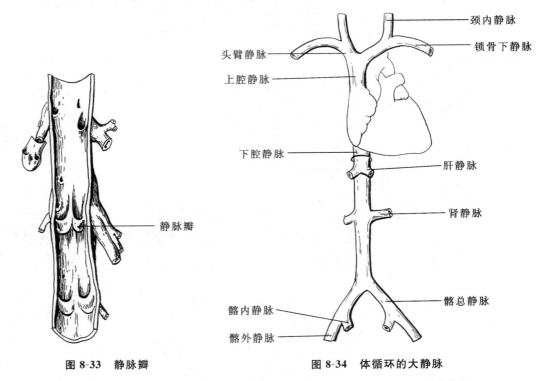

图 8-33　静脉瓣　　　　　　图 8-34　体循环的大静脉

　　1. 上腔静脉系　由上腔静脉及其属支组成,其主干为上腔静脉,收集头颈部、上肢、胸部(心除外)等上半身的静脉血。

　　上腔静脉(superior vena cava)由左、右头臂静脉在右侧第1胸肋结合处的后方汇合而成,沿升主动脉右侧垂直下行,至右侧第3胸肋关节下缘处注入右心房。上腔静脉在入右心房前尚有奇静脉汇入(图8-35)。

　　头臂静脉(brachiocephalic vein)也称**无名静脉**,左、右各一,由同侧锁骨下静脉和颈内静脉在胸锁关节的后方汇合而成,两静脉汇合处形成向外的夹角称**静脉角**(angulus venous),是淋巴导管注入的部位。头臂静脉还接受甲状腺下静脉、椎静脉、胸廓内静脉等属支。

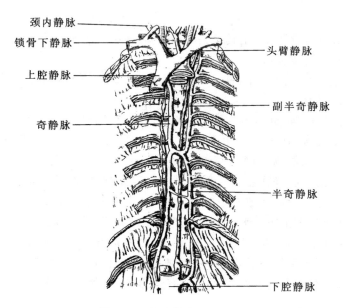

图 8-35 上腔静脉及其属支

1）头颈部的静脉　主要有颈内静脉、颈外静脉和锁骨下静脉，最后汇集成头臂静脉（图 8-36）。

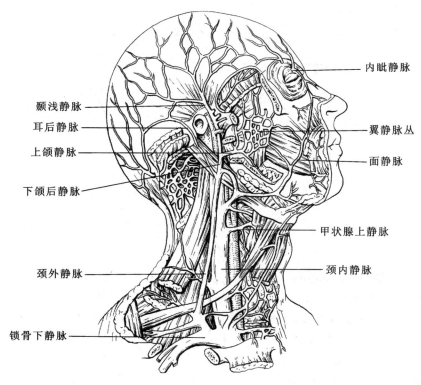

图 8-36 头颈部的静脉

(1) **颈内静脉**(internal jugular vein)：于颈静脉孔处续于乙状窦，在颈动脉鞘内、沿颈内动脉和颈总动脉的外侧下行，至胸锁关节的后方与锁骨下静脉汇合成头臂静脉。颈内静脉属支有**颅内支**和**颅外支**两种。

颅内支：通过颅内静脉和硬脑膜窦收集脑、脑膜、颅骨、视器和前庭蜗器等处的静脉血，经乙状窦注入颈内静脉。

颅外支：①**面静脉**(facial vein)：起自内眦静脉，与面动脉伴行斜向外下，在下颌角下方与下颌后静脉前支汇合，在舌骨大角附近注入颈内静脉。面静脉收集面部软组织的静脉血，其通过内眦静脉、眼静脉与颅内**海绵窦**(cavernous sinus)交通，也经面深静脉、翼静脉丛与海绵窦交通。由于面静脉在口角平面以上一般无静脉瓣，故当面部发生感染时，尤其是鼻根至两侧口角的三角形区域发生感染时，若处理不当(如用力挤压等)，病菌可经上述途径侵入颅内，导致颅内感染，因此将鼻根至两侧口角的三角形区域称为"**危险三角**"(图8-37)。②**下颌后静脉**(retromandibular vein)：由颞浅静脉和上颌静脉在腮腺内汇合而成，分别收集同名动脉分布区的静脉血，下行至腮腺下端分为前、后两支，前支汇入面静脉，后支汇入颈外静脉。此外，颈内静脉在颅外尚有**舌静脉**、**甲状腺上静脉**和**甲状腺中静脉**等属支。

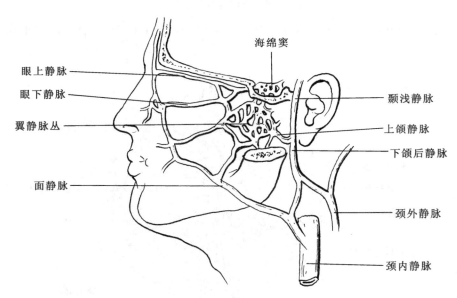

图 8-37　面静脉与颅内海绵窦

(2) **颈外静脉**(external jugular vein)：是颈部最大的浅静脉，由下颌后静脉后支、**枕静脉**和**耳后静脉**等在下颌角处汇合而成，沿胸锁乳突肌的表面下行，在锁骨上方穿深筋膜注入锁骨下静脉。其主要属支还有**颈前静脉**，起自颏下部，向外下斜行注入颈外静脉。颈外静脉位置表浅，常用于静脉穿刺和插管。当右心衰竭或上腔静脉阻塞引起颈外静脉回流不畅等情况时，在体表可见静脉充盈轮廓，称**颈静脉怒张**。

(3) **锁骨下静脉**(subclavian vein)：在第1肋的外缘续于腋静脉，与同名动脉伴行，弓形向内至胸锁关节的后方与颈内静脉汇合成头臂静脉。锁骨下静脉位置相对固定，管腔较大,临床上常在此进行静脉穿刺或静脉导管插入。

2) 上肢的静脉　上肢的静脉分为浅静脉和深静脉。

（1）**上肢的浅静脉**:主要包括头静脉、贵要静脉和肘正中静脉及其属支,与深静脉之间有丰富的吻合并最终注入相应深静脉（图 8-38）。

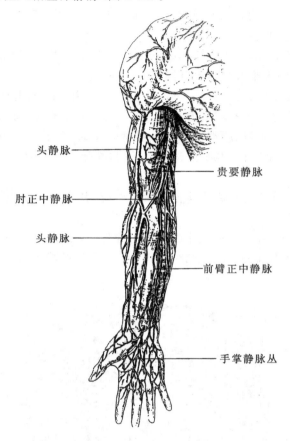

图 8-38　上肢的浅静脉

①**头静脉**(cephalic vein):起自手背静脉网桡侧,沿前臂桡侧、肘部前面及肱二头肌外侧沟上行,经三角肌胸大肌间沟至锁骨下窝,穿锁胸筋膜注入腋静脉或锁骨下静脉。

②**贵要静脉**(basilic vein):起自手背静脉网尺侧,沿前臂尺侧上行,在肘窝处接受肘正中静脉后,沿肱二头肌内侧沟上行至臂中部,穿深筋膜注入肱静脉或腋静脉。

③**肘正中静脉**(median cubital vein):该血管变异较多,斜行于肘窝皮下,连接头静脉和贵要静脉,临床上常选择肘正中静脉进行静脉注射、输液和采血。

（2）**上肢的深静脉**:与同名动脉伴行,多为两条,收集同名动脉分布区域的静脉血,由 2 条肱静脉在大圆肌下缘处汇合成**腋静脉**,在第 1 肋外侧缘移行为锁骨下静脉。

3) 胸部的静脉　胸前外侧壁及脐以上腹前外侧壁的浅静脉,沿胸腹壁静脉行向外上方,在胸外侧区上部汇合成胸外侧静脉,注入腋静脉。胸前壁深静脉一部分沿胸廓内静脉直接注入头臂静脉;其他的胸壁深静脉沿肋间后静脉回流,直接或间接汇入奇静脉（图 8-35）。

（1）**奇静脉**（azygos vein）：在右膈脚处起于右腰升静脉，沿胸椎体的右前方上行至第 4 胸椎高度，弓形向前跨过右肺根的上方注入上腔静脉，沿途接受**食管静脉、支气管静脉、右肋间后静脉**及半奇静脉的注入。奇静脉是沟通上、下腔静脉的重要通道之一。

（2）**半奇静脉**（hemiazygos vein）：在左膈脚处起于左腰升静脉，沿胸椎体的左前方上行至第 8～9 胸椎高度，向右跨过脊柱前面注入奇静脉，沿途接受左侧食管静脉、左侧下部肋间后静脉及副半奇静脉的注入。

（3）**副半奇静脉**（accessory hemiazygos vein）：收集左侧中、上部肋间后静脉的静脉血，沿胸椎体的左侧下行注入半奇静脉或直接注入奇静脉。

（4）**椎静脉丛**（vertebral venous plexus）：位于椎管内、外，纵贯脊柱全长，分椎内静脉丛和椎外静脉丛，两者之间具有丰富的吻合。椎静脉丛收集脊髓、脊膜、椎骨和邻近肌的静脉血液，向两侧分别与椎静脉、腰静脉和骶外侧静脉交通，向上与颅内硬脑膜窦相通，向下与盆腔静脉丛相连。因此，椎静脉丛是沟通上、下腔静脉系以及沟通颅内、外静脉的重要通道之一。

2. 下腔静脉系 由下腔静脉及其各级属支构成，其主干为下腔静脉，收集下肢、盆部和腹部的静脉血。

下腔静脉（inferior vena cava）是全身最大的静脉干，由左、右髂总静脉在第 4、5 腰椎右前方汇合而成，沿脊柱右前方、腹主动脉右侧上行，经肝的腔静脉沟，穿膈腔静脉孔入胸腔，注入右心房（图 8-39）。

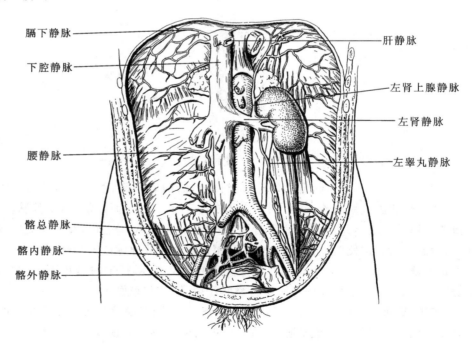

膈下静脉
下腔静脉
腰静脉
髂总静脉
髂内静脉
髂外静脉
肝静脉
左肾上腺静脉
左肾静脉
左睾丸静脉

图 8-39 下腔静脉及其属支

1）下肢的静脉 下肢的静脉也分浅静脉和深静脉。下肢的静脉有丰富的静脉瓣，浅、深静脉间有丰富的交通支。

（1）**下肢的浅静脉**：主要有大隐静脉和小隐静脉及其属支（图 8-40）。

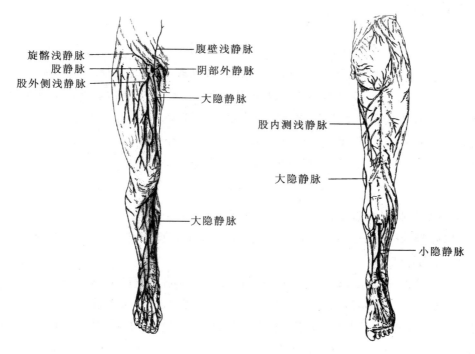

旋髂浅静脉
股静脉
股外侧浅静脉
腹壁浅静脉
阴部外静脉
大隐静脉
股内测浅静脉
大隐静脉
大隐静脉
小隐静脉

图 8-40　下肢的浅静脉

拓展资源　　ER8-5　静脉曲张

①**大隐静脉**（great saphenous vein）：是全身最长的浅静脉，起自足背静脉弓的内侧，经内踝前方、小腿内侧、膝关节内后方、大腿内侧面上行，在腹股沟韧带下方注入股静脉。在注入股静脉前，尚接受腹壁浅静脉、旋髂浅静脉、阴部外静脉、股内侧浅静脉、股外侧浅静脉5条属支，主要收集足、小腿内侧部、大腿前内面、腹壁下部等处的静脉血。大隐静脉行经内踝前方，位置表浅而恒定，是临床注射、输液及静脉穿刺或切开的部位。大隐静脉有较丰富的静脉瓣，可保证血液向心流动，但也是下肢静脉曲张好发的部位。

②**小隐静脉**（small saphenous vein）：起自足背静脉弓外侧缘，经外踝后方，沿小腿后面上行，至腘窝处穿深筋膜注入腘静脉，并有交通支与深静脉及大隐静脉相吻合，主要收集足外侧缘及小腿后面浅层的静脉血。

（2）**下肢的深静脉**：与同名动脉伴行，收集同名动脉分布区的静脉血，最后经股静脉汇入髂外静脉。

知识链接

浅静脉穿刺术

浅静脉位于皮下组织内，又叫皮下静脉，位置表浅，透过皮肤在体表易于看见或摸到，浅静脉穿刺术主要是用于静脉注射、静脉输液、输血及静脉采血等临床操作，常用于穿刺的浅静脉有头皮静脉、颈外静脉、头静脉、贵要静脉、肘正中静脉、手背静脉、大隐静脉和足背静脉等，婴幼儿多选用头皮静脉和颈外静脉，其次选用手背静脉和足背静脉，成人常选用手背静脉、肘正中静脉和足背静脉。

2）盆部的静脉　收集盆腔器官和盆壁的静脉血。

（1）**髂外静脉**（external iliac vein）：是股静脉的直接延续，与髂外动脉伴行，收集下肢和腹前壁下部的静脉血。

（2）**髂内静脉**（internal iliac vein）：短而粗，与髂内动脉伴行，其属支分为脏支和壁支，收集同名动脉分布区的静脉血。壁支包括闭孔静脉、臀上静脉、臀下静脉等；脏支包括膀胱下静脉、直肠下静脉、子宫静脉、阴部内静脉等。这些静脉均起于盆腔器官内或周围的静脉丛（如膀胱静脉丛、直肠静脉丛、子宫静脉丛等），静脉丛的静脉腔内无静脉瓣，各丛之间吻合丰富，可自由交通，在盆内器官扩张或受压迫时有助于血液回流。

直肠静脉丛位于直肠和肛管周围及其壁内，其静脉回流途径较多：①直肠上部的静脉由直肠上静脉注入肠系膜下静脉，经肝门静脉回流；②直肠下部的静脉经直肠下静脉注入髂内静脉；③肛管部的静脉经肛静脉汇入阴部内静脉，注入髂内静脉。因此，直肠静脉丛是沟通肝门静脉和下腔静脉之间的重要途径之一（图8-41）。

（3）**髂总静脉**（common iliac vein）：由同侧的髂内静脉和髂外静脉在骶髂关节的前方汇合而成，伴髂总动脉上行至第5腰椎体右前方，左、右两侧的髂总静脉汇合成下腔静脉。髂总静脉还接受髂腰静脉、骶外侧静脉和左、右腰升静脉的汇入。

3）腹部的静脉　腹部的静脉分为**壁支**和**脏支**，多数与同名动脉伴行。壁支和成对脏支直接或间接注入下腔静脉；不成对的脏支（肝静脉除外）先汇合成肝门静脉入肝，再经肝静脉注入下腔静脉。

（1）壁支：包括1对**膈下静脉**和4对**腰静脉**，每侧各腰静脉之间的纵行支称**腰升静脉**，左、右腰升静脉向上分别移行为半奇静脉和奇静脉，向下连于同侧的髂总静脉。

（2）脏支

①**肾静脉**（renal vein）：起自肾门，经肾动脉前面横行向内侧，注入下腔静脉。左侧肾静脉较右侧长，跨越腹主动脉的前方，并接受左肾上腺静脉和左睾丸（卵巢）静脉的汇入。

②**肾上腺静脉**（suprarenal vein）：左侧注入左肾静脉，右侧直接注入下腔静脉。

③**睾丸静脉**（testicular vein）：睾丸和附睾的小静脉在精索内吻合成蔓状静脉丛，经腹

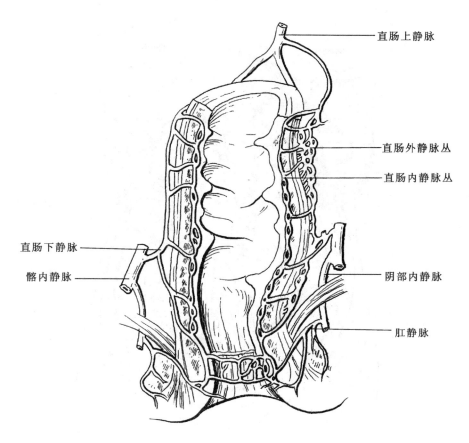

右侧标注（从上到下）：
直肠上静脉
直肠外静脉丛
直肠内静脉丛
阴部内静脉
肛静脉

左侧标注（从上到下）：
直肠下静脉
髂内静脉

图 8-41 直肠的静脉

股沟管进入盆腔,汇合成睾丸静脉,伴睾丸动脉上行。左侧以直角注入左肾静脉,右侧以锐角注入下腔静脉。由于睾丸静脉细长,左侧以直角汇入,所以睾丸静脉曲张以左侧多见。卵巢静脉起自卵巢静脉丛,在卵巢悬韧带内上行,注入部位同睾丸静脉。

④肝静脉:由肝内小静脉汇合而成,分肝左静脉、肝右静脉和肝中静脉3支经第二肝门注入下腔静脉。

4)肝门静脉系 由肝门静脉及其属支组成,收集腹腔内除肝外不成对器官的静脉血(图8-42)。

肝门静脉(hepatic portal vein):由肠系膜上静脉和脾静脉在胰头后方汇合而成,经胰头和下腔静脉之间上行,进入肝十二指肠韧带,在肝固有动脉和胆总管的后方上行至肝门,分为左、右两支分别进入肝左、右叶。肝门静脉在肝内反复分支,最后注入肝血窦,肝血窦内含有来自肝门静脉和肝固有动脉的血液,经肝静脉注入下腔静脉。

(1)肝门静脉的属支 多与同名动脉伴行。

①肠系膜上静脉(superior mesenteric vein):在肠系膜内,位于同名动脉的右侧,在胰颈后方与脾静脉汇合成肝门静脉。

②脾静脉(splenic vein):由数条脾支在脾门处汇合而成,于脾动脉的下方沿胰后面右

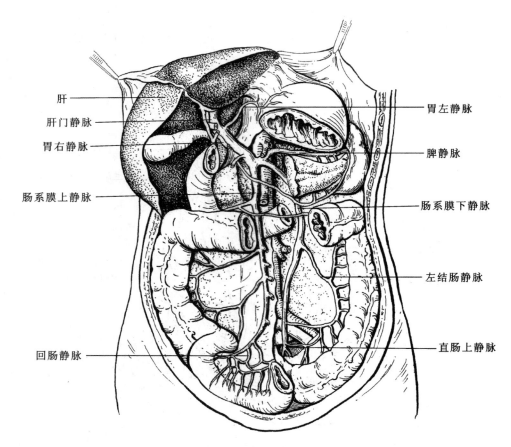

肝

肝门静脉

胃右静脉

肠系膜上静脉

回肠静脉

胃左静脉

脾静脉

肠系膜下静脉

左结肠静脉

直肠上静脉

图 8-42　肝门静脉及其属支

行,接受肠系膜下静脉的注入,与肠系膜上静脉合成肝门静脉。

③**肠系膜下静脉**(inferior mesenteric vein):起始部与同名动脉伴行,多数在胰体的后面注入脾静脉,部分注入肠系膜上静脉或注入上述两静脉的夹角处。

④**胃左静脉**(left gastric vein):伴胃左动脉沿胃小弯右行,注入肝门静脉。

⑤**胃右静脉**(right gastric vein):与胃右动脉伴行,注入肝门静脉。注入前接受位于幽门前方的幽门前静脉,后者可作为辨别幽门的标志。

⑥**胆囊静脉**(cystic vein):收集胆囊壁的血液,注入肝门静脉或其右支。

⑦**附脐静脉**(paraumbilical vein):左右两支,起于脐周静脉网,沿肝圆韧带走行,至肝下面注入肝门静脉。

(2) 肝门静脉系与上、下腔静脉系之间的吻合　肝门静脉系与上、下腔静脉系之间存在着丰富的吻合,主要有以下 3 处(图 8-43)。

①**经食管静脉丛与上腔静脉系吻合**:通过食管腹段黏膜下的食管静脉丛形成肝门静脉系的胃左静脉与上腔静脉系的奇静脉和半奇静脉之间的吻合。

②**经直肠静脉丛与下腔静脉系吻合**:通过直肠静脉丛形成肝门静脉系的直肠上静脉与下腔静脉系的直肠下静脉和肛静脉之间的吻合。

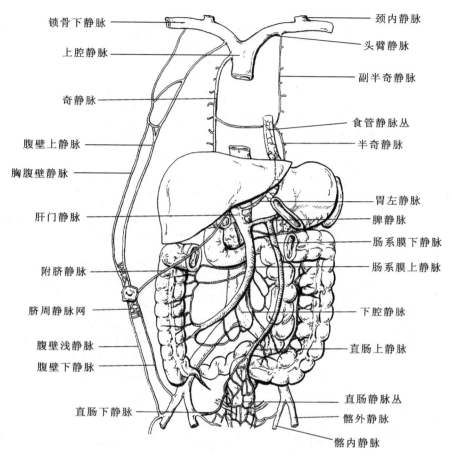

图 8-43　肝门静脉与上、下腔静脉间的吻合

　　③**经脐周静脉网分别与上、下腔静脉系吻合**：通过脐周静脉网形成肝门静脉系的附脐静脉与上腔静脉系的胸腹壁静脉和腹壁上静脉或与下腔静脉系的腹壁浅静脉和腹壁下静脉之间的吻合。

　　（3）肝门静脉系的结构特点：正常情况下，肝门静脉系与上、下腔静脉系之间的吻合支细小，血流量少，血液按正常方向回流。当发生肝硬化、肝肿瘤、肝门处淋巴结肿大或胰头肿瘤时，可压迫肝门静脉，导致肝门静脉回流受阻，此时肝门静脉的血液可通过上述吻合支流入上、下腔静脉系，使吻合部位的血流量剧增，造成吻合部位静脉曲张甚至破裂出血，如：食管静脉丛曲张破裂引起呕血；直肠静脉丛曲张破裂引起便血；脐周静脉网曲张出现腹壁静脉曲张。当肝门静脉系吻合支循环失代偿时，可引起收集静脉血范围的器官淤血，出现脾肿大和腹水等。

　　体循环静脉的主要属支，可归纳如表 8-3 所示。

表 8-3　体循环静脉的主要属支简表

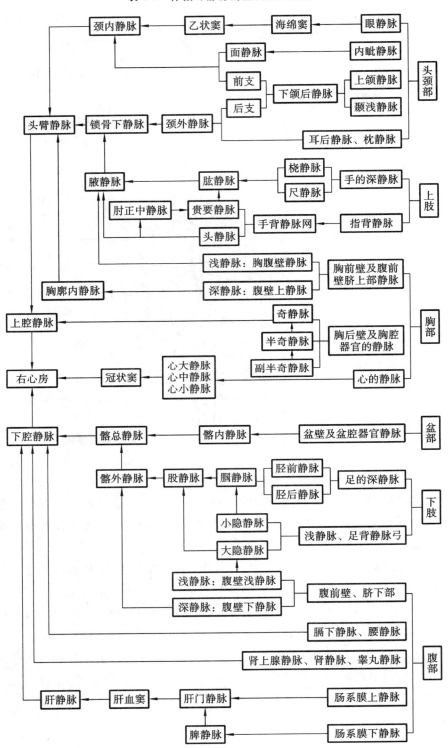

第二节 淋 巴 系 统

淋巴系统(lymphatic system)由**淋巴组织**、**淋巴管道**和**淋巴器官**组成(图 8-44)。淋巴组织分布于消化管和呼吸道等处的黏膜内;淋巴管道内流动着**淋巴液**,简称**淋巴**;淋巴器官是以淋巴组织为主构成的器官,包括淋巴结、脾、胸腺和扁桃体等。

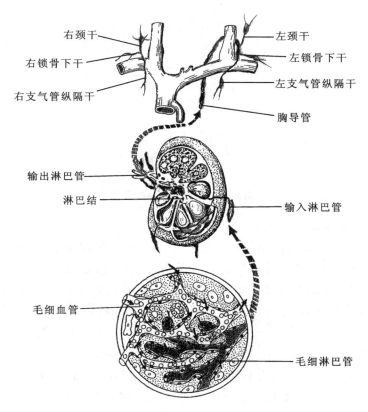

右颈干　左颈干
右锁骨下干　左锁骨下干
右支气管纵隔干　左支气管纵隔干
胸导管
输出淋巴管
淋巴结　输入淋巴管
毛细血管
毛细淋巴管

图 8-44　淋巴系统示意图

当血液流经毛细血管动脉端时,一些成分经毛细血管壁进入组织间隙,形成组织液。组织液与细胞进行物质交换后,大部分经毛细血管静脉端回流入静脉,小部分的水分和大分子物质则进入毛细淋巴管,形成淋巴液。小肠绒毛至胸导管的淋巴管道内的淋巴因含乳糜微粒而呈白色,其他部位的淋巴管道内的淋巴则无色透明。淋巴沿淋巴管道向心性流动,途中经过诸多淋巴结的滤过,最后汇入静脉,因此,淋巴系统可视为血液回流的辅助部分。

淋巴系统不仅协助静脉进行体液回流,淋巴器官和淋巴组织还具有产生淋巴细胞、滤过淋巴和产生抗体并参与免疫反应等功能。

一、淋巴管道

淋巴管道可分为毛细淋巴管、淋巴管、淋巴干和淋巴导管(图 8-45)。

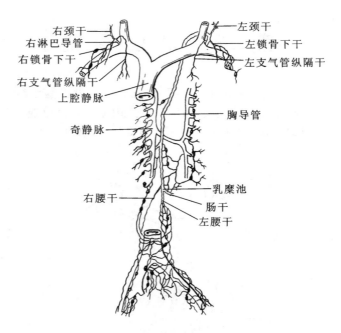

图 8-45 淋巴干和淋巴导管

（一）毛细淋巴管

毛细淋巴管（lymphatic capillary）是淋巴管道的起始部，以膨大的盲端起自于组织间隙，彼此吻合成网，分布广泛，除上皮、脑、脊髓、骨髓、软骨、牙釉质、角膜和晶状体等部位外，几乎遍布全身。毛细淋巴管管壁比毛细血管具有更大的通透性，因此蛋白质、细菌、异物、癌细胞、细胞碎片等大分子物质容易进入毛细淋巴管，肿瘤或炎症也经常通过淋巴管道进行转移。

（二）淋巴管

淋巴管（lymphatic vessel）由毛细淋巴管汇合而成，管壁结构和配布与小静脉相似，但管径较小，管壁较薄。淋巴管在向心行程中，通常要经过一个或多个淋巴结，淋巴管内有丰富的瓣膜，可防止淋巴逆流。淋巴管分浅、深两类：浅淋巴管位于浅筋膜内，多与浅静脉伴行；深淋巴管位于深筋膜深面，多与深部血管、神经束伴行。浅、深淋巴管之间有丰富的交通。

（三）淋巴干

淋巴干（lymphatic trunk）全身各部浅、深淋巴管在经过一系列的淋巴结群后，逐渐汇合形成较粗大的淋巴干，全身共有 9 条淋巴干，每条淋巴干收集一定范围内的淋巴。**左、右颈干**主要收集头颈部的淋巴；**左、右锁骨下干**主要收集上肢和胸壁的部分淋巴；**左、右支气管纵隔干**主要收集胸腔脏器和胸腹壁的部分淋巴；**左、右腰干**主要收集下肢、盆部、腹腔内成对脏器及腹壁的部分淋巴；**肠干**一条，主要收集腹腔内不成对脏器的淋巴。

（四）淋巴导管

淋巴导管（lymphatic duct）由全身 9 条淋巴干最终汇合而成，有两条：即胸导管和右淋巴导管。

1. 胸导管(thoracic duct) 胸导管是全身最粗大的淋巴导管。起自乳糜池,经膈的主动脉裂孔入胸腔,沿脊柱右前方、胸主动脉与奇静脉之间上行,至第5胸椎高度经食管后方斜向左侧,沿脊柱左前方继续上行,出胸廓上口达颈根部,由内向外从后方绕过左颈总动脉和左颈内静脉,转向前内下方,注入左静脉角。在胸导管的起始部,左、右腰干和肠干在第1腰椎前方汇合形成的囊状膨大称**乳糜池**(cisterna chyli)。在注入静脉角前,胸导管还接受左颈干、左锁骨下干和左支气管纵隔干的淋巴注入。胸导管通过6条淋巴干收集双下肢、盆部、腹部、左胸部、左上肢和左头颈部约占全身3/4的淋巴回流。

2. 右淋巴导管(right lymphatic duct) 右淋巴导管为一短干,长为1~1.5 cm,由右颈干、右锁骨下干和右支气管纵隔干汇合而成,注入右静脉角。右淋巴导管收集右头颈部、右上肢、右半胸部约占全身1/4的淋巴回流。

二、淋巴器官

淋巴器官包括淋巴结、脾、胸腺和扁桃体。

(一)淋巴结

1. 淋巴结的形态 淋巴结(lymph node)为大小不等的圆形或椭圆形灰红色小体,直径2~20 mm,质软。淋巴结的一侧隆凸,有数条输入淋巴管进入,另一侧凹陷,凹陷中央处称为**淋巴结门**,有1~2条输出淋巴管及血管、神经出入(图8-46)。

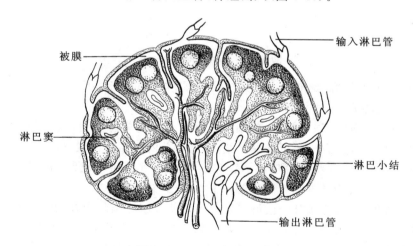

图 8-46 淋巴结结构示意图

2. 淋巴结的功能 淋巴结的主要功能是过滤淋巴、产生淋巴细胞和参与机体的免疫应答。**局部淋巴结**(regional lymph node)是引流某一器官或部位淋巴的第一级淋巴结,又称为**哨位淋巴结**(sentinel lymph node)。当某一器官或部位发生病变时,癌细胞、细菌、毒素或寄生虫可沿淋巴管进入相应的局部淋巴结,引起淋巴结发生细胞反应性增生,导致肿大。因此,局部淋巴结的肿大常反映其引流范围存在病变。了解淋巴结的位置、淋巴引流范围和途径,对于病变的诊断和治疗具有重要意义。

3. 全身主要的淋巴结 淋巴结按位置不同分为浅淋巴结和深淋巴结。浅淋巴结位于浅筋膜内,深淋巴结位于深筋膜深面。淋巴结多沿血管排列,位于关节的屈侧和体腔的隐藏部位,如腋窝、肘窝、腹股沟、腘窝、器官门和体腔大血管附近。

1)头颈部的淋巴结群

(1)头部的淋巴结群:多位于头、颈交界处,主要收纳头面部的淋巴,包括**枕淋巴结**、**耳后淋巴结**、**腮腺淋巴结**、**下颌下淋巴结**和**颏下淋巴结**,其输出管直接或间接注入颈外侧上深淋巴结(图 8-47)。**下颌下淋巴结**位于下颌下腺附近,有 3~4 个,收纳面部和口腔等处的淋巴管,面部和口腔出现炎症或肿瘤时,常引起该淋巴结肿大。

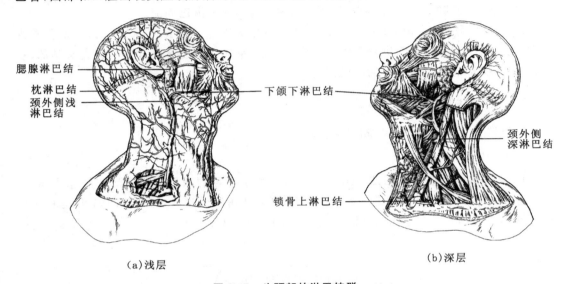

腮腺淋巴结
枕淋巴结
颈外侧浅淋巴结
下颌下淋巴结
颈外侧深淋巴结
锁骨上淋巴结

(a)浅层　　　　　　　　　　　(b)深层

图 8-47　头颈部的淋巴结群

(2)颈部的淋巴结群:颈部的淋巴结分为颈前淋巴结和颈外侧淋巴结两组,每组淋巴结又分为浅、深两部分。

①颈前淋巴结:分浅、深两部,浅部颈前淋巴结沿颈前静脉排列,收纳颈前部浅层结构的淋巴,输出淋巴管注入颈外侧下深淋巴结;深部颈前淋巴结位于喉、气管颈部和甲状腺的前方,包括喉前淋巴结、甲状腺淋巴结、气管前淋巴结、气管旁淋巴结,收纳这些器官的淋巴,输出淋巴管注入气管旁淋巴结和颈外侧下深淋巴结。

②颈外侧淋巴结:分为颈外侧浅淋巴结和颈外侧深淋巴结。**颈外侧浅淋巴结**位于胸锁乳突肌的浅面和后缘,沿颈外静脉排列,收纳颈部浅层、耳后部及枕部的淋巴,其输出管注入颈外侧深淋巴结,颈外侧浅淋巴结是淋巴结结核的好发部位;**颈外侧深淋巴结**主要沿颈内静脉排列,部分淋巴结沿副神经和颈横血管排列,是收纳头颈部诸淋巴结的输出管,以肩胛舌骨肌为界分上、下两群。

2)上肢的淋巴结群　上肢浅、深淋巴管分别与浅静脉和深血管伴行,主要位于肘窝和腋窝内,分别称肘淋巴结和腋淋巴结,最终直接或间接注入腋淋巴结。

(1)肘淋巴结:分浅、深两群,分别位于肱骨内上髁上方和肘窝深血管周围,收纳手尺侧半和前臂尺侧半的淋巴,其输出淋巴管沿肱血管上行注入腋淋巴结。

(2)腋淋巴结:位于腋窝疏松结缔组织内,沿血管排列,按位置分为 5 群(图 8-48)。

①胸肌淋巴结:位于胸小肌下缘,沿胸外侧血管排列,收纳胸外侧壁、腹前外侧壁和乳

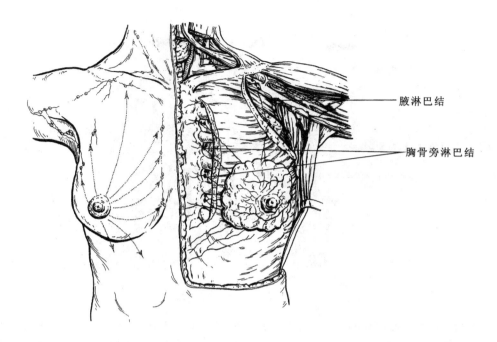

图 8-48 腋淋巴结

房外侧部与中央部的淋巴,其输出淋巴管注入中央淋巴结和尖淋巴结。

②外侧淋巴结:沿腋静脉远侧段排列,收纳上肢浅、深淋巴管,其输出淋巴管注入中央淋巴结、腋尖淋巴结和锁骨上淋巴结。

③肩胛下淋巴结:沿肩胛下血管排列,收纳颈后部和背部的淋巴,其输出淋巴管注入中央淋巴结和尖淋巴结。

④中央淋巴结:位于腋窝中央的疏松结缔组织内,收纳上述 3 群淋巴结的输出淋巴管,其输出淋巴管注入尖淋巴结。

⑤尖淋巴结:沿腋静脉近侧段排列,引流乳腺上部的淋巴,并收纳上述 4 群淋巴结和锁骨下淋巴结的输出管,淋巴管合成锁骨下干。

上肢感染或乳腺癌转移时,常引起腋淋巴结的肿大。

3)胸部的淋巴结群　胸部淋巴结位于胸壁内和胸腔器官周围。

(1)胸骨旁淋巴结:沿胸廓内血管排列,引流胸腹前壁和乳房内侧部的淋巴,并收纳膈上淋巴结的输出淋巴管,其输出淋巴管参与合成支气管纵隔干。

(2)肋间淋巴结:位于肋头附近,沿肋间后血管排列,引流胸后壁的淋巴,其输出淋巴管注入胸导管。

(3)膈上淋巴结:位于膈的胸腔面,引流膈胸膜、壁胸膜、心包以及肝上面的淋巴,其输出淋巴管注入胸骨旁淋巴结和纵隔前、后淋巴结。

(4)纵隔前淋巴结:位于上纵隔前部和前纵隔内,在大血管和心包的前面,引流胸腺、心包、心和纵隔胸膜的淋巴,其输出淋巴管参与合成支气管纵隔干(图 8-49)。

(5)纵隔后淋巴结:位于上纵隔前部和后纵隔内,沿胸主动脉和食管排列,引流心包、食管和膈的淋巴,其输出淋巴管注入胸导管。

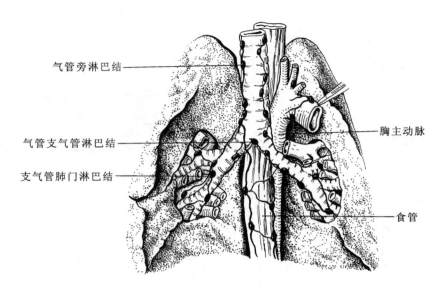

图 8-49　气管、支气管淋巴结

（6）气管、支气管和肺的淋巴结：沿支气管树排列，包括肺淋巴结、支气管肺门淋巴结（简称肺门淋巴结）、气管支气管淋巴结和气管旁淋巴结，引流肺、胸膜脏层、支气管、气管和食管的淋巴，并收纳纵隔后淋巴结的输出淋巴管，其输出淋巴管最终注入胸导管和右淋巴导管。在成年后，由于有大量粉尘颗粒沉积在淋巴结内，淋巴结呈现黑色，临床上，肺癌和肺结核病人，常出现肺门淋巴结肿大。

4）腹部的淋巴结　腹部的淋巴结位于腹后壁和腹腔器官周围，沿腹腔血管排列。

（1）腰淋巴结：位于腹后壁，沿下腔静脉和腹主动脉分布，引流腹后壁深层结构和腹腔成对器官的淋巴，并收纳髂总淋巴结的输出淋巴管，其输出淋巴管汇成左、右腰干。

（2）腹腔淋巴结：位于腹腔干周围，收纳腹腔干各级动脉分布范围的淋巴管。

（3）肠系膜上淋巴结：位于肠系膜上动脉根部周围，收纳肠系膜上动脉各级分支分布范围的淋巴管。

（4）肠系膜下淋巴结：位于肠系膜下动脉根部周围，收纳肠系膜下动脉各级分支分布范围的淋巴管。

腹腔淋巴结、肠系膜上淋巴结和肠系膜下淋巴结的输出淋巴管汇合成一条肠干，注入乳糜池。

5）盆部的淋巴结　盆部的淋巴结沿盆腔血管排列，包括髂外淋巴结、髂内淋巴结和髂总淋巴结等。

（1）髂外淋巴结：沿髂外血管排列，引流腹前壁下部、膀胱、前列腺（男）或子宫颈和阴道上部（女）的淋巴，并收纳腹股沟浅、深淋巴结的输出淋巴管，其输出淋巴管注入髂总淋巴结。

（2）髂内淋巴结：沿髂内动脉排列，引流盆壁、盆腔脏器、会阴、臀部和大腿后部深层结构的淋巴，其输出淋巴管注入髂总淋巴结。

（3）骶淋巴结：沿骶正中血管和骶外血管排列，引流盆后壁、直肠、前列腺或子宫等处的淋巴,其输出淋巴管注入髂内淋巴结或髂总淋巴结。

（4）髂总淋巴结:沿髂总血管排列,收纳髂内、外淋巴结的输出淋巴管,其输出淋巴管注入腰淋巴结。

6）下肢的淋巴结　下肢的浅、深淋巴管分别与浅静脉和深血管伴行,直接或间接注入腹股沟淋巴结,主要包括腘淋巴结和腹股沟淋巴结(图 8-50)。

（1）腘淋巴结:分浅、深两群,浅群沿小隐静脉末端排列,深群沿腘血管排列,收纳足外侧缘和小腿后外侧部的浅淋巴管以及足和小腿的深淋巴管,其输出管沿股血管上行,注入腹股沟深淋巴结。

（2）腹股沟浅淋巴结:位于腹股沟韧带下方,分上、下两群。上群与腹股沟韧带平行排列,引流腹前外侧壁下部、臀部、会阴和外生殖器的浅淋巴管;下群沿大隐静脉末端排列,收纳除足外侧缘和小腿后外侧部的下肢浅淋巴管。腹股沟浅淋巴结的输出淋巴管大部分注入腹股沟深淋巴结,小部分注入髂外淋巴结。

（3）腹股沟深淋巴结:位于股静脉周围和股管内,引流大腿深部结构和会阴的淋巴,并收纳腘淋巴结深群和腹股沟浅淋巴结的输出淋巴管,其输出淋巴管注入髂外淋巴结。

全身淋巴引流简表见表 8-4。

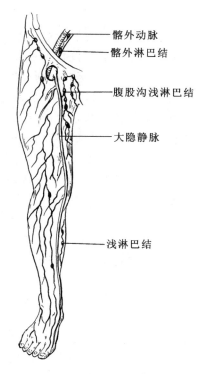

图 8-50　下肢的淋巴结群

表 8-4　全身淋巴引流简表

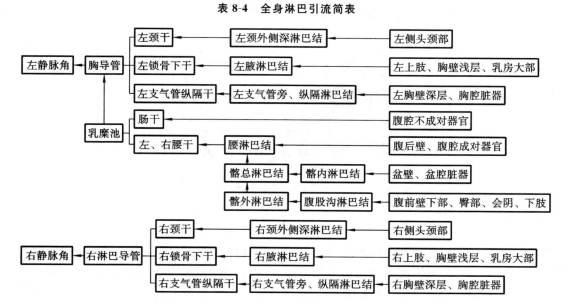

知识链接 ⸱⸱⸱⸱⸱⸱⸱⸱⸱⸱⸱⸱⸱⸱⸱⸱⸱⸱⸱⸱⸱⸱⸱⸱⸱⸱⸱⸱●

肿瘤淋巴结转移

　　淋巴结转移是肿瘤最常见的转移方式,指浸润的肿瘤细胞穿过淋巴管壁,脱落后随淋巴液被带到汇流区淋巴结,并且以此为中心生长出同样肿瘤的现象。淋巴结转移,一般是首先到达距肿瘤最近的一组淋巴结,然后依次到达距离较远的淋巴结,当肿瘤细胞在每一站浸润生长的同时也向同组内邻近的淋巴结扩展,但是也有部分肿瘤细胞可循短路绕过途径中的淋巴结直接跳跃式向较远的一组淋巴结转移,例如,宫颈癌在盆腔腹膜后,在纵隔淋巴结未发生转移的情况下,首先出现颈部淋巴结转移。另外,还可能出现逆淋巴汇流方向的转移,转移到离心侧的淋巴结,这可能是由于顺流方向的淋巴管已有阻塞,如宫颈癌转移到腹膜内淋巴结,胃癌转移到髂窝淋巴结或腹膜内淋巴结等。

拓展资源 ⸱⸱⸱⸱⸱　　ER8-6　淋巴结转移 ⸱⸱⸱⸱⸱⸱⸱⸱⸱⸱⸱⸱⸱⸱⸱⸱⸱⸱⸱⸱⸱⸱⸱⸱⸱⸱

(二)脾

　　脾(spleen)(图 8-51)是人体最大的淋巴器官,具有储血、造血、清除衰老红细胞和进行免疫应答的功能。

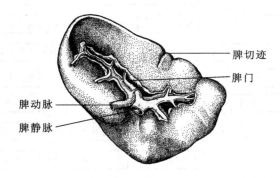

脾切迹
脾门
脾动脉
脾静脉

图 8-51　脾的形态

　　脾位于左季肋区,胃底与膈之间,第 9～11 肋深面,其长轴与第 10 肋一致,正常时在左侧肋弓下不能触及,其位置可随呼吸及体位的不同而有变化,站立比平卧时低 2.5 cm。

　　脾为暗红色,质软而脆,受暴力冲击时易致破裂。脾可分为膈、脏两面,前、后两端和上、下两缘。膈面光滑隆凸,朝向外上,与膈相贴;脏面凹陷,与脏器临近,中央处有**脾门**,是脾的血管、神经和淋巴管出入之处。前端较宽,朝向前外下方,达腋中线;后端钝圆,朝向内上后方,距离后正中线 4～5 cm。上缘锐利,朝向前上方,有 2～3 个深陷的**脾切迹**,脾肿大时,脾切迹是触诊脾的特征性标志;下缘较钝,朝向后下方。

(三)胸腺

胸腺(thymus)位于胸骨柄后方,上纵隔前上部,分为大小不对称的左、右两叶。胸腺有明显的年龄变化,新生儿和幼儿的胸腺相对较大,至青春期后逐渐萎缩退化,成人胸腺组织常被脂肪组织代替。胸腺既是淋巴器官,又兼具内分泌功能。

小 结

脉管系统包括心血管系统和淋巴系统两部分,主要功能是完成营养物质和代谢产物在人体内的运输。

心血管系统包括心、动脉、毛细血管和静脉,心脏是血液循环的动力器官,动脉是运送血液离开心室的血管,静脉是运送血液回流到心房的血管,毛细血管是连接小动脉和小静脉之间的微细血管。血液循环途径包括体循环和肺循环。

心脏外形分为一尖、一底、两面、三缘、四条沟,内部四个腔为右心房、右心室、左心房和左心室。心脏的传导系统包括窦房结,房室结,房室束,左、右束支,浦肯野纤维网,窦房结是心脏的正常起搏点。营养心的动脉主要为左、右冠状动脉,心的静脉主要为心大、中、小静脉,心脏表面包有心包,心包分为纤维心包和浆膜心包两层,浆膜心包脏层和壁层之间的腔称为心包腔。

体循环的动脉主干是主动脉,由左心室发出,依其行程可分为升主动脉、主动脉弓和降主动脉 3 段,主动脉弓上发出左颈总动脉、左锁骨下动脉、头臂干 3 大分支。分布于头颈部的动脉是颈总动脉及其分支。分布于上肢的动脉有腋动脉、肱动脉、尺动脉和桡动脉。分布于胸部的动脉是胸主动脉的脏支和壁支。分布于腹部的动脉是腹主动脉的脏支和壁支。分布于盆部的动脉是髂内动脉及其分支。分布于下肢的动脉有股动脉、腘动脉、胫前动脉、胫后动脉和足背动脉。

体循环的静脉包括上腔静脉系、下腔静脉系和心静脉系。上腔静脉系由上腔静脉及其属支所组成,收纳头颈部、上肢、胸部(心除外)等处的血液回流。上肢的浅静脉包括头静脉、贵要静脉和肘正中静脉。下腔静脉系由下腔静脉及其属支组成,收集下肢、盆部和腹部的血液。下肢的浅静脉包括大隐静脉和小隐静脉。肝门静脉系由肝门静脉及其属支组成,收集腹腔内不成对脏器(除肝外)的血液,其与上、下腔静脉系之间通过食管静脉丛、脐周静脉网、直肠静脉丛吻合。

淋巴系统由淋巴管道、淋巴组织和淋巴器官组成。淋巴管道包括毛细淋巴管、淋巴管、淋巴干和淋巴导管。淋巴器官包括淋巴结、脾和胸腺等。淋巴器官和淋巴组织能产生淋巴细胞,参与机体的免疫应答。

能力检测

1. 名词解释：体循环、肺循环、心尖、窦房结、静脉角、危险三角。
2. 简述心血管系统的组成。
3. 简述心的位置和体表投影。
4. 简述各心腔的出入口。
5. 简述主动脉弓的分支。
6. 简述体循环主要的动脉主干及其主要分支。
7. 简述肝门静脉的组成、特点、主要属支及侧支循环。
8. 某患者阑尾炎术后经手背静脉网给予抗生素治疗，试述药物在脉管系统经过哪些部位或血管到达患处。
9. 试用解剖学知识简述肝硬化或肝癌病人出现呕血、便血、腹壁静脉曲张的原因。
10. 试述胸导管的组成、行程、注入部位和收纳范围。

（张海玲　陈金锋）

扫码看答案

第九章
感 觉 器

学习目标

掌握:眼球壁的层次;各层的分部及形态结构特点;眼球内容物的组成和功能;房水的产生及循环途径;鼓室的位置、形态和毗邻;骨迷路和膜迷路的组成、膜迷路内部感受器的位置和功能。

熟悉:眼球外肌的名称和作用;泪器的组成、泪道的位置及开口部位;外耳道的形态结构;皮肤的层次及各层的分部。

了解:皮肤的附属结构。

感觉器(sensory organs)是机体感受刺激的装置,由**感受器**(receptor)及其辅助结构共同构成。感受器是机体能感受某种刺激而产生兴奋的结构,该结构将刺激转化为神经冲动,经传导通路传递至大脑皮质的感觉区,产生相应的感觉。根据感受器所在的部位和接受刺激来源的不同,可分为一般感受器和特殊感受器两种。一般感受器为感觉神经游离末梢,分布广泛,如分布于皮肤、骨、关节、肌、内脏和心血管等器官;特殊感受器由感觉细胞构成,如眼、耳、舌、鼻等器官,其内含有视觉、听觉、味觉、嗅觉等感受器。

人体感觉器包括视器、前庭蜗器等,皮肤具有多种功能,因它与感觉功能有关,故也在本章一并叙述。

第一节　视　　器

视器(visual organ)又称眼(eye),由眼球和眼副器两部分组成(表9-1、图9-1),眼球是视觉感受器所在部位,可产生视觉冲动并经视神经传导至大脑皮质视区,从而产生视觉;眼副器对眼球起保护、支持、运动的作用。

一、眼球

眼球(eyeball)是视器的主要部分,近似球形,位于眶内,后部借视神经连于间脑视交叉。眼球前面的正中点称**前极**,后面的正中点称**后极**,前、后极之间的连线称眼轴。瞳孔中央到视网膜中央凹的连线称**视轴**,视轴和眼轴呈锐角交叉。眼球由眼球壁及眼球内容物组成(图9-2)。

表9-1 眼的组成

眼	眼球	眼球壁	纤维膜	角膜
				巩膜
			血管膜	虹膜
				睫状体
				脉络膜
			视网膜	视部
				盲部
		眼球内容物		房水
				晶状体
				玻璃体
	眼副器			眼睑
				结膜
				泪器
				眼球外肌

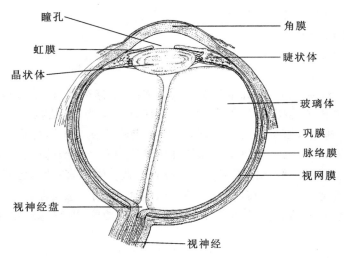

图9-2 眼球水平切面

（一）眼球壁

眼球壁由外向内依次由外膜、中膜和内膜3层结构构成。

1. 外膜 又称**纤维膜**(fibrous tunic),由致密结缔组织构成,厚而坚韧,具有维持眼球形态和保护眼球内容物的作用。可分为角膜和巩膜两部分。

（1）**角膜**(cornea):占外膜的前1/6,无色透明,是光线进入眼球首先经过的结构,有屈光作用。角膜内无血管,其营养供给来源于角膜周围的毛细血管和房水。角膜表面有丰富的感觉神经末梢,感觉十分敏锐,当角膜发生病变时,疼痛剧烈。正常角膜表面曲率各个方

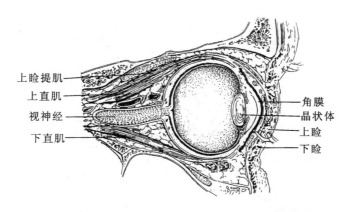

上睑提肌
上直肌
视神经
下直肌

角膜
晶状体
上睑
下睑

图 9-1　眼球和眼副器

向是一致的,如果角膜出现病变,可以导致角膜在不同方向上的曲率出现差异,使得不同经线方向上的屈光度不等,致进入眼球内的光线折射而分散,造成视物不清,临床上称散光。

知识链接

角 膜 移 植

角膜移植是指使用同种异体健康透明的角膜来取代发生病变混浊的角膜,从而达到增加视力、改良组织结构、治疗角膜疾病、改善外观等目的的一种显微手术。

(2) **巩膜**(sclera):占外膜的后 5/6,不透明,呈乳白色,厚而坚韧。巩膜与角膜交界处的深部有一环形细管,称**巩膜静脉窦**,也称 Schlemm 管,是房水回流眼静脉的通道。

2. 中膜 又称**血管膜**(vascular tunic),由疏松结缔组织构成,富有血管、神经和色素细胞,呈棕黑色,具有营养眼球和遮光作用,又称**色素膜**。可分为虹膜、睫状体和脉络膜 3 部分(图 9-3)。

(1) **虹膜**(iris):位于中膜的最前部,呈冠状位圆盘状的薄膜,中央有一圆孔称**瞳孔**(pupil),是光线进入人眼的通道。虹膜颜色因种族而异,可有黑、棕、蓝和灰色等数种。虹膜内有两种不同方向排列的平滑肌,环绕在瞳孔周围的是**瞳孔括约肌**;呈辐射状排列的是瞳孔开大肌,它们分别缩小和开大瞳孔。在活体上透过角膜可看到虹膜和瞳孔。

(2) **睫状体**(ciliary body):位于虹膜后方,角膜与巩膜移行部的内面,是中膜环形增厚部分,在眼球水平切面上呈三角形。睫状体的前部有许多向内突出呈放射状排列的皱襞,称**睫状突**,睫状突发出许多纤维状的睫状小带与晶状体周缘相连。睫状体内的平滑肌称**睫状肌**,该肌的收缩与舒张,可牵动睫状小带松弛或紧张,从而调节晶状体的曲度。

(3) **脉络膜**(choroid):占中膜的后 2/3,是富含血管和色素细胞的柔软薄膜,贴于巩膜内面,其功能是输送营养物质并吸收眼球内分散的光线,防止光线反射扰乱视觉物像。

3. 内膜 又称**视网膜**(retina),为眼球壁的最内层,由前向后分为 3 部分,即虹膜部、睫状体部和视部。前两者贴附于虹膜和睫状体内面,无感光作用,合称为**盲部**;**视部**贴附于

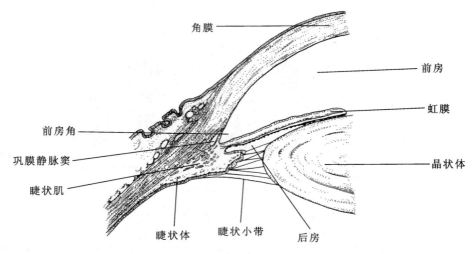

角膜

前房

虹膜

前房角

巩膜静脉窦

睫状肌

晶状体

睫状体　睫状小带　后房

图 9-3　眼球水平切面局部放大

脉络膜的内面,有感光作用,其后部有一白色圆形隆起,称**视神经盘**(optic disc,又称视神经乳头),直径约 1.5 mm,此处无感光细胞,称生理盲点。在视神经盘颞侧稍下方约 3.5 mm处有一黄色小区,称**黄斑**(macula lutea)。黄斑中央有一凹陷称**中央凹**(central fovea)(图9-4),是视网膜视部感光最敏锐的部位。

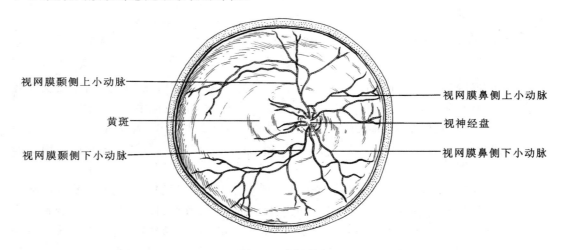

视网膜颞侧上小动脉

黄斑

视网膜颞侧下小动脉

视网膜鼻侧上小动脉

视神经盘

视网膜鼻侧下小动脉

图 9-4　右侧眼底

　　视网膜的结构分为内、外两层(图 9-5)。外层为**色素上皮层**,内含色素颗粒,可保护感光细胞不受强光的损害。内层为**神经细胞层**,由 3 层细胞组成:①视细胞:为感光细胞,包括**视锥细胞**和**视杆细胞**两种,前者具有感受强光和辨色的能力,后者仅能感受弱光,不能辨色。②双极细胞:是联络神经元,能将来自视细胞的视觉神经冲动传导至节细胞。③节细胞:位于视网膜最内层,为多极神经元,其树突与双极细胞的轴突形成突触,轴突向视神经盘集中,形成视神经穿出巩膜。

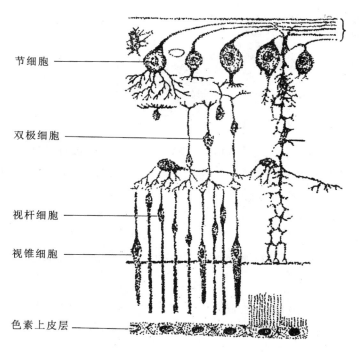

节细胞

双极细胞

视杆细胞

视锥细胞

色素上皮层

图 9-5 视网膜结构示意图

（二）眼球内容物

眼球内容物包括房水、晶状体和玻璃体（图 9-2）。这些结构无色透明、无血管，但均有屈光作用，与角膜共同组成眼球的屈光系统。

1. 房水（aqueous humor） 房水为无色透明的液体，充满于眼房内。**眼房**是角膜与晶状体之间的腔隙，被虹膜分隔为眼前房和眼后房。眼前房为虹膜与角膜之间的腔隙，较大；眼后房为虹膜与晶状体之间的间隙，较狭小。前房与后房之间借瞳孔相通。在眼前房周边部，即虹膜与角膜之间的夹角，称虹膜角膜角（前房角）。房水由睫状体产生，进入眼后房，经瞳孔进入眼前房，再由前房角渗入巩膜静脉窦，最后汇入眼静脉。房水具有屈光、营养角膜和晶状体以及维持眼内压的作用。若房水循环障碍，则引起眼内压增高，压迫视网膜，导致视力减退或失明，临床上称之为青光眼。

2. 晶状体（lens） 位于虹膜后方，呈双凸透镜状，无血管、淋巴管和神经，无色透明，富有弹性。晶状体表面包有晶状体囊，其周围部较软称晶状体皮质，中央部较硬称晶状体核，周缘借睫状小带连于睫状体。

晶状体是唯一可调节的屈光装置。看近物时，睫状肌收缩，睫状体向前内移位，靠近晶状体，睫状小带松弛，晶状体因本身弹性而变厚，屈光能力增强。看远物时，睫状肌舒张，睫状体向后外侧移位，睫状小带拉紧，使晶状体变薄，屈光能力减弱。随年龄增长，晶状体弹性减退，睫状肌对晶状体调节功能减弱，看近物时晶状体曲度不能相应增大导致视物不清，俗称老花眼。因代谢和外伤等原因，晶状体发生混浊而影响视力，称为白内障。

拓展资源 ----- ER9-1 白内障超声乳化技术 -------- ●

3. 玻璃体(vitreous body) 玻璃体为晶状体与视网膜之间的无色透明的胶状物,具有屈光和支撑视网膜的作用。若玻璃体支撑作用减弱,可导致视网膜与脉络膜剥离;若玻璃体混浊,可影响视物,临床称飞蝇感或飞蚊症。

二、眼副器

眼副器包括眼睑、结膜、泪器、眼球外肌等结构,对眼球起保护、运动和支持作用。

(一) 眼睑

眼睑(palpebra)分上睑和下睑,遮盖于眼球前方(图 9-6)。上、下睑之间的裂隙称**睑裂**。睑裂的内、外侧端分别称**内眦和外眦**,眼睑的游离缘称**睑缘**,睑缘长有睫毛,睫毛根部的皮脂腺称**睑缘腺**,它开口于睫毛毛囊。

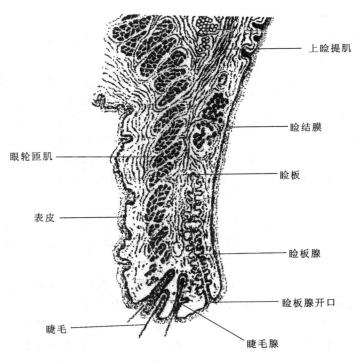

图 9-6 眼睑

眼睑的结构分5层,由浅入深依次为皮肤、皮下组织、肌层、睑板和睑结膜。皮肤薄而柔软,皮下组织疏松,是水肿或淤血易发生部位,肌层主要有眼轮匝肌和上睑提肌,睑板由致密结缔组织构成,内有睑板腺,其导管开口于睑缘,其分泌物有润滑睑缘和保护角膜的作用。

（二）结膜

结膜(conjunctiva)为一层富有血管的透明薄膜,分为两部分:衬于上、下眼睑内面的部分为**睑结膜**;覆盖在巩膜前面的部分称**球结膜**。上、下睑结膜与球结膜反折移行处,形成**穹窿结膜**,分别称**结膜上穹**和**结膜下穹**。闭眼时全部结膜围成一个囊状腔隙称**结膜囊**,此囊经睑裂与外界相通,滴眼药即滴入此囊内。沙眼和结膜炎是结膜的常见疾病。

（三）泪器

泪器由泪腺和泪道组成（图 9-7）。

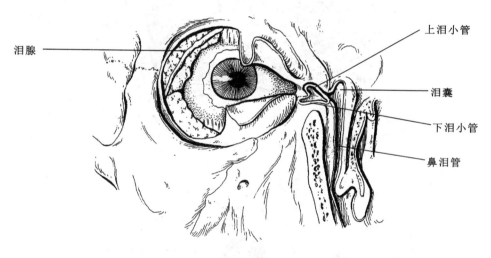

泪腺

上泪小管

泪囊

下泪小管

鼻泪管

图 9-7 泪器

1. 泪腺(lacrimal gland) 位于眶上壁前外侧的泪腺窝内,有 10～20 条排泄管,开口于结膜上穹外侧部。泪腺分泌的泪液,借助瞬眼活动涂布于眼球表面,湿润和清洁眼球,对眼球起保护作用。此外,泪液还有杀菌作用。

2. 泪道 包括泪点、泪小管、泪囊和鼻泪管 4 部分。

（1）**泪点**:在上、下睑缘内侧端各有一小突起,其顶部有一个小孔,称泪点,是泪小管的入口。

（2）**泪小管**:上、下各一,起于泪点,先分别向上、向下,然后转折向内侧,两管汇合开口于泪囊。

（3）**泪囊**:位于泪囊窝内,上端为盲端,下端移行于鼻泪管。

（4）**鼻泪管**:位于骨鼻泪管内,为一膜性管道,末端开口于下鼻道。

（四）眼球外肌

眼球外肌共 7 块,包括 6 块运动眼球肌和 1 块上睑提肌,均为骨骼肌。运动眼球的肌有内直肌、外直肌、上直肌、下直肌、上斜肌和下斜肌(图 9-8、图 9-9),4 块直肌和上斜肌都起于视神经管周围的总腱环,下斜肌起于眶下壁的前内侧部,全部止于眼球巩膜。内直肌使眼球转向内侧,外直肌使眼球转向外侧,上直肌使眼球转向上内方,下直肌使眼球转向下内方,上斜肌使眼球转向下外方,下斜肌使眼球转向上外方。眼球的正常转动,是由这 6 块肌协同作用的结果。当某一块眼球外肌麻痹时,在其拮抗肌的作用下,眼球向相反方向转位,两侧眼球转向出现差异,形成斜视。上睑提肌起自视神经管上缘,止于上睑的皮肤、上睑板,该肌收缩时,提上睑开大睑裂。

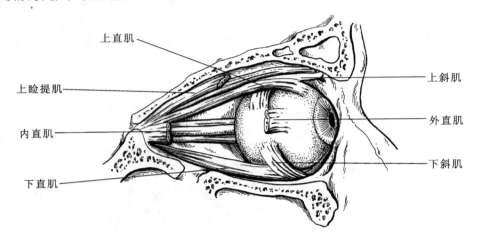

图 9-8　眼球外肌(右眼)

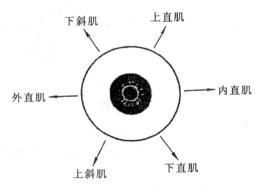

图 9-9　眼球外肌作用示意图

三、眼的血管

(一)眼动脉

眼动脉(ophthalmic artery)起自于颈内动脉,经视神经管入眶,在眶内发出分支分布于眼球壁、眼球外肌、泪腺和眼睑等。其最重要的分支为**视网膜中央动脉**(central artery of retina),它从眼动脉发出后先行于视神经下方,后穿入视神经鞘,在视神经盘处穿出分为 4 支,分别称**视网膜鼻侧上、下小动脉和视网膜颞侧上、下小动脉**(图 9-4)。临床上常用检眼镜观察这些小动脉,以帮助诊断某些疾病(如高血压)。

（二）眼静脉

眼静脉主要有眼上静脉和眼下静脉，其属支与同名动脉伴行。眼的静脉向前与面静脉相吻合，且无静脉瓣，向后注入海绵窦，故面部感染处理不当时，可通过眼静脉侵入颅内。

第二节　前庭蜗器

前庭蜗器（vestibulocochlear organ）又称**耳**（ear），是位觉和听觉器官，包括位觉器（前庭器）和听觉器（蜗器）两部分结构。按部位可分为外耳、中耳和内耳 3 部分（表 9-2、图 9-10）。外耳和中耳是收集和传导声波的结构，内耳有听觉和位置觉感受器。

表 9-2　耳的组成

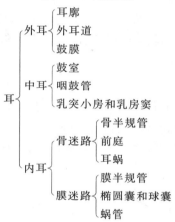

```
        ┌ 外耳 ┬ 耳廓
        │      ├ 外耳道
        │      └ 鼓膜
        │      ┌ 鼓室
        │ 中耳 ┼ 咽鼓管
   耳 ──┤      └ 乳突小房和乳房窦
        │      ┌ 骨迷路 ┬ 骨半规管
        │      │        ├ 前庭
        │      │        └ 耳蜗
        └ 内耳 ┤
               │ 膜迷路 ┬ 膜半规管
               └        ├ 椭圆囊和球囊
                        └ 蜗管
```

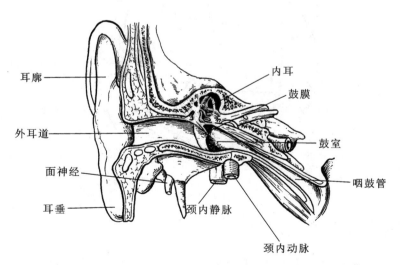

图 9-10　耳的全貌

一、外耳

外耳(external ear)包括耳廓、外耳道和鼓膜 3 部分。

(一) 耳廓

耳廓(auricle)位于头部两侧,大部分以弹性软骨为支架,外覆皮肤,皮下组织少,但血管丰富。耳廓下部无软骨的部分称**耳垂**,含丰富的血管,是临床采血的常用部位。中部有外耳门,外耳门前外方的突起称**耳屏**。

(二) 外耳道

外耳道(external acoustic meatus)为外耳门至鼓膜之间的弯曲管道,长约 2.5 cm,其外侧 1/3 为软骨部,朝向内后上;内侧 2/3 为骨部,朝向内前下,故将耳廓拉向后上方,可使外耳道变直,以检查外耳道和鼓膜。儿童外耳道短且直,检查时应向后下方拉耳廓。外耳道皮肤较薄,内含毛囊、皮脂腺和耵聍腺,耵聍腺的分泌物为黄褐色黏稠液体,干燥后形成痂块,称为**耵聍**。外耳道皮肤与骨膜、软骨膜结合紧密,不易移动,故外耳道发生疖肿时,疼痛剧烈。

(三) 鼓膜

鼓膜(tympanic membrane)(图 9-11)位于鼓室与外耳道之间,为椭圆形半透明薄膜。其外面朝向前下外,中心向内凹陷称**鼓膜脐**。鼓膜上 1/4 区称**松弛部**,活体观察鼓膜时,其呈淡红色;鼓膜下 3/4 区称紧张部,活体观察鼓膜时,其呈灰白色。鼓膜脐向前下方有一三角形的反光区称**光锥**。

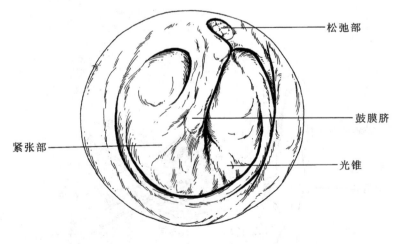

图 9-11　鼓膜

二、中耳

中耳(middle ear)位于外耳和内耳之间,大部分在颞骨岩部内,包括鼓室、咽鼓管、乳突窦和乳突小房。

（一）鼓室

鼓室（tympanic cavity）是颞骨岩部内不规则含气的小腔（图 9-12），有 6 个壁，腔内有 3 块听小骨和 2 块听小骨肌。

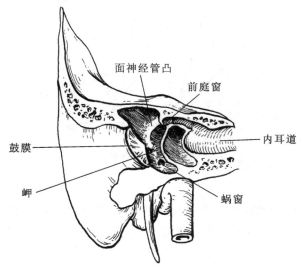

图 9-12 鼓室

1. 鼓室壁

（1）上壁：又称盖壁，为一分隔鼓室与颅中窝的薄层骨板。

（2）下壁：又称颈静脉壁，是分隔鼓室与颈内静脉起始处的薄层骨板。

（3）前壁：又称颈动脉壁，与颈内动脉相邻，其上部有咽鼓管的鼓室开口。

（4）后壁：又称乳突壁，上部有乳突窦的开口，由此经乳突窦向后与乳突小房相通。

（5）外侧壁：又称鼓膜壁，主要由鼓膜构成，借鼓膜与外耳道分隔。

（6）内侧壁：又称迷路壁，即内耳迷路的外侧壁。此壁的中部隆凸称**岬**。岬的后下方有一圆孔，称**蜗窗**，被第二鼓膜封闭。岬的后上方有一卵圆形孔，称**前庭窗**，被镫骨底封闭。前庭窗的后上方有一弓形隆起，称**面神经管凸**，其深部有**面神经管**，管内有面神经通过。

2. 听小骨 位于鼓室内，由外向内依次为**锤骨**、**砧骨**和**镫骨**（图 9-13）。锤骨柄附着于**鼓膜脐**；中间的砧骨与锤骨和镫骨形成关节；内侧的镫骨底借韧带连于前庭窗边缘，并封闭该窗。3 块骨借关节相连构成听骨链。当声波振动鼓膜时，引起听骨链杠杆运动，使镫骨底在前庭窗做向内或向外的运动，将声波的振动从鼓膜传递到内耳。

3. 听小骨肌 **鼓膜张肌**位于咽鼓管上方，止于锤骨柄，紧张鼓膜；**镫骨肌**位于锥隆起内，止于镫骨，作用是牵拉镫骨底向外，以减小镫骨传向内耳的压力。

（二）咽鼓管

咽鼓管（auditory tube）是连通咽与鼓室的管道（图 9-10）。近鼓室的 1/3 段为骨部，近咽的 2/3 段为软骨部。咽鼓管鼓室口开口于鼓室前壁，咽鼓管咽口开口于鼻咽侧壁，主要作用是维持鼓室与外界大气压的平衡，有利于鼓膜的正常振动。幼儿的咽鼓管较成人短而平，咽部感染易经此管蔓延至鼓室，引起化脓性中耳炎。

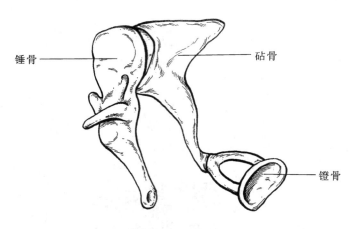

图 9-13 听小骨

（三）乳突小房和乳突窦

乳突小房是颞骨乳突内许多不规则的含气小腔，它们互相连通。**乳突窦**（mastoid antrum）是介于乳突小房与鼓室之间的小腔，向前开口于鼓室后壁，向后通向乳突小房。

三、内耳

内耳（internal ear）又称**迷路**（labyrinth），由骨迷路和膜迷路组成，位于颞骨岩部内，介于鼓室内侧壁和内耳道之间。骨迷路是颞骨岩部内的骨性隧道；膜迷路套在骨迷路内，由互相连通的膜性小管和小囊组成。膜迷路内、外充满内、外淋巴，且内、外淋巴之间互不相通。位、听觉感受器位于膜迷路内。

（一）骨迷路

骨迷路（bony labyrinth）由后外向前内依次分为骨半规管、前庭和耳蜗 3 部分（图 9-14），它们彼此连通。

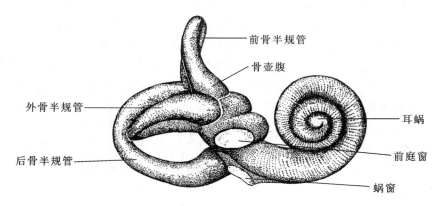

图 9-14 骨迷路

1. 骨半规管（bony semicircular canals）　位于骨迷路的后部，由 3 个相互垂直排列的半环形小管组成，分别称为前、后、外骨半规管。每个骨半规管均有两个脚，其中一脚膨大称**骨壶腹**,前、后骨半规管的另一个脚合成一个**总脚**,因此,3 个骨半规管共有 5 个脚,分别开口于前庭。

2. 前庭(vestibule) 位于骨迷路中部。其外侧壁即鼓室的内侧壁,有前庭窗和蜗窗;内侧壁为内耳道底;后壁借 5 个孔与 3 个骨半规管相通;前壁通向耳蜗。

3. 耳蜗(cochlea) 位于前庭的前内侧,形似蜗牛壳,耳蜗的尖端朝向前外侧称**蜗顶**;**蜗底**朝向后内侧,对向内耳道底。位于耳蜗中央的圆锥形骨性中轴称**蜗轴**,蜗轴伸出的骨片称**骨螺旋板**,伸入蜗螺旋管内,并与膜迷路的蜗管相连,将蜗螺旋管分隔为上、下两部分,上部称**前庭阶**,下部称**鼓阶**。两者绕蜗轴至蜗顶处相通(图 9-15)。

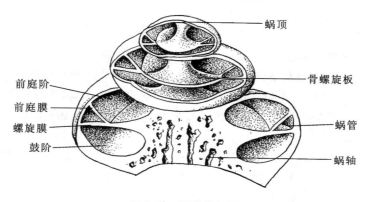

图 9-15 耳蜗纵切面

(二)膜迷路

膜迷路(membranous labyrinth) 可分为膜半规管、椭圆囊和球囊、蜗管 3 部分(图 9-16)。

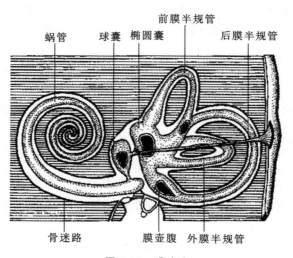

图 9-16 膜迷路

1. 膜半规管(membranous semicircular ducts) 位于同名的骨半规管内,形状与骨半规管相似。每管在骨壶腹内的部分也相应膨大称**膜壶腹**,其管壁有一嵴状隆起称**壶腹嵴**,

是位觉感受器,能感受头部旋转变速运动的刺激。

2. 椭圆囊(utricle)**和球囊**(saccule)　位于前庭内,椭圆囊位于后上方,与膜半规管的5个孔连通;球囊位于前下方,与蜗管连通。两囊内面壁上均有隆起的小斑,即**椭圆囊斑**和**球囊斑**,为位置觉感受器,能感受静止状态下地心引力的刺激产生位置觉,或感受直线变速运动的刺激。

3. 蜗管(cochlear duct)　位于蜗螺旋管内,其横切面呈三角形。蜗管的上壁称**前庭膜**,下壁称**螺旋膜**。在螺旋膜的上面,有突向蜗管内腔的隆起,随蜗管延伸成螺旋形,称**螺旋器**,又称 **Corti 器**,为听觉感受器,能感受声波刺激。

四、声波的传导途径

声波传入内耳有两条途径,一是空气传导,二是骨传导。

1. 空气传导　声波经耳廓、外耳道引起鼓膜振动,中耳的听小骨链将鼓膜振动传至前庭窗,引起前庭阶外淋巴的波动。外淋巴的波动传导至鼓阶,引起鼓阶外淋巴波动,鼓阶外淋巴的波动引起蜗管的内淋巴波动和螺旋膜的振动,刺激螺旋器产生神经冲动,经蜗神经传入脑的听觉中枢,产生听觉。

2. 骨传导　声波经颅骨和骨迷路传导引起内耳的内淋巴波动,刺激螺旋器产生神经冲动引起听觉。骨传导由于没有听小骨的放大作用,其效能甚微。

正常情况下以空气传导为主。

第三节　皮　　肤

皮肤(skin)是人体最大的器官,覆盖全身表面,总面积为 $1.2\sim2.0\ m^2$,约占人体体重的 16%,是人体痛、温、触、压觉感受器的所在部位。各部皮肤薄厚不一,以手掌及足底最厚,腋窝和面部最薄。皮肤具有保护、吸收、排泄、感觉、调节体温以及参与物质代谢等作用。

一、皮肤的结构

皮肤由表皮和真皮两部分组成。

(一)表皮

表皮(epidermis)位于皮肤的浅层,由角化的复层扁平上皮组成,表皮由两类细胞组成:一类是角蛋白形成细胞,构成表皮主要细胞,分层排列;另一类是非角蛋白形成细胞,数量较少,散在分布。

1. 角蛋白形成细胞　又称角质形成细胞(keratinocyte),根据细胞的形态特点和位置,由基底至表面可分为典型的 5 层结构(图 9-17)。

(1)**基底层:**此层附着于基膜上,由一层矮柱状或立方形细胞组成,称基底细胞。基底细胞属幼稚细胞,有活跃的分裂增殖能力,新生的细胞向浅层移行,分化为其余各层细胞,故基底层又称生发层。

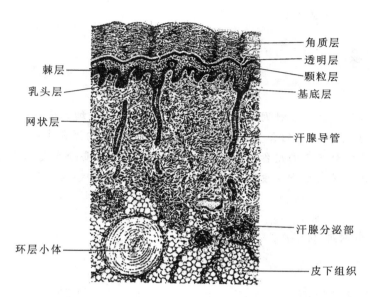

图 9-17 皮肤

（2）**棘层**：位于基底层浅面，由 4～10 层多边形细胞组成。细胞表面伸出许多短小的棘状突起，故名棘细胞。棘细胞向浅层推移，细胞逐渐变为扁平形。

（3）**颗粒层**：位于棘层浅面，由 2～3 层梭形细胞组成。细胞核趋于退化，细胞质内充满嗜碱性颗粒，故称颗粒层。这些颗粒为透明角质颗粒，以胞吐方式将其内容物释放到细胞间隙中，构成阻止物质透过表皮的重要屏障。

（4）**透明层**：位于颗粒层浅面，由数层扁平细胞组成。此层细胞界限不清，细胞核和细胞器退化消失，呈均质透明状，故名透明层。

（5）**角质层**：位于表皮的最浅层，由多层扁平的角质细胞组成，细胞已完全角化，轮廓不清，细胞核和细胞器已完全消失，角质层对阻止体外物质的侵害和体内物质的丢失有重要作用。角质层的表层细胞连接松散，逐渐脱落形成皮屑。

2. 非角蛋白形成细胞 包括黑素细胞和郎格汉斯细胞等。

（1）**黑素细胞**：散在于基底细胞之间，具有合成黑色素、形成黑素颗粒的功能。黑色素为棕黑色或深棕色的生物色素，是决定皮肤颜色的重要因素。根据黑素颗粒的大小、含量和分布等，决定不同种族或同一个体不同部位肤色的差异。黑色素能吸收紫外线，可保护深部组织免受损伤。

（2）**郎格汉斯细胞**：主要存在于棘层内，是有树枝状突起的细胞。目前认为郎格汉斯细胞参与免疫应答，属单核吞噬细胞系统。

（二）真皮

真皮（dermis）位于表皮与皮下组织之间，分为乳头层和网状层。

1. 乳头层 借基膜与表皮相连，呈乳头状突向表皮，称真皮乳头。乳头内含丰富的毛细血管，有利于供给表皮营养物质和运出代谢产物；同时，有些乳头内还含有游离神经末梢和触觉小体。

2. 网状层 位于乳头层深面，此层内有较粗大的血管、淋巴管、神经纤维以及毛囊、皮

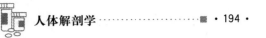

脂腺和汗腺等,并有环层小体。

知识链接

肤色的奥秘

　　一个人的肤色与多种因素有关,如皮肤的折光性、毛细血管的分布、血液的流量、表皮的厚薄、胡萝卜素的含量等。但最主要取决于表皮内黑色素的含量。黑种人的黑色素几乎密集分布于表皮各层,而黄种人和白种人则主要分布于基底层内,白种人的黑素细胞比黄种人更少。皮肤血管和其中的血液则使皮肤"黑里透红"或"白里透红"。

二、皮肤的附属器

(一)毛

体表皮肤除手掌、足底等处外,均有毛分布。露出皮肤外的部位称毛干,埋在皮肤内的称毛根。毛根周围包有毛囊。毛根和毛囊下端形成膨大的毛球,毛球底面内凹,结缔组织突入其中,称**毛乳头**,内含毛细血管和神经,是毛的生长点,它对毛的生长起诱导、营养作用,如毛乳头被破坏或退化,毛即停止生长并脱落。毛和毛囊斜长在皮肤内,与皮肤表面呈钝角的一侧,有一束平滑肌纤维,连于毛囊和真皮乳头层之间,称**立毛肌**。立毛肌受交感神经支配,收缩时使毛竖立。

(二)皮脂腺

皮脂腺(sebaceous gland)位于立毛肌与毛囊之间,开口于毛囊上段,也可直接开口于皮肤表面。皮脂有柔润皮肤和保护毛发的作用。

(三)汗腺

汗腺(sweat gland)是弯曲的单管状腺,开口于表皮的汗孔,遍布于全身各处,以手掌、足底和腋窝等处最多。汗腺分为小汗腺和大汗腺两种,小汗腺遍布于全身皮肤内,分泌部位为真皮深层或皮下组织内,开口于皮肤表面。大汗腺主要分布于腋窝、会阴及肛门周围等处,其分泌部较粗,腺腔较大,腺导管较直,开口于毛囊,分泌物较浓稠,无特殊气味,经细菌分解后可有臭味,称狐臭。

知识链接

痤疮

　　痤疮,俗称粉刺或青春痘,是青春期常见的皮肤病,它的形成与雄激素的分泌有关。青春发育期,体内的性激素分泌增多,其中雄激素的生成过多,促使皮脂腺功能异常旺盛,产生大量皮脂。雄激素还可促进毛囊口的上皮角化过度,使毛囊口被角质堵塞,皮脂无法顺利排出,以致皮脂在皮脂腺内积聚,就容易形成痤疮。此外,皮脂的成分不正常、细菌感染及遗传因素也是痤疮发生的因素。老年人由于皮脂腺萎缩,所以皮肤和毛均干燥并失去光泽。

（四）指（趾）甲

指（趾）甲位于手指和足趾的背面,由多层排列紧密的角化上皮细胞组成。露出体表的部分为甲体,甲体下方的皮肤为甲床,埋入皮肤内的称甲根,甲体两侧和甲根浅面的皮肤皱襞为甲襞,甲襞与甲体之间的沟称甲沟。甲根附着处的上皮细胞分裂旺盛,该处称甲母基或甲母质,是甲体的生长区,指（趾）受损或拔除后,如甲母质仍保留,则甲仍能再生。

小 结

感觉器由视器和前庭蜗器等组成。

视器（眼）由眼球和眼副器组成,是感受光刺激的视觉器官。眼球由眼球壁及眼球内容物组成。眼球壁由外向内依次为眼球纤维膜、血管膜和视网膜。眼球纤维膜分为角膜和巩膜;眼球血管膜分为虹膜、睫状体和脉络膜;视网膜分为视网膜虹膜部、睫状体部和视部。眼球内容物包括房水、晶状体和玻璃体,这些结构和角膜共同组成眼球的屈光系统。眼副器包括眼睑、结膜、泪器、眼球外肌等,对眼球起保护、运动和支持的功能。

前庭蜗器（耳）是位觉和听觉器官,分为外耳、中耳和内耳。外耳和中耳是收集和传导声波的装置,内耳有听觉和位置觉感受器。外耳包括耳廓、外耳道和鼓膜;中耳由鼓室、咽鼓管、乳突窦和乳突小房组成;内耳由骨迷路和膜迷路组成。其中骨迷路分为骨半规管、前庭和耳蜗;膜迷路分为膜半规管、椭圆囊和球囊、蜗管。声波传入内耳以空气传导为主。

皮肤覆盖全身表面,由表皮和真皮组成。表皮位于皮肤的浅层,由角蛋白形成细胞和非角蛋白形成细胞组成;真皮位于表皮与皮下组织之间,分为乳头层和网状层。皮肤中有毛、皮脂腺、汗腺和指（趾）甲等皮肤附属器。皮肤具有保护、吸收、排泄、感觉、调节体温以及参与物质代谢等作用。

能力检测

1. 简述房水的产生和循环的途径。
2. 试述眼球的组成。
3. 简述声波的传导途径。

（李 超）

扫码看答案

第十章
神经系统

 学习目标

掌握：神经系统的区分、常用术语；脊髓的位置、外形；灰质前角、后角、侧角的位置及功能；脊髓内上、下行主要纤维束的位置和功能；脑的分部；脑干的组成；脑神经连脑的部位；基底核的位置和组成；大脑皮质功能定位；内囊的位置、分部，各部通过的重要纤维束及临床意义；硬膜外隙、蛛网膜下隙的位置和临床意义；大脑动脉环的位置、构成及意义；脑脊液的产生和循环途径；颈丛、臂丛、腰丛、骶丛的位置和主要分支及分布；脑神经的名称、顺序及性质；动眼神经、三叉神经、面神经、舌咽神经、迷走神经纤维成分和分布范围；内脏运动神经的特点；交感、副交感神经的区别；深、浅感觉传导通路以及视觉传导通路的组成；锥体束的组成和上、下运动神经元损伤后的不同表现。

熟悉：反射及反射弧的概念；脊髓节段与椎骨的对应关系；脑神经核、重要中继核的名称及其功能；脑干内上、下行纤维束的名称和功能；大脑半球的分叶，主要沟、回的名称和位置；各脑室的位置及交通关系；小脑的位置和功能；间脑的位置、分部；背侧丘脑位置、分部；硬脑膜主要形成结构的名称和位置；主要硬脑膜窦的名称、位置和流注关系；脊神经的组成和纤维成分；胸神经分布的节段性及体表标志；视神经、滑车神经、展神经、位听神经、副神经、舌下神经的分布；视觉传导通路不同部位损伤后的视觉变化；内脏神经的概念；交感干的位置、组成；头面部浅感觉的传导通路；瞳孔对光反射的途径。

了解：神经系统的功能；脊髓的功能；网状结构的概念；下丘脑的功能；边缘系统的概念；脑和脊髓的被膜和血管；正中神经、尺神经、桡神经、胫神经和腓总神经损伤后的表现；内脏感觉神经的特点；内脏牵涉痛的概念；锥体外系的概念。

神经系统在人体各系统中处于主导地位，既能调节人体各系统器官的活动，维持内部环境的恒定，使人体成为一个正常的整体；又能通过各种感受器接受外界刺激，并做出反应，使人体与外界环境保持平衡和统一。例如，当人们从事体力劳动时，骨骼肌收缩，心跳加速，呼吸加快，而胃肠的蠕动则减弱，这些活动都在神经系统的支配下协调地进行。当然，其他系统对于神经系统也有重要的作用。例如，当脑进行紧张的活动时，循环系统及时向脑输送氧气和营养物质,并带走代谢产物,保证脑的正常活动得以进行。人脑的飞跃发展,使人类不仅能够认识世界,而且能够主动地改造客观世界。

第一节　概　　述

一、神经系统的区分

神经系统(nervous system)是由脑、脊髓以及遍布全身各处的神经共同组成的一个完整系统(图 10-1)。通常将神经系统分为中枢神经系统和周围神经系统两部分。中枢神经系统包括位于颅腔内的脑和椎管内的脊髓;周围神经系统包括与脑相连的 12 对脑神经和与脊髓相连的 31 对脊神经。

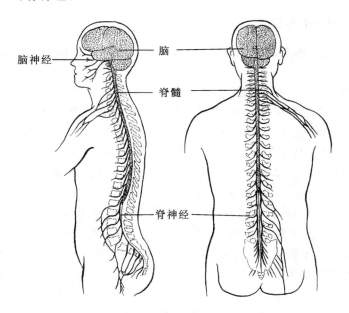

图 10-1　神经系统概观

　　周围神经系统又可按分布的对象不同而分为**躯体神经**和**内脏神经**:**躯体神经**分布于体表和运动系统;**内脏神经**分布于内脏各器官、循环系统和各种腺体。根据性质不同又分为**感觉神经**和**运动神经**。躯体神经和内脏神经都有**感觉纤维**和**运动纤维**。感觉纤维(传入纤维)将身体各处感受器产生的神经冲动传向中枢神经;运动纤维(传出纤维)将中枢神经的冲动传向身体各处的效应器,即骨骼肌、心肌、平滑肌和腺体。内脏神经的传出纤维按其形态结构和生理功能的不同又分为**交感神经**和**副交感神经**两个部分,这两部分神经多互相配合以支配内脏器官的正常活动。

　　神经系统的这两种分法往往交错运用。本书结合两种分法,按照中枢神经、周围神经和内脏神经的顺序进行叙述(表 10-1)。

表 10-1 神经系统的组成

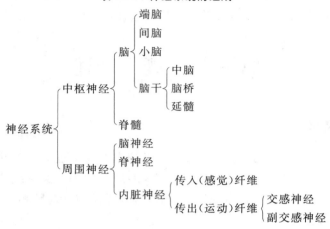

二、神经系统的基本结构

构成神经系统的基本组织是神经组织,由**神经元**(neuron)和**神经胶质细胞**(neuroglia cell)组成。

神经元是神经系统结构和功能的基本单位,由胞体和突起两部分构成。**胞体**呈球形、卵圆形、圆锥形或多角形等多种形态;突起包括树突和轴突两种。**树突**有一个或多个,短而分叉,形似树枝,有的神经元其树突表面还有许多芽状的小棘,从而增加了树突的工作面积;**轴突**只有一条,细长而分支少,但末端分为较多的细小的突起。神经冲动从树突传至胞体,再由胞体沿轴突传出。轴突与另一个神经元的树突或胞体接触,构成**突触**,神经冲动(信息)就这样通过突触从一个神经元传递给另一个神经元。

神经元可按其突起的数目不同而分为 3 类:①**假单极神经元**:从胞体发出一个突起,随即做"T"字形分叉,一支到感受器称周围突,另一支入中枢称中枢突。②**双极神经元**:有两个突起,一个轴突和一个树突。③**多极神经元**:有多个树突和一个轴突。神经元又可按功能分为 3 类:①**感觉神经元**:假单极神经元和双极神经元都属此类,它们将体内、外各种刺激转化为神经冲动,传入中枢。②**运动神经元**:全是多极神经元,它们将神经冲动从中枢传到效应器,管理肌肉和腺体的活动。③**联络神经元**:又称**中间神经元**,也是多极神经元,位于中枢,居感觉神经元和运动神经元之间,传递神经冲动,起联络作用。

三、反射与反射弧

反射是神经系统进行活动的基本形式。感受器接受刺激,并将刺激转化为神经冲动,通过感觉神经元传入中枢;而中枢发放的神经冲动则由运动神经元传到效应器,做出反应,这个生理过程称为反射。例如,叩诊锤叩打髌韧带,导致小腿前踢即膝关节做前伸运动,这是一种简单的反射,称膝跳反射。

神经系统进行反射活动的形态基础就是**反射弧**,整个反射弧由感受器、传入神经、中枢、传出神经和效应器 5 个部分组成。例如,膝跳反射中的感受器是髌韧带内的张力感受器,称神经腱梭;传入神经是股神经的躯体传入纤维;中枢是脊髓的腰段;传出神经是股神经的躯体传出纤维;而效应器是股四头肌。如果反射弧的完整性因为某个环节的病变而遭到破坏,那么原来的反射就不再出现。例如,小儿麻痹症的患者,可因一侧腰骶部脊髓的病变导致同侧下肢瘫痪,原有的膝反射也就不再出现了。

最简单的反射只有两个神经元参加,即感觉神经元和运动神经元,它们在中枢内构成突触。但一般的反射都有一个或多个联络神经元参与。复杂的反射其反射弧往往是由为数众多的神经元参与组成。人类的神经活动十分复杂,既不是每次刺激都立即做出反应,也不是每次行动都由当时的刺激引起。例如,人们在学习时可将视、听器所感受的刺激,用脑进行分析或综合,然后作为信息加以储存,即只用反射弧的感受器、传入神经和中枢这三个部分。又如,人们可以按照预定的计划采取行动,即运用反射弧的中枢、传出神经和效应器这三部分。

四、神经系统的常用术语

1. 灰质与白质 中枢神经系统内,神经元的胞体和树突集中处,在新鲜标本上呈灰色,称**灰质**（gray matter）。轴突集中处髓鞘也多,在新鲜标本上呈白色,称**白质**（white matter）。

2. 皮质与髓质 分布在大、小脑表面的灰质特称**皮质**（cortex）。分布在大、小脑深面的白质特称**髓质**（medulla）。

3. 神经节与神经核 形态相似和功能相近的神经元,其胞体常聚集在一起,位于周围神经系统的称**神经节**（ganglion）；位于中枢神经系统的称**神经核**（nucleus）。

4. 神经和纤维束 神经元的突起常集中成束,在周围部称**神经**（nerve）；在中枢部称**纤维束**（fasciculus）。神经中可含功能相同的纤维,如视神经只含躯体传入纤维；也可含有功能不同的纤维,如股神经含有躯体传入和传出的纤维。纤维束则由功能相同的神经纤维组成,其名称多由起止点来决定,例如,起自脊髓而止于丘脑的纤维束称脊髓丘脑束。

5. 网状结构 中枢神经内,神经纤维纵横穿插成网,神经元的胞体散处其中,这种结构称为**网状结构**（reticular formation）,神经元在此进行复杂的联系。

第二节 中枢神经系统

一、脊髓

（一）脊髓的位置和外形

脊髓（spinal cord）位于椎管内,上端在枕骨大孔处与延髓相续,下端平第 1 腰椎的下缘（成人）,长约 45 cm。

脊髓呈前后略扁的圆柱形,全长粗细不等,有两处膨大,上方的称为**颈膨大**（cervical enlargement）,下方的称为**腰骶膨大**（lumbosacral enlargement）,两个膨大内含有较多的神经元胞体和神经纤维,这与四肢活动有关。脊髓的末端变细,呈圆锥状,称**脊髓圆锥**（conus medullaris）。自脊髓圆锥的下端,脊髓向下延续为无神经组织的**终丝**,附于尾骨的背侧（图 10-2）。

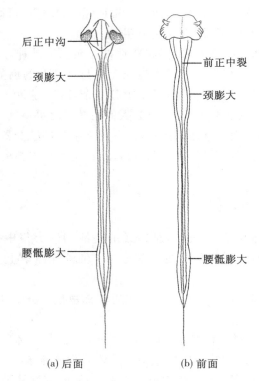

(a) 后面   (b) 前面

图 10-2　脊髓外观

　　脊髓的表面有 6 条平行的纵沟,纵贯脊髓全长,位于前面正中的称为**前正中裂**,较深。位于后面正中的称为**后正中沟**,较浅。在前正中裂和后正中沟的两侧,都各有一条平行的沟,分别称为**前外侧沟**和**后外侧沟**。前、后外侧沟内分别有脊神经的前、后根根丝连于脊髓。两根在椎间孔处汇合成一条脊神经。每条脊神经的后根上,都有一个膨大的**脊神经节**(图 10-3)。

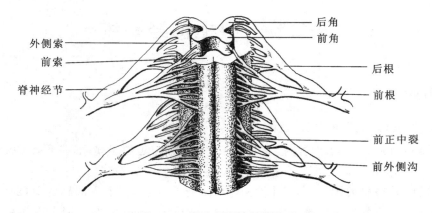

图 10-3　脊髓和脊神经的关系

　　脊髓的两侧连有 31 对脊神经,每对脊神经所连接的一段脊髓,称为一个**脊髓节段**。因此脊髓也可分为 31 个节段,即 8 个颈节,12 个胸节,5 个腰节,5 个骶节和 1 个尾节。

　　人胚胎早期,脊髓与椎管的长度相等,脊神经呈水平方向进出相应椎间孔。以后,中枢神经向头端发展迅速,而脊柱向尾端增长显著,脊髓生长慢于椎管的延长,因脊髓上端固定,故脊髓下端相应逐渐上升。出生时,脊髓下端只达第 3 腰椎水平,成人则平第 1 腰椎下缘。与此同时,早被椎间孔固定了位置的脊神经,也有不同程度的倾斜,其中腰、骶、尾神经尤其显著,它们围绕终丝垂直下降,然后在相应的椎间孔进出,合称马尾。因为第 1 腰椎以下无脊髓,仅有马尾,脊神经又都浸泡在脑脊液中,故临床上可在第 3、4 腰椎棘突间进行腰椎穿刺,而不致损伤脊髓。

　　了解脊髓节段与椎骨的对应关系,在确定脊髓病灶的位置时有实际意义。其规律大致如下:上颈髓($C_1 \sim C_4$)与同序数的椎骨相对应;下颈髓($C_5 \sim C_8$)和上胸髓($T_1 \sim T_4$)比同序数的椎骨高 1 个椎体;中胸髓($T_5 \sim T_8$)比同序数的椎骨高 2 个椎体;下胸髓($T_9 \sim T_{12}$)则较同序数的椎骨高 3 个椎体;腰髓平对第 10～11 胸椎;骶髓和尾髓约在 12 胸椎和第 1 腰椎的高度(图 10-4)。

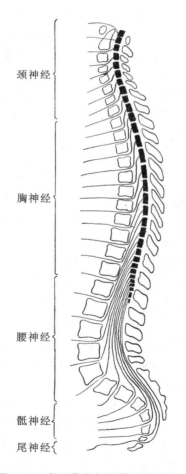

颈神经

胸神经

腰神经

骶神经

尾神经

图 10-4　脊髓节段与椎骨的对应关系

知识链接 - •

脊髓节段与椎骨节段

在临床上,脊柱的损伤能引起脊髓的损伤,严重的可引起截瘫和感觉障碍,根据椎骨节段和脊髓节段的对应关系,可以准确地推测是哪一个脊髓节段的损伤,准确诊断。

(二)脊髓的内部结构

观察脊髓的横切面,可见中部被横断的纵行小管,称**中央管**(central canal),中央管的周围是"H"形的灰质,灰质的周围是白质。

1. 灰质 灰质从后到前分为后角、中间带和前角三部分(图 10-5)。

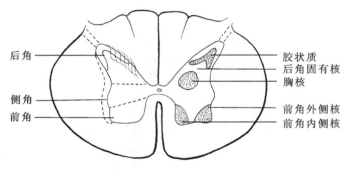

图 10-5 脊髓的灰质

（1）后角（柱）：是灰质后端的狭长部分,主要由联络神经元组成。它接受脊神经后根进入脊髓的感觉纤维。后角的神经核从尖端到基底部依次是**胶状质**、**后角固有核**和背核（又称胸核）。这些神经核都与后根感觉神经有关。

（2）中间带：含有中间内、外侧核。**中间内侧核**见于脊髓全长,与内脏感觉有关。**中间外侧核**见于胸髓和上 3 个腰髓节段,因其向外侧突出,故又称**侧角（柱）**,它是交感神经在脊髓的低级中枢。在骶髓第 2～4 节段,相当于中间外侧核的部位是骶副交感核,它是副交感经在脊髓的低级中枢。

（3）前角（柱）：主要由运动神经元组成,其轴突参与组成前根,离开脊髓而分布于骨骼肌。靠内侧的**前角内侧核**,支配躯干肌;偏外侧的**前角外侧核**,在颈、腰骶膨大处发达,支配四肢肌。这些前角运动细胞可分为两类:①α 细胞是大型细胞,分布于梭外肌纤维,传导随意运动的神经冲动;②γ 细胞是小型细胞,分布于梭内肌纤维,对肌张力的维持起重要作用。

2. 白质 白质位于灰质的周围,从后到前依据脊髓表面的六条沟分为后索、外侧索和前索 3 部分(图 10-6)。正中沟与后外侧沟之间为**后索**,后外侧沟与前外侧沟之间为**外侧索**,前外侧沟与前正中裂之间为**前索**,两侧前索在灰质联合前互相连结的部分,称**白质前连合**。

白质中向上传递神经冲动的传导束称上行传导束,向下传导的称下行传导束。传导束多数按起止点命名。上述两种长距离的传导束多位于白质周围部。另外,紧贴灰质表面的是固有束,它在脊髓的节段间联络方面起重要作用。

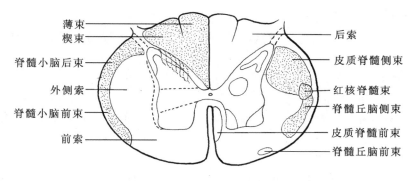

图 10-6 脊髓的白质

（1）上行传导束

①**薄束**（fasciculus gracilis）和**楔束**（fasciculus cuneatus）：位于后索内。薄束在后正中沟的两侧，楔束位于第 4 胸髓节段以上的薄束的外侧。薄束传导下半身（第 5 胸椎以下）、楔束传导上半身（第 4 胸椎以上）的本体感觉（肌、腱、关节的位置或运动觉）和精细触觉（辨别两点的距离和物体的纹理粗细）的冲动。

②**脊髓丘脑束**（spinothalamic tract）：位于外侧索的称为**脊髓丘脑侧束**；位于前索的称为**脊髓丘脑前束**。两束均起自后角固有核，轴突越过白质前连合到对侧的外侧索和前索，上行至间脑的背侧丘脑腹后外侧核。前者传导痛觉和温度觉；后者传导粗略触觉和压觉。后根中传递痛、温觉进入脊髓的纤维一般先上升 1～2 节段，再终止于后角固有核。所以，如果一侧脊髓丘脑侧束损伤，患者在距离损伤平面以下 1～2 节段，才开始出现对侧的皮肤痛、温觉障碍。

（2）下行传导束

①**皮质脊髓侧束**（lateral corticospinal tract）：位于外侧索后部，起自大脑皮质的锥体细胞，下行到延髓时交叉到对侧，贯穿脊髓全长，陆续止于对应节段的脊髓灰质前角内中间神经元或者运动神经元。皮质脊髓侧束的功能是控制同侧四肢骨骼肌的随意运动。

②**皮质脊髓前束**（anterior corticospinal tract）：位于前正中裂的两侧，起自大脑皮质，在延髓不交叉，一般只下行到颈髓和上胸髓。皮质脊髓前束的纤维大部分逐节经过白质前连合越边，止于两侧的前角内侧的运动细胞，皮质脊髓前束的功能是控制躯干骨骼肌的随意运动。

 拓展资源　　ER10-1　肌萎缩侧索硬化

③其他的下行传导束：**红核脊髓束**位于外侧索的皮质脊髓侧束前方；**网状脊髓束**起自脑干的网状结构，在前索和外侧索中下行；**前庭脊髓束**位于前索。以上三束与骨骼肌张力的调节有关。

（三）脊髓的功能

脊髓是中枢神经系统的低级中枢,正常情况下,它受脑的控制。因此,它具有以下双重功能。

1. 反射功能 以脊髓为中枢完成各种简单的脊髓反射。

2. 传导功能 脊髓经上行传导束将各种感觉冲动传至脑;又将脑发出的神经冲动,通过下行传导束和脊神经传至效应器。在脊髓受损时,脊髓的反射功能和传导功能都出现障碍。

二、脑

脑(brain)位于颅腔内,新鲜时质地柔软,包括端脑、间脑、小脑和脑干等 4 个部分(图10-7)。人脑特别是大脑皮质高度发展,它控制着其余脑部和脊髓的活动。成人脑重量平均为 1200～1500 g,中国人男性是 1375 g,女性为 1305 g。

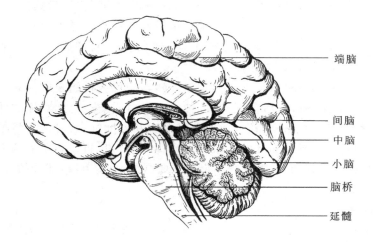

图 10-7 脑的正中矢状面

（一）脑干

脑干(brain stem)上接间脑,下续脊髓,背侧连小脑。脑干自上而下依次是中脑、脑桥和延髓,脑桥、延髓和小脑之间的室腔,称第四脑室,中脑内的管腔则称中脑水管。

1. 脑干的外形

（1）腹侧面 **延髓**(medulla oblongata)位于脑干下段,其腹侧面形似脊髓,下端有与脊髓相延续的前正中裂和前外侧沟。前正中裂两侧的隆起称**锥体**(pyramid),内有皮质脊髓束的纤维通过,大部分纤维在延髓下段越过中线,构成**锥体交叉**。锥体外侧有椭圆形突出称**橄榄**。在锥体与橄榄之间有舌下神经出脑,橄榄后外侧,自上而下有舌咽神经、迷走神经和副神经进出脑(图 10-8)。

脑桥(pons)的腹侧面有横行纤维构成的隆起,称**脑桥基底部**,基底部中央有纵行的浅沟,称**基底沟**。自基底部向两侧延伸连于**小脑中脚**(脑桥臂)。脑桥下缘借延**髓脑桥沟**(bulbopontine sulcus)与延髓分界,沟中有 3 对脑神经,从外向内依次是前庭蜗神经、面神经和展神经。在小脑中脚的腹侧有三叉神经出入脑(图 10-8)。

中脑(midbrain)的腹侧面有两个柱状结构称**大脑脚**(cerebral peduncle),大脑脚内有

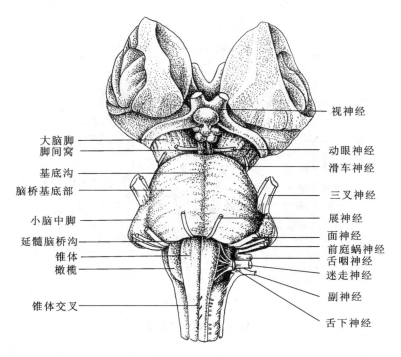

大脑脚
脚间窝
基底沟
脑桥基底部
小脑中脚
延髓脑桥沟
锥体
橄榄
锥体交叉

视神经
动眼神经
滑车神经
三叉神经
展神经
面神经
前庭蜗神经
舌咽神经
迷走神经
副神经
舌下神经

图 10-8　脑干腹面观

下行的传导束,两脚之间的凹陷称为**脚间窝**,动眼神经从脚间窝出脑(图 10-8)。

(2)背侧面　延髓下部后正中沟的两侧,各有两个隆起,内侧的隆起称为**薄束结节**(gracile tubercle),深面有薄束核;外侧的隆起为**楔束结节**(cuneate tubercle),深面有楔束核。楔束结节外上方是**小脑下脚(绳状体)**,由进入小脑的纤维束组成。延髓上部中央管敞开参与组成第四脑室底。第四脑室位于延髓、脑桥和小脑之间,室顶是小脑,室底是延髓和脑桥的背侧部,因室底为菱形故称为**菱形窝**(rhomboid fossa)。窝内有纵行的正中沟将窝底分为对称的两部分,每部分又被界沟(sulcus limitans)分为内、外侧两部分,外侧为感觉性神经核,内侧为运动性神经核。

脑桥的背侧面形成菱形窝的上部,其外侧壁为**左、右小脑上脚**,两个上脚间夹有薄层的白质层,称**上髓帆**,参与构成第四脑室顶。

中脑的背侧面有两对隆起,下方的一对隆起称为下丘(inferior colliculus),是听觉反质下反射中枢;上方的一对隆起称为上丘(superior colliculus),是视觉皮质下反射中枢。下丘下方有滑车神经出脑(图 10-9)。

2. 脑干的内部结构　脑干的内部结构包括灰质、白质和灰白相间的网状结构。

1)灰质　脑干内的灰质不形成连续的灰质柱,而是分散成团块,称神经核。根据其纤维联系及功能,神经核可分为 3 类:①脑神经核,与第 3～12 对脑神经发生联系;②中继核,经过脑干的上、下行纤维束在此进行中继换神经元;③网状核,位于脑干网状结构中。

(1)脑神经核　按功能不同可分为 4 种类型,即躯体感觉核、内脏感觉核、躯体运动核和内脏运动核(图 10-10、图 10-11)。

①**躯体感觉核**:有 5 对。a.**三叉神经中脑核**位于中脑;b.**三叉神经脑桥核**位于脑桥;

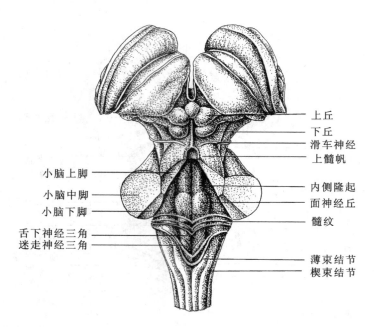

上丘
下丘
滑车神经
上髓帆
小脑上脚
小脑中脚
小脑下脚
内侧隆起
面神经丘
舌下神经三角
迷走神经三角
髓纹
薄束结节
楔束结节

图 10-9 脑干背面观

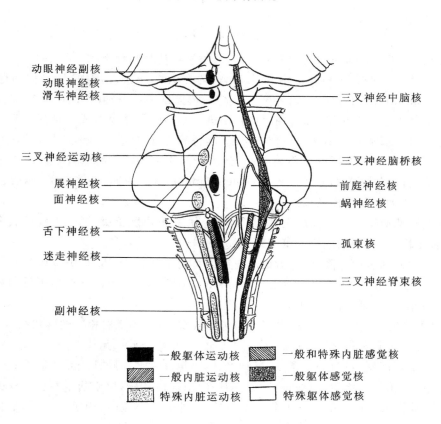

动眼神经副核
动眼神经核
滑车神经核
三叉神经中脑核
三叉神经运动核
三叉神经脑桥核
展神经核
前庭神经核
面神经核
蜗神经核
舌下神经核
迷走神经核
孤束核
三叉神经脊束核
副神经核

一般躯体运动核   一般和特殊内脏感觉核
一般内脏运动核   一般躯体感觉核
特殊内脏运动核   特殊躯体感觉核

图 10-10 脑神经核在脑干背面的投影

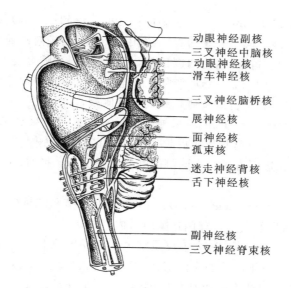

动眼神经副核
三叉神经中脑核
动眼神经核
滑车神经核

三叉神经脑桥核

展神经核

面神经核
孤束核

迷走神经背核
舌下神经核

副神经核
三叉神经脊束核

图 10-11 脑神经核（脑干侧面投影）

c. **三叉神经脊束核**细长,自颈髓上段向上延续至脑桥,与三叉神经脑桥核相续,三叉神经脑桥核与头面部的触觉传递有关,而三叉神经脊束核与头面部痛觉和温度觉的传导有关;d. **前庭神经核**位于第四脑室底前庭区的深面,接受自前庭蜗神经(Ⅷ)中前庭神经节并传导平衡觉的纤维,传导平衡觉;e. **蜗神经核**位于小脑下脚的腹外侧和背侧,接受来自前庭蜗神经(Ⅷ)中蜗神经节并传导听觉的纤维,传导听觉。

②**内脏感觉核**:位于躯体感觉核的内侧,称**孤束核**,它从延髓向上延伸到脑桥下段。孤束核接受来自迷走神经(Ⅹ)、舌咽神经(Ⅸ)和面神经(Ⅶ)的味觉及一般内脏感觉。

③**内脏运动核**:位于界沟内侧,属副交感神经核,共 4 对。a. **迷走神经背核**位于延髓,发出纤维加入迷走神经(Ⅹ)中,支配胸腹腔器官平滑肌的运动和腺体分泌;b. **下泌涎核**位于延髓的上部,发出纤维加入舌咽神经(Ⅸ)中,支配腮腺分泌;c. **上泌涎核**位于脑桥,发出纤维加入面神经(Ⅶ)中,支配舌下腺、下颌下腺和泪腺的分泌;d. **动眼神经副核**(E-W核)位于中脑,发出的纤维走行于动眼神经(Ⅲ)中,管理瞳孔括约肌和睫状肌的活动。

④**躯体运动核**:管理骨骼肌的活动,位于界沟内侧靠近中线,共 8 对。a. **舌下神经核**位于延髓,发出的纤维组成舌下神经(Ⅻ),支配舌肌;b. **副神经核**位于延髓,发出的纤维组成副神经(Ⅺ),支配胸锁乳突肌和斜方肌;c. **展神经核**位于脑桥,发出的纤维组成展神经(Ⅵ),支配外直肌;d. **滑车神经核**位于中脑,发出的纤维组成滑车神经(Ⅳ),支配上斜肌;e. **动眼神经核**位于中脑,发出的纤维走行于动眼神经(Ⅲ)中,支配上睑提肌、上直肌、内直肌、下直肌和下斜肌;f. **疑核**位于延髓,发出的纤维加入迷走神经(Ⅹ)和舌咽神经(Ⅸ)中,支配咽喉肌;g. **面神经核**位于脑桥,发出的纤维加入面神经(Ⅶ)中,支配表情肌;h. **三叉神经运动核**位于脑桥,发出的纤维加入三叉神经(Ⅴ)中,支配咀嚼肌。

(2)**中继核** 主要有:①**薄束核和楔束核**,在薄束结节和楔束结节深面;②**脑桥核**,在脑桥基底部,是大脑至小脑的下行纤维束的中继核;③**红核和黑质**,位于中脑,是大脑下行纤维束的中继核。

2)**白质** 主要由上、下行纤维束组成,主要包括 4 个丘系和 1 个锥体束。

（1）**内侧丘系**（medial lemniscus）：脊髓内上行的薄束和楔束分别终止于薄束核和楔束核，由此二核发出的纤维走向中央管的腹侧，在中线越边，构成**内侧丘系交叉**。交叉后的纤维就在中线的两侧继续上行，改名为内侧丘系，上行至背侧丘脑腹后外侧核。

（2）**脊髓丘系**（spinal lemniscus）：来自脊髓丘脑前束和侧束，两束纤维进入延髓后，互相靠近而改名为脊髓丘系，上行到背侧丘脑腹后外侧核。

（3）**外侧丘系**（lateral lemniscus）：蜗神经核发出的横行纤维交叉到对侧形成斜方体，斜方体的纤维与纵行的内侧丘系交错后越过中线，沿脑桥的外侧部上行，称外侧丘系。但是也有部分纤维没有越边而直接加入同侧的外侧丘系上行。换言之，听觉冲动从两侧上行传导。

（4）**三叉丘系**（trigeminal lemniscus）：三叉神经脊束核和脑桥核发出纤维，越过中线组成三叉丘系，紧邻脊髓丘系上行到背侧丘脑腹后内侧核。

（5）**锥体束**（pyramidal tract）：大脑皮质锥体细胞发出的下行传导束称锥体束，包括皮质脊髓束和皮质核束。位于脑干的腹侧部，它经过中脑的大脑脚、脑桥的基底部，至延髓后形成锥体和锥体交叉后的纤维转入脊髓外侧索，称皮质脊髓侧束，小部分未交叉的纤维下行于前索内，称皮质脊髓前束。锥体束在穿行脑干的过程中，陆续分出部分纤维，支配脑干中的脑神经躯体运动核，这些纤维束统称皮质核束。

3）网状结构　脑干中除各种神经核和纤维束外，在脑干中央部的纤维纵横交错，其间散在大小不等的神经细胞，称网状结构。在网状结构中存在着重要的生命中枢，如心血管运动中枢和呼吸中枢，以及血压调节中枢和呕吐中枢等。脑干的网状结构向上、下分别与间脑和脊髓的网状结构相延续。

知识链接

大脑脚底综合征

大脑脚底综合征又称为动眼神经交叉性偏瘫（或 Weber 综合征），多由海马旁回钩疝引起。主要损伤结构及临床表现：①动眼神经根损伤，同侧除外直肌和上斜肌以外所有的眼球外肌麻痹，瞳孔散大；②皮质脊髓束受损，对侧上、下肢瘫痪；③皮质核束受损，对侧睑裂以下表情肌瘫痪和对侧舌肌瘫痪。

3. 脑干的功能

（1）传导功能：联系大脑皮质、小脑和脊髓的上行、下行纤维束都经过脑干。因此，脑干是大脑皮质联系脊髓和小脑的重要通路结构。

（2）反射功能：脑干内有多个反射活动的低级中枢，特别是延髓内有调节心血管活动和呼吸运动的生命中枢。这些中枢受损，可立即危及生命，此外脑桥和中脑内还分别有角膜反射和瞳孔反射等中枢。

（3）其他功能：脑干内的网状结构有维持大脑皮质觉醒，引起睡眠，调节骨骼肌张力以及内脏活动等功能。

（二）小脑

1. 小脑的位置和外形 小脑（cerebellum）（图 10-12）位于脑干的背侧，占据颅腔的颅后窝。小脑的中间部称**小脑蚓**，两侧称为**小脑半球**。上面比较平坦，其中部有横行的深沟，称**原裂**。下面隆突，在小脑半球下面的前内侧，各有一突出部，称**小脑扁桃体**（tonsil of cerebellum）。小脑扁桃体紧临延髓和枕骨大孔两侧。

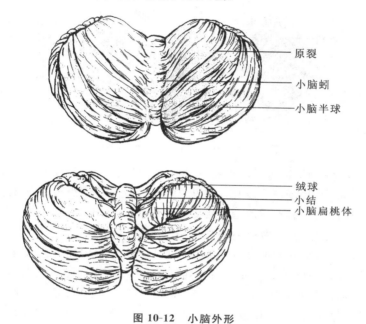

原裂

小脑蚓

小脑半球

绒球
小结
小脑扁桃体

图 10-12 小脑外形

知识链接

小脑扁桃体疝

当颅脑病损引起颅内压增高时，小脑扁桃体可嵌入枕骨大孔，形成小脑扁桃体疝（枕骨大孔疝），挤压位于腹侧的延髓，使延髓网状结构中的重要生命中枢的功能受损，危及生命。

2. 小脑的分叶 按照其形态结构和功能联系，一般分为 3 叶。

（1）绒球小结叶：包括小脑半球下面的**绒球**和小脑蚓的小结，中间以**绒球脚**相连。绒球小结叶是小脑最古老的部分，又称**原小脑**，与身体的平衡功能有关。

（2）前叶：小脑上面原裂以前的部分，又称**旧小脑**。主要接受脊髓小脑前、后束的纤维，即接受脊髓的本体感觉冲动。旧小脑与肌张力的调节功能有关。

（3）后叶：小脑原裂以后的部分，大部分都是随大脑皮质的发生而发展起来出现的新区，称**新小脑**。主要接受脑桥核和下橄榄核发来的纤维，与肌肉活动的协调功能有关。

3. 小脑的内部构造 小脑的灰质大部分集中在表面称小脑皮质，小脑的白质在深面称小脑髓质,髓质内的灰质团块称小脑核(图 10-13)。

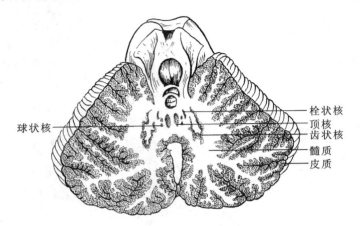

图 10-13 小脑水平切面(示小脑核)

小脑核是多对神经核的总称,包括齿状核、顶核、球状核和栓状核。其中**齿状核**(dentate nucleus)最大,接受新小脑皮质发出的纤维,传出纤维组成小脑上脚,交叉后止于对侧的中脑红核和背侧丘脑。其他诸核接受原小脑和旧小脑的纤维,由核发出的纤维通过小脑上脚和小脑下脚到达脑干背侧的网状结构和前庭神经核。

小脑髓质是由出入小脑的神经纤维束组成,其中比较集中而外形显著的有 3 对,合称小脑脚。①小脑下脚(绳状体):主要是由延髓传入的纤维组成,侧重联系古、旧小脑。②小脑中脚(脑桥臂):由脑桥核发出的传入纤维组成,联系新小脑。③小脑上脚(结合臂):主要由新小脑传出的纤维组成,联系中脑的红核和丘脑。大体看来,小脑是借助三对脚而位于脑干的背侧,其中下脚与延髓联系,中脚与脑桥联系,而上脚与中脑联系。

4. 小脑的功能 小脑是重要的运动调节中枢,主要功能是维持身体平衡和协调眼球运动、调节肌张力和协调骨骼肌的精细运动。

5. 第四脑室(forth ventricle) 位于延髓、脑桥和小脑之间,形似底为菱形的四棱锥体。下续脊髓中央管,上连中脑水管,内容无色透明的脑脊液。第四脑室顶的大部分是小脑,但后下部是薄膜状的结构,它由上皮性室管膜、软脑膜和血管组成,称脉络组织。脉络组织的前部有血管集中而略呈横位的第四脑室脉络丛,由丛不断产生脑脊液进入第四脑室。在脉络组织的两侧及后方分别有一对第四脑室外侧孔和一个第四脑室正中孔,脑室内的脑脊液通过这三个孔流出,最终到达蛛网膜下隙。

(三) 间脑

间脑(diencephalon)位于中脑上方,大部被大脑半球所掩盖,表面几乎看不到间脑的结构。间脑主要包括背侧丘脑、上丘脑、后丘脑、底丘脑、下丘脑等 5 部分。两侧间脑之间的室腔称为第三脑室。

1. 背侧丘脑(dorsal thalamus) 位于间脑背侧部,为一对卵圆形灰质团块。背侧丘脑内部有一自外上斜向内下的"Y"形纤维板,将背侧丘脑大致分前核群、内侧核群和外侧核群 3 部分。其中外侧核群又分为背侧核群和腹侧核群;腹侧核群由前向后可分为腹前核、腹中间核和腹后核。腹后核的内侧份(称背侧丘脑腹后内侧核)接受味觉纤维和传导对侧头面部的躯体感觉纤维;腹后核的外侧份(称背侧丘脑腹后外侧核)则接受传导对侧上肢、躯干和下肢的躯体浅、深感觉纤维。腹后核发出的纤维,称丘脑中央辐射,投射到大脑皮质的感觉区(图10-14、图10-15)。

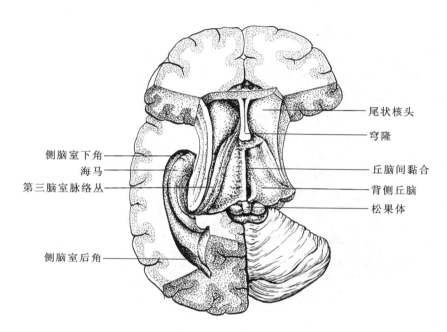

图 10-14 间脑的背面

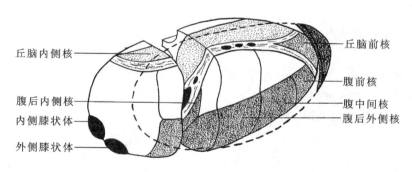

图 10-15 背侧丘脑的内部结构

2. 上丘脑(epithalamus) 位于第三脑室顶部周围,包括丘脑髓纹、缰三角、缰连合、松果体等。

3. 后丘脑(metathalamus) 位于丘脑枕的外下方,包括**内侧膝状体**和**外侧膝状体**(图10-15)。内侧膝状体是听觉传导通路的最后一个中继站,接受听觉传导通路中来自下丘臂的纤维,发出纤维至颞叶的听觉中枢;外侧膝状体是视觉传导通路的最后一个中继站,接受视束的传入纤维,发出纤维至枕叶的视觉中枢。

4. 底丘脑(subthalamus) 位于间脑与中脑被盖的过渡区,内含底丘脑核,是锥体外系的重要结构。

5. 下丘脑(hypothalamus)　位于背侧丘脑的前下方,包括**视交叉**、**灰结节**、**漏斗**、**垂体**和**乳头体**等结构。视交叉前连视神经,向后移行为视束。灰结节位于视交叉的后方,向前下移行为漏斗,漏斗的末端与垂体相连,乳头体是灰结节后方的一对隆起,与内脏活动有关。

下丘脑含有多个核群,重要的包括视上核和室旁核。其中视上核位于视交叉的上方,分泌血管紧张素胺,具有调节水盐代谢的作用;室旁核位于第三脑室的侧壁,分泌缩宫素。视上核和室旁核分泌的激素,经各自神经细胞的轴突,输送至神经垂体,成为神经垂体的激素,释放入血液而发挥作用(图 10-16)。

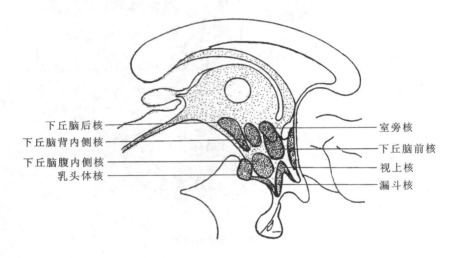

下丘脑后核　　　　　　　　　　　　　　室旁核
下丘脑背内侧核　　　　　　　　　　　　下丘脑前核
下丘脑腹内侧核　　　　　　　　　　　　视上核
乳头体核　　　　　　　　　　　　　　　漏斗核

图 10-16　下丘脑的主要核团

下丘脑不仅是调节内脏活动和内分泌腺的高级中枢,而且对体温、摄食、水的平衡及情绪改变等有重要作用。

6. 第三脑室(third ventricle)　位于两侧背侧丘脑和下丘脑之间的一个矢状裂隙。前方借室间孔与两个侧脑室相通,向后经中脑水管通第四脑室。在第三脑室的顶部,也有脉络丛,不断产生脑脊液加入第三脑室的脑脊液中。

(四)端脑

端脑(telencephalon)主要包括左、右大脑半球。两侧大脑半球之间隔以纵行的深裂,称**大脑纵裂**(cerebral longitudinal fissure),裂底有连接左、右两半球的白质板,称**胼胝体**。两侧大脑半球和小脑之间有**大脑横裂**(cerebral transversal fissure)。

1. 大脑半球的外形和分叶　大脑半球前端称为**额极**,后端称为**枕极**,半球下缘枕极前方 4 cm 处微凹,称枕前切迹。大脑半球的表面凹凸不平,凹进去的称大脑沟,沟之间的隆起部分称大脑回,沟和回增加了大脑的表面积。每侧大脑半球均可分为 3 个面,即内侧面、上外侧面和下面,并借 3 条大脑沟分为 5 个叶(图 10-17、图 10-18)。

(1)大脑沟:①**外侧沟**起于半球的下面,转向上外侧面,行向后上;②**中央沟**起于半球上缘中点的稍后方,斜行向前下,沟的上端延伸至半球的内侧面;③**顶枕沟**位于半球内侧面,自胼胝体后端的稍后方,斜向后上并延伸至半球的上外侧面。

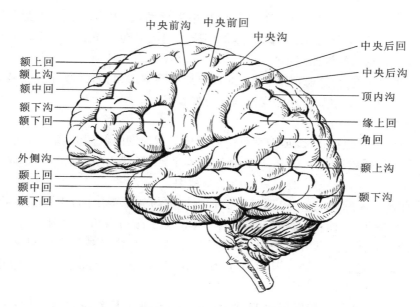

图 10-17　大脑半球外侧面

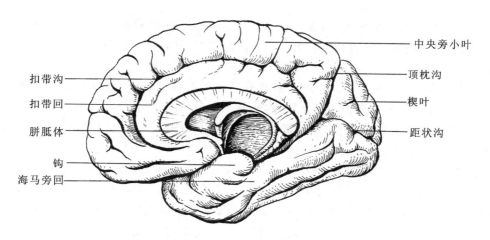

图 10-18　大脑半球内侧面

（2）分叶：①**额叶**位于外侧沟之上，中央沟之前；②**枕叶**位于半球的后部，前界为顶枕沟与枕前切迹的连线；③**顶叶**位于中央沟之后，枕叶的前方，下界为外侧沟的末端与枕叶前界中点的连线；④**颞叶**位于外侧沟之下，枕叶之前，顶叶的下方；⑤**岛叶**略呈三角形，藏于外侧沟的深处。

2. 大脑半球的重要沟回

（1）上外侧面：

①**额叶**：与中央沟平行的沟，称**中央前沟**，自中央前沟向前发出两条平行的横沟，分别称**额上沟**和**额下沟**。中央沟与中央前沟之间的大脑回是**中央前回**。额上沟以上是**额上回**，额下沟以下是**额下回**，两沟之间是**额中回**。

②**顶叶**：中央沟后方与之平行的沟，称**中央后沟**。此沟中部向后发出与上缘平行的沟，

称顶内沟。中央沟与中央后沟之间的大脑回是**中央后回**,顶内沟以上是**顶上小叶**,以下是**顶下小叶**。顶下小叶又分为前、后两部分,即环绕外侧沟末端的**缘上回**及其后下方的**角回**。

③**枕叶**:上外侧面的沟回多不恒定。

④**颞叶**:在颞叶有大致与外侧沟平行的**颞上沟**和**颞下沟**,它们将颞叶分成**颞上回**、**颞中回**及**颞下回**。颞上回的中部在外侧沟的深处有**颞横回**。

(2)内侧面:

内侧面主要的沟包括:**胼胝体沟**平行于胼胝体的背面,并绕过其后端,向前移行为**海马沟**;**扣带沟**位于胼胝体沟的上方,并与胼胝体基本平行;**距状沟**呈前后弓状走向,并与顶枕沟的下端相交;距状沟的下方,有前后方向的**侧副沟**。

半球内侧面主要脑回包括:**扣带回**位于胼胝体沟与扣带沟之间;**中央旁小叶**位于扣带沟的上方,是中央前、后回在内侧的延续;**海马旁回**位于海马沟和侧副沟之间,此回的前部绕过海马沟的部分称为**海马旁回的钩**。扣带回、海马旁回、钩等被挤入侧脑室下角内的齿状回,围绕胼胝体近似一环形,因其位于大脑和间脑、脑干的外边缘,故称**边缘叶**(图10-18)。

(3)下面:前内侧有一椭圆形的嗅球,它的后端变细延长称**嗅束**,嗅束与嗅觉传导有关。

3. 大脑半球的内部结构　大脑半球的浅层是灰质,称**大脑皮质**。皮质深面的白质称**大脑髓质**。髓质的基底部有几个较大的灰质团块,称为**基底核**。大脑半球内部的室腔是**侧脑室**。

1)大脑皮质　人类在长期的进化过程和自身的实践活动中,通过感觉器官接受不同的刺激,在大脑皮质的一定部位形成反映,于是大脑皮质的某些部位,逐渐形成接受某种刺激,并完成某一反射活动的较集中区域,这些区域的大脑皮质,便相对地形成特定的功能区,称为大脑皮质的功能定位(图10-19)。

(1)**感觉中枢(躯体感觉区)**(sensory center):位于中央后回和中央旁小叶后部,它接受身体对侧的浅、深感觉。其投射特点:①左、右交叉管理,一侧感觉中枢管理对侧半身体的感觉;②投影如倒置的"人"形,即中央后回下部主管头面部感觉,中、上部和中央旁小叶后部主管上肢躯干和下肢的感觉,但是头部的投影是正的;③身体各部的感觉中枢所占的面积不取决于形体大小,而取决于功能的复杂程度。

(2)**运动中枢(躯体运动区)**(motor center):位于中央前回和中央旁小叶前部,管理对侧身体骨骼肌运动。运动中枢与感觉中枢的投射特点是类似的,也包括3个特点:①一侧运动中枢管理对侧半身体的骨骼肌随意运动;②身体各部运动器官的投影也宛如倒置的"人"形,但头部是正的;③身体各部运动器官所占投影区的大小取决该部功能的复杂性。

(3)**视觉中枢**(optic center):位于枕叶的内侧面,距状沟周围的大脑皮质。每侧半球视觉中枢都与两眼的对侧半视野有关。所以一侧视觉中枢损伤,出现双眼对侧半视野偏盲。

(4)**听觉中枢**(auditory center):在颞横回,每侧的听觉中枢都接受双耳的听觉冲动。

(5)**嗅觉中枢**:在海马旁回、钩及其附近的大脑皮质。

(6)**语言中枢**(language center):语言中枢是人类大脑皮质所特有的功能区,所谓语言

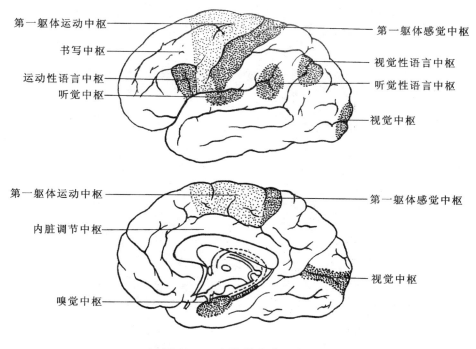

图 10-19　大脑皮质重要中枢

功能,是指能理解别人说的话和书写出来的文字,并能用口语或文字表达自己的思维活动。

①听感觉性语言中枢(听话中枢):位于颞上回后部,功能是理解别人的语言和监听自己所说的话。此中枢病损时,患者虽然听觉正常,但是不能理解别人说话的含意,所以答非所问,称为**感觉性失语症**。

②视觉性语言中枢(阅读中枢):位于顶下小叶的角回,此中枢病损时,患者视觉虽然正常,但原有的阅读能力都丧失,称为**失读症**。

③运动性语言中枢(说话中枢):位于额下回后部,又称 Broca 回。此中枢病损时,患者进行语言活动的骨骼肌虽未瘫痪,但患者却没有说话能力,称为**运动性失语**。

④书写中枢:位于额中回的后部。此中枢病损时,患者手虽能运动,但都丧失了书写文字符号的能力,称为**失写症**。

临床实践证明,善用右手的人(右利者)其语言中枢在左侧半球,大部分善用左手的人(左利者),其语言中枢也在左侧,只有一部分左利者,其语言中枢在右侧。与语言功能有关的半球可视为优势半球。

拓展资源　　　ER10-2　阿尔茨海默病简介

2)基底核　基底核是位于大脑半球基底部,埋藏在白质内的灰质核团,包括尾状核、豆状核、屏状核及杏仁体等。豆状核的头端和尾状核头是相连的，在相连处形成灰白相间的条纹，故将尾状核和豆状核合称纹状体（图 10-20）。

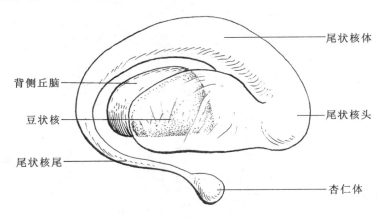

图 10-20　基底核和丘脑

（1）**尾状核**（caudate nucleus）：略呈"C"字形，环绕于丘脑的外侧，分头、体，尾三部，全长伴随侧脑室分布。

（2）**豆状核**（lentiform nucleus）：位于背侧丘脑的外侧，其内部被两个白质薄板分隔成 3 部分，外侧部称为壳，内侧两部分合称**苍白球**，苍白球是纹状体中较古老的部分，称为**旧纹状体**。壳和尾状核合称**新纹状体**。

（3）**杏仁体**（amygdaloid body）：连于尾状核的末端，它是边缘叶的一个皮质下中枢，与内脏活动有关。

（4）**屏状核**（claustrum）：是位于豆状核与岛叶皮质之间的薄层灰质，其功能现在还不明确。

3）大脑髓质　大脑髓质位于皮质的深面，由大量的纤维束组成。

（1）联络纤维：有联络同侧大脑半球回与回之间的短纤维束，即弓状纤维。还有联络同侧半球不同叶之间的长纤维束，如位于边缘叶深部的扣带束，联络额、顶、枕、颞四叶的上纵束等。

（2）连合纤维：连合左右大脑半球皮质的纤维，包括胼胝体、前连合和穹隆连合。

（3）投射纤维：大脑半球皮质与低位中枢脑、脊髓之间通过上、下行纤维束进行联系，这些上、下纤维束总称投射纤维，这些纤维大部分都经过内囊。

内囊（internal capsule）位于背侧丘脑、尾状核和豆状核之间，在大脑水平切面上呈左右开放"＞ ＜"形。前部位于豆状核与尾状核头之间，称**内囊前肢**；后部位于豆状核与丘脑之间，称**内囊后肢**；前、后肢相交处称**内囊膝**。通过内囊的投射纤维不论是上行还是下行纤维束都有一定的空间位置关系（图 10-21）。

①内囊前肢：有上行至额叶的丘脑前辐射和下行的额桥束通过。

②内囊膝：有从中央前回下部发出的皮质核束通过。

③内囊后肢：靠内侧和后部的主要是上行传导束，它们是丘脑中央辐射、听辐射和视辐射；靠外和前部的主要是下行传导束，即皮质脊髓束和顶枕颞桥束。

4）**侧脑室**　位于大脑半球内，左右各一，可分为 4 部（图 10-22）。中央部位于顶叶内，

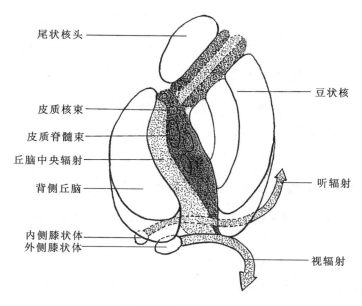

图 10-21　内囊示意图

是一近水平位的裂隙，由此发出 3 个角。前角向前伸入额叶内，宽而短；后角伸入枕叶；下角最长，伸入颞叶内。在前角、中央部和下角中都有脉络丛，不断产生脑脊液，加入侧脑室中。两侧脑室各自借室间孔通第三脑室。

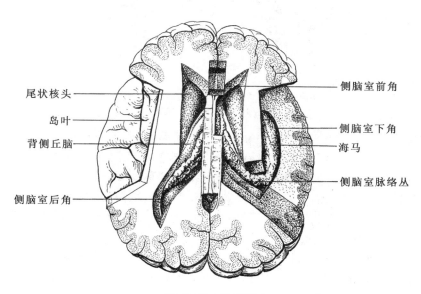

图 10-22　侧脑室

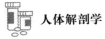

知识链接

三偏综合征

临床上当一侧内囊完全损伤时，丘脑中央辐射受损可导致对侧半身浅、深感觉障碍（偏身感觉障碍）；皮质核束和皮质脊髓束受损可导致对侧睑裂以下表情肌瘫痪，对侧舌肌瘫痪和对侧半身随意运动障碍（偏瘫）；视辐射受损可导致双眼对侧视野的同向性偏盲。总称三偏综合征。

三、脑和脊髓的被膜

脑和脊髓的外面包被有三层膜，由外向内依次是硬膜、蛛网膜和软膜，它们对脑和脊髓具有保护和支持作用。

（一）脊髓的被膜

脊髓的被膜由外向内为硬脊膜、脊髓蛛网膜和软脊膜（图 10-23）。

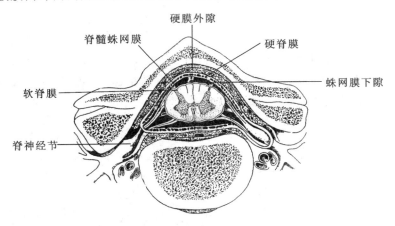

图 10-23 脊髓的被膜

1. 硬脊膜（spinal dura mater）　由致密结缔组织构成，厚而坚韧，包裹脊髓，上端附着于枕骨大孔边缘，与硬脑膜相延续，下端达第 2 骶椎平面逐渐变细，包裹终丝，末端附着于尾骨。硬脊膜与椎管内面的骨膜及黄韧带之间的间隙称**硬膜外隙**（extradural space），内含疏松结缔组织、脂肪组织、淋巴管、椎内静脉丛等，隙内负压，有脊神经根通过。临床上进行硬膜外麻醉即将药物注入此隙，以阻滞脊神经根内的神经冲动传导。在硬脊膜与蛛网膜之间有潜在的硬膜下隙。

2. 脊髓蛛网膜（spinal arachnoid mater）　脊髓蛛网膜为半透明的薄膜，紧贴硬脊膜内，向上与脑蛛网膜相续，下端达第 2 骶椎平面，包绕脊髓和马尾。脊髓蛛网膜向内发出许多结缔组织小梁与软脊膜相连，蛛网膜因此而得名。脊髓蛛网膜和软脊膜之间的间隙较宽称**蛛网膜下隙**（subarachnoid space），隙内充满脑脊液，该隙下部在马尾周围扩大，形成的结构称**终池**(terminal cistern)。临床上常在第 3、4 或 4、5 腰椎间行腰椎穿刺,以抽取脑脊液或注入药物,可避免损伤脊髓。脊髓蛛网膜下隙向上与脑蛛网膜下隙相通。

3. 软脊膜(spinal pia mater)　薄而富有血管,紧贴脊髓表面,并延伸至脊髓的沟裂中,在脊髓末端移行为终丝。在脊髓两侧,脊神经前、后根之间,软脊膜形成齿状韧带,齿尖向外经蛛网膜附着于硬脊膜,有固定脊髓、减缓震荡的作用。齿状韧带还可作为椎管内手术的标志。

（二）脑的被膜

1. 硬脑膜(cerebral dura mater)　坚韧而有光泽,由两层构成(图 10-24)。外层源于颅骨内膜,内层与硬脊膜相当,较外层厚而韧,两层之间有丰富的血管和神经。硬脑膜与颅盖骨结合疏松,当硬脑膜血管损伤时,易在硬脑膜与颅盖骨之间形成硬膜外血肿。而硬脑膜与颅底骨结合紧密,当颅底骨折时,易将硬脑膜和蛛网膜同时撕裂,使脑脊液外漏。例如,颅前窝骨折时,脑脊液可流入鼻腔,形成鼻漏。

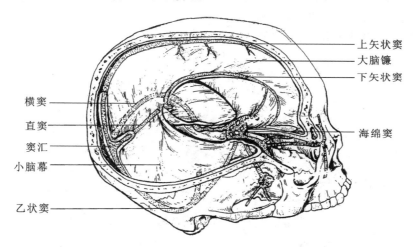

上矢状窦
大脑镰
下矢状窦
横窦
直窦
窦汇
小脑幕
海绵窦
乙状窦

图 10-24　硬脑膜及硬脑膜窦

硬脑膜不仅包被在脑的表面,而且在某些部位,硬脑膜的内层向内折叠形成若干板状突起,并伸入各脑部之间,对脑有固定和承托作用。包括:

（1）**大脑镰**(cerebral falx):呈镰刀状伸入大脑纵裂,胼胝体的上方,前端附着于鸡冠、后端连于小脑幕的顶。

（2）**小脑幕**(tentorium of cerebellum):位于大脑与小脑之间,形似幕帐,后缘附着于横窦沟,前外侧缘附于颞骨岩部上缘,前缘游离称小脑幕切迹,两切迹前缘有中脑通过。小脑幕将颅腔不完全地分割成上、下两部。当幕上占位性病变、颅内压增高时,两侧大脑海马旁回和钩可被挤压至小脑幕切迹下方,压迫中脑的大脑脚和动眼神经,形成小脑幕切迹疝。

知识链接 --------------------------------●

小脑幕切迹疝

小脑幕切迹疝主要由钩和海马旁回经切迹向下疝出,使脑组织受压所致。其症状源于脑干和脑神经的移位、压迫和牵张,出现同侧瞳孔先缩小后散大(动眼神经先刺激后受损)、对侧肢体偏瘫(锥体束受损)、意识障碍(网状结构受损)、内脏功能障碍(下丘脑受损)、尿崩(垂体受损)、视力下降(视束受损),以及记忆、人格、行为改变(杏仁体、海马结构受损)等表现。

硬脑膜在一定部位分为两层,形成腔隙,壁的内面衬有一层内皮细胞,内含静脉血,为颅内静脉血的回流管道,称**硬脑膜窦**(sinuses of dura mater)。较大的硬脑膜窦包括:

(1) **上矢状窦**:位于大脑镰的上缘内。

(2) **下矢状窦**:位于大脑镰的下缘内。

(3) **横窦**:位于小脑幕的后缘,此窦向前下续于乙状窦。

(4) **乙状窦**:位于乙窦沟内,向前下经颈静脉孔续于颈内静脉。

(5) **直窦**:位于大脑镰和小脑幕相接处。

(6) **海绵窦**:在蝶骨体的两侧,内侧壁有颈内动脉和展神经,外侧壁有动眼神经、滑车神经、三叉神经的眼神经和上颌神经穿过(图 10-25)。因此,海绵窦的病变,可能累及上述结构。

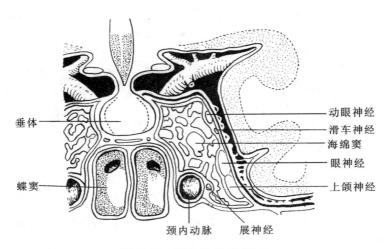

图 10-25　海绵窦(额状切面)

硬脑膜窦借穿颅骨的血管与头、面部的静脉相交通。海绵窦还借眼静脉直接与面静脉相通。因此,面部的感染可经上述途径扩散到颅内,引起硬脑膜窦的炎症或血栓形成。

各窦血液的注流关系如下:

上矢状窦 ──────────┐
　　　　　　　　　　　↓
下矢状窦→直窦→窦汇→横窦→乙状窦→颈内静脉
　　　　　　　　　　　　　　　　　↑
海绵窦 ──────────────┘

2. 脑蛛网膜(cerebral arachnoid mater)　薄而透明,缺乏血管和神经,包绕整个脑,但不深入脑沟内。该膜与硬脑膜之间有硬膜下隙,与软脑膜之间有蛛网膜下隙,内含脑脊液和较大的血管。脑蛛网膜下隙在枕骨大孔处与脊髓蛛网膜下隙相通。此隙在某些部位较宽大,称蛛网膜下池,如小脑与延髓间的小脑延髓池等。在上矢状窦附近蛛网膜呈颗粒状突入窦内称**蛛网膜粒**(arachnoid granulations),脑脊液通过这些蛛网膜粒渗入硬脑膜窦(上矢状窦)内,回流入体循环(图 10-26)。

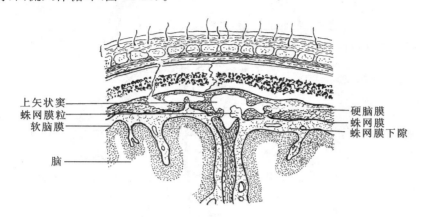

图 10-26 脑的三层被膜与蛛网膜粒

3. 软脑膜(cerebral pia mater) 紧贴脑的表面,富含血管,并伸入沟裂内。在脑室的一定部位,软脑膜及其血管与该部位的室管膜上皮共同构成脉络组织。在某些部位,脉络组织中的血管反复分支形成丛,连同其表面的软脑膜和室管膜上皮一起突入脑室,形成脉络丛。脉络丛是产生脑脊液的主要结构。

四、脑脊液及其循环

脑脊液(cerebrospinal fluid)是各脑室脉络丛产生的无色透明液体,充满脑室系统和蛛网膜下隙。成人脑脊液总量约为 150 mL,处于不断产生、循环和回流的平衡状态,脑脊液不但有保护脑和脊髓,维持正常颅内压的功能,同时对脑和脊髓还有维持正常新陈代谢的作用。正常人脑脊液的压力与检测部位及被测者的体位有关。

脑脊液由侧脑室脉络丛产生,经室间孔流向第三脑室,通过中脑水管入第四脑室,再经第四脑室正中孔和外侧孔,进入蛛网膜下隙,最后经蛛网膜粒渗透入上矢状窦,回流入血液循环(图 10-27)。

脑脊液循环途径简示如下:

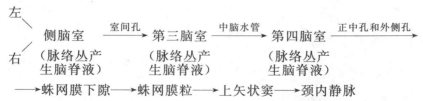

婴幼儿如脑脊液的循环通路发生阻塞,可导致脑脊液在脑室内潴留,造成脑积水。

五、脑和脊髓的血管

(一)脑的血管

脑的血液供应非常丰富,这是与脑的功能相适应的。从左心室搏出的血液有 15% 流

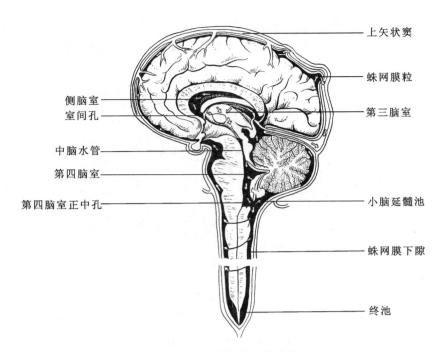

图 10-27　脑脊液循环模式图

入脑,人体所消耗的氧有 20% 以上是脑消耗的,因此脑细胞对于缺血和缺氧都很敏感。

1. 动脉　脑的动脉来自**颈内动脉**和**椎动脉**。颈内动脉供应大脑半球的前 2/3,椎动脉供应大脑半球的后 1/3、间脑、脑干和小脑(图 10-28 至图 10-30)。

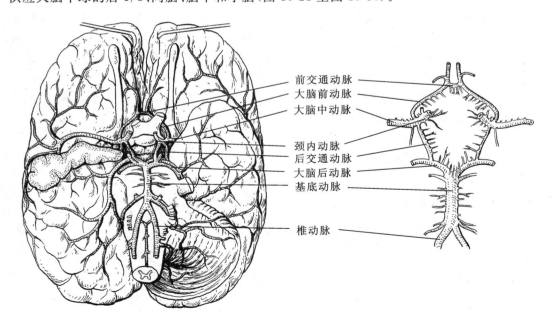

图 10-28　脑的动脉(底面观)

(1)颈内动脉:起自颈总动脉,向上穿过颈动脉管入海绵窦,出海绵窦后,在视交叉的

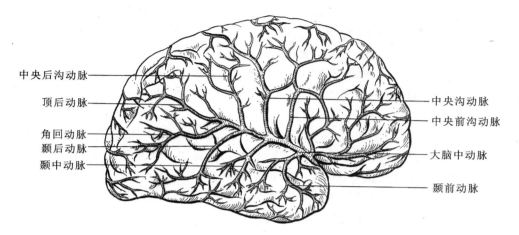

图 10-29 大脑半球背外侧面的动脉分布

中央后沟动脉
顶后动脉
角回动脉
颞后动脉
颞中动脉

中央沟动脉
中央前沟动脉
大脑中动脉
颞前动脉

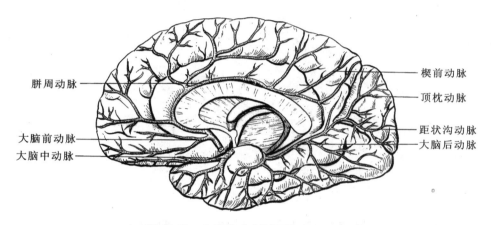

图 10-30 大脑半球内侧面的动脉分布

胼周动脉
大脑前动脉
大脑中动脉

楔前动脉
顶枕动脉
距状沟动脉
大脑后动脉

外侧分为大脑前动脉和大脑中动脉。颈内动脉的走行呈"S"形弯曲,位于蝶骨体外侧和上方的一段称虹吸部,是动脉硬化的好发部位。

①大脑前动脉:在大脑纵裂内沿胼胝体的背面向后走行,供应大脑半球的内侧面顶枕沟以前的部分及上外侧面的上缘。

②前交通动脉:左、右大脑前动脉进入大脑纵裂之前有横支相连,称前交通动脉。

③大脑中动脉:沿外侧沟向后上走行,供应大脑半球上外面的大部和岛叶(图 10-29、图 10-30)。其中包括躯体运动中枢、躯体感觉中枢和语言中枢,若该动脉发生阻塞,将出现严重的功能障碍。

④脉络丛前动脉:起自颈内动脉末端,沿视束腹侧向后,进入侧脑室下角,形成侧脑室脉络丛。此动脉细长,容易发生栓塞。

⑤后交通动脉:在视束下面向后走行,与大脑后动脉吻合。

(2)椎动脉:左、右椎动脉入颅后,沿延髓腹侧面上行,至脑桥基底部汇合成一条基底动脉,沿脑桥基底沟上行,至脑桥上缘处,分为两条大脑后动脉,供应大脑半球的枕叶及颞叶的下面。此外还有小脑下前、后动脉,小脑上动脉和脑桥支、迷路动脉。

（3）**大脑动脉环**（cerebral arterial circle）：又称 Willis 环，围绕着视交叉、灰结节和乳头体，由前交通动脉、大脑前动脉、颈内动脉末端、后交通动脉和大脑后动脉互相连接组成。因为它位于脑的基底部，所以又称基底动脉环。此环使两侧颈内动脉系与椎-基底动脉系相交通。在正常情况下，大脑动脉环两侧的血液不相混合，而是作为一种代偿的潜在装置。当此环的某一处发育不良或被阻断时，可在一定程度上通过大脑动脉环使血液重新分配和代偿，以维持脑的血液供应。

（4）大脑前、中、后动脉分支：大致分为两类（图 10-31）：①**皮质支**：从大脑前、中、后动脉发出，由浅入深地分布于大脑皮质各层和髓质浅层，这类分支从脑的表面到较深的各层都有广泛的吻合。②**中央支**：从大脑动脉环或大脑前、中、后动脉的起始段发出，分支分布于中脑、间脑、基底核和内囊等处，中央支发出的部位常与原来的动脉构成直角。而且这些分支的口径较细，这是中央支较皮质支容易发生脑血管动脉硬化的重要原因。

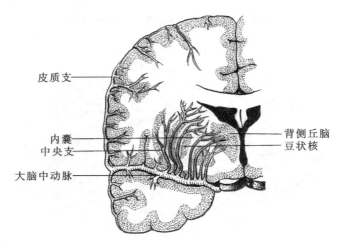

图 10-31　脑半球内部纹状体、内囊的动脉分布

知识链接

出 血 动 脉

大脑中动脉起始部途经前穿质时，发出数支细小的中央支（动脉），又称豆纹动脉，垂直向上进入脑实质，营养尾状核、豆状核的大部分和内囊膝和后脚。豆纹动脉行程呈"S"形弯曲，因血流动力关系，高血压动脉粥样硬化患者的此部位容易破裂出血，从而形成脑出血，故豆纹动脉又称出血动脉。病变多累及内囊，患者可以出现对侧半身运动、感觉障碍和双眼对侧视野偏盲的"三偏症状"。

2. 静脉　脑的静脉一般不与动脉伴行，并且没有阻止血液逆流的静脉瓣，分深、浅两组。

（1）浅静脉：收集大脑髓质浅层和皮质各层的静脉血，汇合成大脑表面的大脑上、中、下静脉，分别注入上矢状窦、海绵窦、横窦及附近的硬脑膜窦（图 10-32）。

（2）深静脉：收集大脑髓质深层、基底核、间脑和各脉络丛的静脉血。在胼胝体后部下

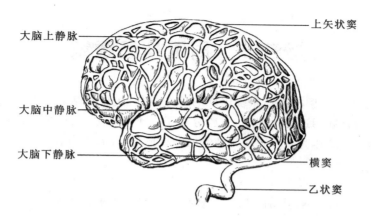

大脑上静脉

上矢状窦

大脑中静脉

大脑下静脉

横窦

乙状窦

图 10-32　大脑浅静脉

方,汇合成大脑大静脉,向后注入直窦。

（二）脊髓的血管

1. 动脉　脊髓的动脉主要来自椎动脉、肋间后动脉和腰动脉的脊髓支。椎动脉经枕骨大孔入颅后,发出脊髓前动脉和脊髓后动脉。脊髓前动脉自椎动脉发出后,左、右各一,立即合成一条动脉干,沿脊髓前正中裂下降;两条脊髓后动脉,沿脊髓后外侧沟下降。脊髓前、后动脉在下降的过程中,先后与肋间后动脉和腰动脉的脊髓支吻合,在脊髓表面形成动脉冠,从这些血管再发分支深入脊髓实质,营养脊髓(图 10-33)。

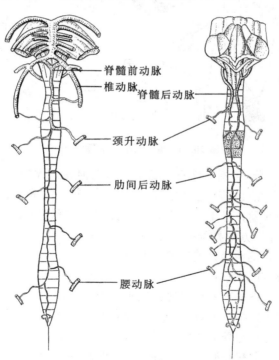

脊髓前动脉

椎动脉

脊髓后动脉

颈升动脉

肋间后动脉

腰动脉

图 10-33　脊髓的动脉

2. 静脉　脊髓的静脉与动脉伴行,多数静脉注入硬膜外隙椎内静脉丛。

第三节 周围神经系统

周围神经系统是指中枢神经系统以外的神经成分,主要包括脊神经、脑神经和内脏神经。借前、后根与脊髓相连的脊神经,主要分布于躯干和四肢;与脑相连的脑神经,主要分布于头颈部;内脏神经作为脑神经或脊神经的纤维成分,分布于内脏、心血管和腺体。

一、脊神经

脊神经(spinal nerves)共 31 对,每对脊神经借前根连于脊髓前外侧沟,借后根连于脊髓后外侧沟。前、后根均有许多根丝构成,一般前根属运动性,后根属感觉性,两者在椎间孔处合成一条脊神经。因此,脊神经都是混合性神经。脊神经后根在椎间孔附近有椭圆形的膨大,称**脊神经节**(spinal ganglion),主要由假单极神经元胞体聚集而成,其中枢突构成脊神经后根,其周围突随脊神经分布至感受器(图 10-34)。

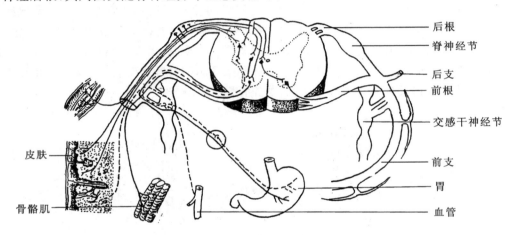

图 10-34 脊神经的构成和分布

31 对脊神经分 5 部分,包括 8 对**颈神经**,12 对**胸神经**,5 对**腰神经**,5 对**骶神经**和 1 对**尾神经**。第 1 颈神经干经寰椎与枕骨之间穿出椎管,第 2～7 颈神经干均经同序数颈椎上方的椎间孔穿出,而第 8 颈神经干经第 7 颈椎下方的椎间孔穿出;12 对胸神经干和 5 对腰神经干都经同序数椎骨下方的椎间孔穿出;第 1～4 骶神经前、后支由同序数的骶前孔、骶后孔穿出,第 5 骶神经和尾神经则经骶管裂孔穿出。

脊神经中含有 4 种纤维成分。

1. 躯体感觉纤维 分布于皮肤、骨骼肌、肌腱和关节。

2. 内脏感觉纤维 分布于内脏、心血管和腺体。

3. 躯体运动纤维 支配骨骼肌的运动。

4. 内脏运动纤维 支配心肌、平滑肌的运动和腺体的分泌。

脊神经出椎间孔后立即分为 4 支:前支、后支、脊膜支和交通支。其中前支粗大,分布于躯干前外侧和四肢的肌肉及皮肤等。人类胸神经前支保持原有的节段性走行和分布,其余各部脊神经前支分别交织成丛,形成颈丛、臂丛、腰丛和骶丛 4 个脊神经丛。后支较细,分布于项、背、腰、骶部深层肌和皮肤,主要分支有枕大神经、臀上皮神经和臀中皮神经。脊膜支细小,经椎间孔返回椎管,分布于脊髓被膜。交通支为连于脊神经与交感干之间的细支。

（一）颈丛

1. 颈丛的组成和位置 颈丛(cervical plexus)由第 1～4 颈神经前支交织构成,位于胸锁乳突肌上部深面,中斜角肌和肩胛提肌起端的前方(图 10-35)。

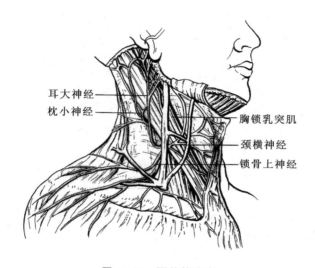

耳大神经
枕小神经
胸锁乳突肌
颈横神经
锁骨上神经

图 10-35 颈丛的分支

2. 颈丛的分支

1) 颈丛的皮支 于胸锁乳突肌后缘中点附近浅出,辐射状分布,其主要分支如下:

（1）**枕小神经**(lesser occipital nerve)(C_2):沿胸锁乳突肌后缘上行,分布于枕部及耳廓背面上 1/3 的皮肤。

（2）**耳大神经**(great auricular nerve)($C_2 \sim C_3$):沿胸锁乳突肌表面上行,分布于耳廓及附近皮肤。

（3）**颈横神经**(transverse nerve of neck)($C_2 \sim C_3$):也称颈前神经,发出后横过胸锁乳突肌表面向前行,分布至颈前部皮肤。

（4）**锁骨上神经**(supraclavicular nerve)($C_3 \sim C_4$):有 2～4 支,辐射状行向下、外侧,分布于颈侧区、胸壁上部和肩部的皮肤。

2) **膈神经**(phrenic nerve)($C_3 \sim C_5$):为混合性神经,是颈丛中最重要的分支。发出后经前斜角肌前内侧,在锁骨下动、静脉之间经胸廓上口进入胸腔,此后,有心包膈血管伴行经肺根前方,在纵隔胸膜与心包之间下行,经膈中心腱穿入膈肌。膈神经中的运动纤维支配膈肌;感觉纤维分布于胸膜、心包及膈下面的部分腹膜,右膈神经的感觉纤维尚分布到肝、胆囊和肝外胆道的浆膜(图 10-36)。

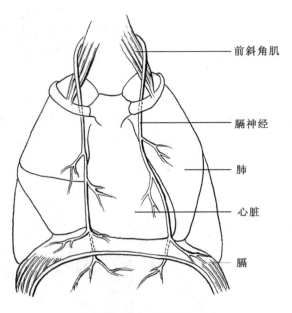

前斜角肌

膈神经

肺

心脏

膈

图 10-36　膈神经

（二）臂丛

1. 臂丛的组成和位置　臂丛（brachial plexus）由第 5～8 颈神经前支和第 1 胸神经前支大部分纤维组成，经斜角肌间隙穿出，位于锁骨下动脉的后上方，继而经锁骨后方进入腋窝。臂丛的 5 个根在行程中反复分支，重新组合后，包围腋动脉中段，最后形成内侧束、后束和外侧束（图 10-37）。

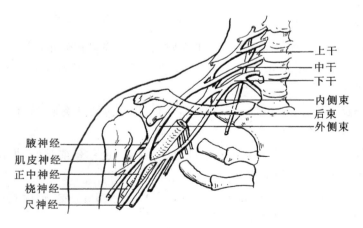

上干
中干
下干
内侧束
后束
外侧束

腋神经
肌皮神经
正中神经
桡神经
尺神经

图 10-37　臂丛的位置和组成

2. 臂丛的分支

（1）锁骨上部的分支

①**胸长神经**（C_5～C_7）：于锁骨上方发自臂丛，经沿胸侧壁前锯肌表面伴随胸外侧动脉下行，分布于前锯肌。损伤此神经可引起前锯肌瘫痪，肩胛骨脊柱缘翘起出现"翼状肩"体征。

②**肩胛背神经**（$C_4 \sim C_5$）：支配菱形肌和肩胛提肌。

③**肩胛上神经**（$C_5 \sim C_6$）：经肩胛切迹至肩胛骨背面，支配冈上肌和冈下肌。

（2）锁骨下部的分支：都来自臂丛三个束。

①**肌皮神经**（musculocutaneous nerve）（$C_5 \sim C_7$）：自臂丛外侧束发出后，向外侧斜穿喙肱肌，经肱二头肌与肱肌间下行，发出的肌支分布于上述3块肌。终支在肘关节稍上方穿出深筋膜，改称为**前臂外侧皮神经**，分布于前臂外侧皮肤（图10-38）。

②**正中神经**（median nerve）（$C_6 \sim T_1$）：由内、外侧两根合成，分别来自臂丛内、外侧束，沿肱二头肌内侧沟，伴肱动脉下行至肘窝穿旋前圆肌，在前臂于指浅、深屈肌间达腕部，经腕管达手掌（图10-38）。

正中神经在肘部和前臂发出肌支，支配除肱桡肌、尺侧腕屈肌和指深屈肌尺侧半以外的所有前臂前群肌；在手掌支配拇收肌以外的鱼际肌和第1、2蚓状肌。其皮支分布于手掌桡侧2/3的皮肤、桡侧3个半指的掌面皮肤以及其背面中节和远节的皮肤。

> **知识链接**
>
> ### 正中神经损伤
>
> 在前臂，正中神经穿旋前圆肌及指浅屈肌起点腱弓处易受压迫，使正中神经支配的肌肉无力，手掌感觉减退，即所谓旋前圆肌综合征。在腕管内正中神经也易因周围结构炎症、肿胀或关节变化而受压迫，即形成腕管综合征，表现为鱼际肌萎缩，手掌平坦，称为"猿掌"，感觉障碍以拇指、示指、中指的远节最为显著。

③**尺神经**（ulnar nerve）（$C_8 \sim T_1$）：发自臂丛内侧束，沿肱二头肌内侧沟伴肱动脉下行，至臂中部行向后下，经肱骨的尺神经沟，在尺侧腕屈肌和指深屈肌之间、尺动脉内侧下行，至桡腕关节上方发出手背支，本干在豌豆骨桡侧，经屈肌支持带浅面分浅、深两支入手掌（图10-38、图10-39）。

尺神经在前臂发出肌支，支配尺侧腕屈肌和指深屈肌尺侧半；在手掌，其深支支配小鱼际肌、拇收肌、全部骨间肌及第3、4蚓状肌。浅支分布于小鱼际的皮肤和尺侧1个半指皮肤；手背支转向背侧，分布于手背尺侧半和尺侧2个半手指背面的皮肤（第3、4指相邻侧只分布于近节背面的皮肤）。

> **知识链接**
>
> ### 尺神经损伤
>
> 尺神经干在肘部肱骨内上髁后方受损时，运动障碍表现为屈腕力减弱，环指和小指远节指骨间关节不能屈曲，小鱼际萎缩，拇指不能内收，骨间肌萎缩，各指不能互相靠拢，各掌指关节过伸，出现"爪形手"。手掌、手背内侧缘皮肤感觉丧失。

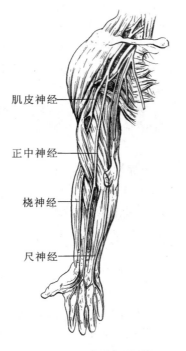

图 10-38　上肢前面的神经

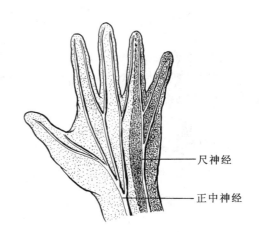

图 10-39　手掌面的神经

④**桡神经**(radial nerve)($C_5 \sim T_1$)：是臂丛后束发出的最粗大神经。伴肱深动脉行向下外，进入桡神经沟下行，在肱骨外上髁前方分为浅、深两终支(图 10-40、图 10-41)。桡神经浅支属于皮支，沿桡动脉外侧下行，在前臂中、下 1/3 交界处转向背侧至手背，分布于手背桡侧半和桡侧 2 个半手指近节背面的皮肤；桡神经深支为肌支，穿过旋后肌至前臂后面，在前臂浅、深层伸肌之间下行，支配肱桡肌和前臂后群肌。桡神经主干在臂中、上部发出肌支支配肱三头肌；皮支分布于臂部、前臂后面的皮肤。

知识链接

桡神经损伤

桡神经干在肱骨干骨折被损伤时，运动障碍表现为不能伸腕和伸指，前臂不能旋后；由于伸肌瘫痪，举起前臂时呈"垂腕征"。

⑤**腋神经**(axillary nerve)($C_5 \sim C_6$)：发自臂丛后束，与旋肱后血管伴行向后外，绕肱骨外科颈至三角肌深面，发出肌支分布于三角肌和小圆肌；皮支自三角肌后缘穿出，分布于肩部、臂外侧区上部的皮肤(图 10-40)。

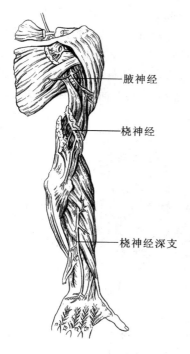

图 10-40 上肢后面的神经

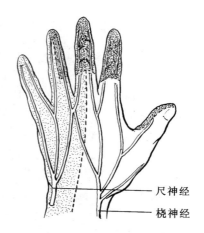

图 10-41 手掌背面的神经

知识链接

腋神经损伤

肱骨外科颈骨折、肩关节脱位或被腋杖压迫,都可造成腋神经损伤而导致三角肌瘫痪,臂不能外展,肩部、臂外上部感觉障碍。由于三角肌萎缩,肩部可失去圆隆的外形。

⑥**胸背神经**（$C_6 \sim C_8$）：发自臂丛后束,支配背阔肌。

⑦**肩胛下神经**（$C_5 \sim C_7$）：发自臂丛后束,支配大圆肌和肩胛下肌。

⑧**胸内、外侧神经**（$C_5 \sim T_1$）：发自臂丛内、外侧束,支配胸大、小肌。

（三）胸神经的前支

胸神经前支共 12 对,除第 1 对大部分参与构成臂丛,第 12 对小部分参与构成腰丛外,其余都不形成神经丛。第 1~11 对胸神经前支各自位于相应肋间隙中,称**肋间神经**（intercostal nerves）,第 12 对胸神经前支位于第 12 肋下方,故名**肋下神经**（subcostal nerve）。

肋间神经在肋间最内肌和肋间内肌之间,肋间后血管的下方,沿肋沟前行至腋前线附近分出外侧皮支,分布于胸侧壁和肩胛区皮肤,在近胸骨侧缘处穿出前皮支,分布于胸前壁皮肤。下 5 对肋间神经及肋下神经沿相应肋间隙行向前下,于腹横肌与腹内斜肌之间,在腹直肌外缘进入腹直肌鞘,至腹白线附近穿至皮下,称为前皮支。肋间神经肌支分布于肋间肌、腹肌的前外侧群;皮支除分布于胸腹部皮肤外,还分布于胸膜、腹膜的壁层。

胸神经前支在胸、腹壁皮肤的节段性分布最为明显(图 10-42),由上向下按顺序依次排列。如 T_2 分布区相当胸骨角平面,T_4 相当乳头平面,T_6 相当剑胸结合平面,T_8 相当肋弓最低平面,T_{10} 相当脐平面,T_{12} 则分布于脐与耻骨联合连线中点平面。临床常以节段性分布区来测定麻醉平面的高低和推断脊髓损伤平面位置。

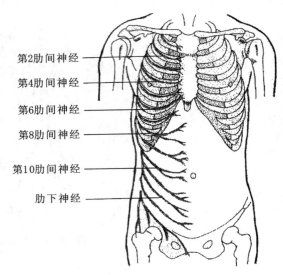

第2肋间神经
第4肋间神经
第6肋间神经
第8肋间神经
第10肋间神经
肋下神经

图 10-42　胸神经节段性分布

(四)腰丛

1. 腰丛的组成和位置　腰丛(lumbar plexus)由第 12 胸神经前支一部分、第 1～3 腰神经前支及第 4 腰神经前支的一部分组成,位于腰大肌深面腰椎横突前方(图 10-43)。

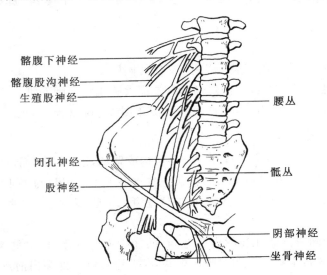

髂腹下神经
髂腹股沟神经
生殖股神经
闭孔神经
股神经

腰丛
骶丛
阴部神经
坐骨神经

图 10-43　腰丛和骶丛的组成

2. 腰丛的分支 除发出肌支支配髂腰肌和腰方肌外,其余分支如下。

(1) **髂腹下神经**(iliohypogastric nerve)(T_{12}～L_1):自腰大肌外侧缘穿出,肌支分布于腹壁诸肌并发出皮支分布于臀外侧区、腹股沟区及下腹部的皮肤。

(2) **髂腹股沟神经**(ilioinguinal nerve)(L_1):自髂腹下神经下方出腰大肌外缘,自腹股沟管浅环穿出,其肌支分布于腹壁肌;皮支分布于腹股沟部、阴囊或大阴唇皮肤。

(3) **生殖股神经**(genitofemoral nerve)(L_1～L_2):自腰大肌前面穿出后,沿该肌浅面下行,于腹股沟韧带上方分为生殖支与股支,生殖支经腹股沟管分布于提睾肌和阴囊皮肤(或随子宫圆韧带分布于大阴唇);股支分布于股三角的皮肤。

(4) **股外侧皮神经**(lateral femoral cutaneous nerve)(L_2～L_3):自腰大肌外侧缘穿出后,经腹股沟韧带深面达股部,分布于大腿外侧部的皮肤。

(5) **股神经**(femoral nerve)(L_2～L_4):腰丛最大分支,自腰大肌外缘穿出,在腰大肌与髂肌之间下行,于腹股沟韧带深面、股动脉外侧进入股三角区,随即分为数支:①肌支支配耻骨肌、股四头肌和缝匠肌;②皮支分布于股前皮肤,其中最长的皮支为**隐神经**(saphenous nerve),伴随股动脉入收肌管下行,于膝关节内侧浅出至皮下,伴随大隐静脉沿小腿内侧面下行至足内侧缘,分布于小腿内侧面及足内侧缘皮肤(图10-44)。

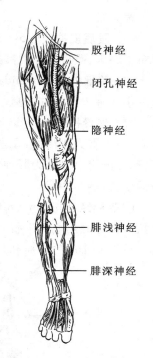

股神经

闭孔神经

隐神经

腓浅神经

腓深神经

图 10-44 下肢前面的神经

知识链接

股神经损伤

股神经损伤后表现为屈髋无力,坐位时不能伸膝,行走困难,膝腱反射消失,大腿前面和小腿内侧面皮肤感觉障碍。

(6) **闭孔神经**(obturator nerve)(L_2～L_4):自腰大肌内侧缘穿出,贴盆腔侧壁前行,与闭孔血管伴行穿闭膜管至股部,分布于大腿内收肌群、闭孔外肌和大腿内侧面皮肤。

(五) 骶丛

1. 骶丛的组成和位置 骶丛(sacral plexus)由腰骶干及全部骶神经和尾神经前支组成,腰骶干是由第4腰神经前支余部和第5腰神经前支合成。骶丛呈三角形,位于盆腔内、骶骨和梨状肌的前面(图10-43)。

2. 骶丛的分支 骶丛直接发出短支分布于梨状肌、闭孔内肌、股方肌等,其他分支如下。

（1）**臀上神经**（superior gluteal nerve）（$L_4 \sim S_1$）：伴臀上血管经梨状肌上孔出盆腔，分布于臀中、小肌和阔筋膜张肌。

（2）**臀下神经**（inferior gluteal nerve）（$L_5 \sim S_2$）：伴臀下血管经梨状肌下孔出盆腔，分布于臀大肌。

（3）**股后皮神经**（posterior femoral cutaneous nerve）（$S_1 \sim S_3$）：穿梨状肌下孔出盆腔，分布于臀区、股后区和腘窝处的皮肤。

（4）**阴部神经**（pudendal nerve）（$S_2 \sim S_4$）：伴阴部内血管出梨状肌下孔，绕过坐骨棘，经坐骨小孔进入坐骨肛门窝，分布于会阴部、外生殖器、肛门的肌肉和皮肤。

（5）**坐骨神经**（sciatic nerve）（$L_4 \sim S_3$）：是全身最粗大、最长的神经，经梨状肌下孔出盆腔后，位于臀大肌深面，在坐骨结节与大转子之间下行至股后区，继而在股二头肌长头深面下行，在腘窝上方分为胫神经和腓总神经两大终支。坐骨神经干在股后区发出肌支分布于股后肌群（图 10-45）。

①**胫神经**（tibial nerve）（$L_4 \sim S_3$）：续于坐骨神经，沿腘窝中线胫血管浅面下降，在比目鱼肌深面伴胫后血管下行，经内踝后方分为足底内侧神经和足底外侧神经进入足底区。胫神经分布于小腿后群肌和足底肌，小腿后面和足底的皮肤（图 10-46）。

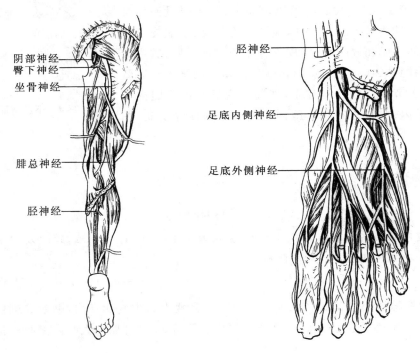

图 10-45　下肢后面的神经　　　　图 10-46　足底的神经

②**腓总神经**（common peroneal nerve）（$L_4 \sim S_2$）：绕过腓骨颈向前，穿过腓骨长肌，分为腓浅神经和腓深神经。腓浅神经分布于小腿外侧群肌和小腿外侧、足背、$2 \sim 5$ 趾背的皮肤；腓深神经分布于小腿前群肌、足背肌和 $1 \sim 2$ 趾相对缘的皮肤。

知识链接

胫神经损伤和腓总神经损伤

胫神经损伤后主要表现为小腿后群肌无力,足不能跖屈,不能以足尖站立,内翻力弱,足底皮肤感觉障碍明显。由于小腿前外侧群肌过度牵拉,使足呈背屈外翻位,出现"钩状足"畸形。

腓总神经绕行腓骨颈处位置表浅,易受损伤。受损伤后,足不能背屈,趾不能伸,足下垂且内翻,呈"马蹄内翻足"畸形,行走时呈"跨阈步态"。小腿前外侧及足背感觉障碍明显。

二、脑神经

脑神经(cranial nerves)共 12 对,其排列顺序一般用罗马数字表示:Ⅰ嗅神经、Ⅱ视神经、Ⅲ动眼神经、Ⅳ滑车神经、Ⅴ三叉神经、Ⅵ展神经、Ⅶ面神经、Ⅷ前庭蜗神经、Ⅸ舌咽神经、Ⅹ迷走神经、Ⅺ副神经、Ⅻ舌下神经(图 10-47)。

脑神经的纤维成分按性质可分为以下 4 种:

1. 躯体运动纤维 脑干内躯体运动核发出,支配眼外肌、舌肌、头颈部肌和咽喉肌等。

2. 内脏运动纤维 脑干内内脏运动核发出,属于节前纤维,换神经元后支配平滑肌、心肌和腺体。

3. 躯体感觉纤维 将来自头面部的浅、深感觉冲动传入脑干内的躯体感觉核。

4. 内脏感觉纤维 将来自头、颈、胸、腹部的内脏感觉冲动传入脑干内的内脏感觉核。

根据脑神经内所含神经纤维种类的不同,将脑神经分为感觉性神经、运动性神经和混合性神经。

(一)嗅神经

嗅神经(olfactory nerve)为感觉性神经,传导嗅觉。起自鼻腔嗅区黏膜内的嗅细胞(双极神经元),其周围突分布于嗅黏膜上皮,中枢突聚集成 15～20 条嗅丝,穿过筛孔入颅前窝,连于嗅球。

知识链接

嗅神经损伤

颅前窝骨折累及筛板时,可撕脱嗅丝和脑膜,造成嗅觉障碍,同时脑脊液也可流入鼻腔。鼻炎时,炎症延至鼻上部黏膜,也可造成暂时性嗅觉迟钝。

(二)视神经

视神经(optic nerve)为感觉性神经,传导视觉。由视网膜节细胞的轴突,在视神经盘

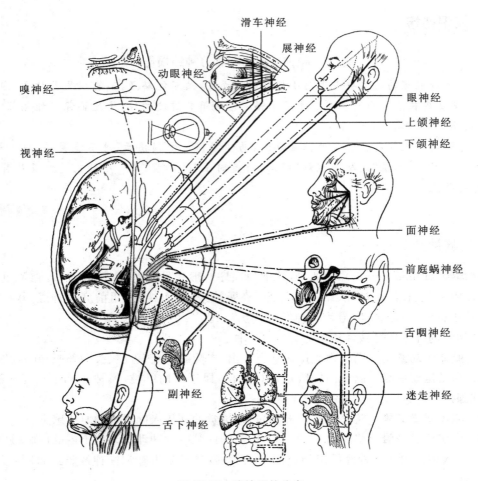

图 10-47　脑神经的分布

处聚集,穿过巩膜后形成视神经。视神经穿经视神经管入颅中窝,形成视交叉,经视束止于间脑的外侧膝状体,通过外侧膝状体发出视辐射,投射到视觉皮质中枢产生视觉。

（三）动眼神经

动眼神经（oculomotor nerve）为运动性神经,由中脑动眼神经核发出的躯体运动纤维和动眼神经副核发出的内脏运动纤维（副交感纤维）组成。自中脑脚间窝出脑,经海绵窦外侧壁向前,穿眶上裂入眶（图 10-48）。躯体运动纤维支配上睑提肌、上直肌、下直肌、内直肌和下斜肌。内脏运动纤维（副交感纤维）进入睫状神经节换神经元,发出节后纤维支配瞳孔括约肌和睫状肌,参与瞳孔对光反射和调节反射。

知识链接

动眼神经损伤

动眼神经损伤后,可致上睑提肌、上直肌、内直肌、下直肌、下斜肌瘫痪,出现上睑下垂、瞳孔斜向外下方及瞳孔扩大、对光反射消失等症状。

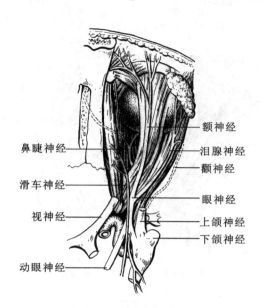

鼻睫神经

滑车神经

视神经

动眼神经

额神经
泪腺神经
额神经
眼神经
上颌神经
下颌神经

图 10-48　眶内神经上面观

（四）滑车神经

滑车神经（trochlear nerve）为运动性神经，由中脑滑车神经核发出的躯体运动纤维组成。自中脑背侧下丘下方出脑，绕过大脑脚外侧前行，穿经海绵窦外侧壁向前，经眶上裂入眶，支配上斜肌（图 10-48）。

（五）三叉神经

三叉神经（trigeminal nerve）为粗大的混合性神经，含躯体感觉和躯体运动两种纤维成分：躯体感觉纤维终于三叉神经脊束核、脑桥核和中脑核；躯体运动纤维起自三叉神经运动核。它们组成粗大的感觉根和细小的运动根，与脑桥相连。感觉根有**三叉神经节**（半月节），位于颅中窝颞骨岩部尖端前面的三叉神经压迹处，由假单极神经元胞体聚集而成。由三叉神经节发出三叉神经的 3 大分支，即眼神经、上颌神经和下颌神经（图 10-49、图 10-50）。

拓展资源　　　ER10-3　三叉神经痛

1. 眼神经（ophthalmic nerve）　仅含躯体感觉纤维，自三叉神经节发出后，穿行海绵窦外侧壁，经眶上裂入眶，分出下列分支。

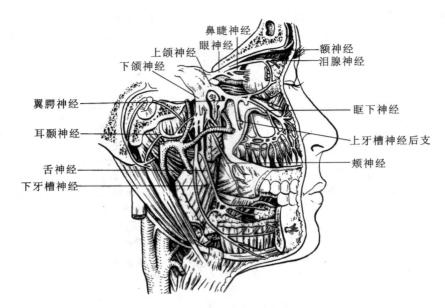

图 10-49　三叉神经及其分支

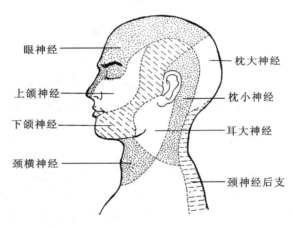

图 10-50　三叉神经的皮支分布

（1）**额神经**：在上睑提肌上方前行发出 2～3 分支,其终支经眶上切迹伴眶上血管穿出,称眶上神经,分布于额、顶、上睑部的皮肤。

（2）**泪腺神经**：沿眶外侧壁、外直肌外缘前行,分布于泪腺、结膜和上睑的皮肤。

（3）**鼻睫神经**：在上直肌和视神经之间斜向前内,发出分支分布于鼻腔黏膜、筛窦、硬脑膜、眼球、泪囊、眼睑和鼻背的皮肤等。

2. 上颌神经(maxillary nerve)　仅含躯体感觉纤维,自三叉神经节发出后,进入海绵窦外侧壁,向前经圆孔出颅,进入翼腭窝,发出数支分支。

（1）**眶下神经**：为上颌神经主干的终支,穿眶下裂入眶,经眶下沟、眶下管出眶下孔分数支,分布于下睑、鼻翼、上唇的皮肤和黏膜。眶下神经在眶下管内发出上牙槽神经前、中支。

(2) 上牙槽神经：分为上牙槽神经前、中、后 3 支，其中上牙槽神经后支在上颌骨体后方穿入骨质，三支在上颌骨内相互吻合形成上牙槽神经丛，由丛发出分支分布于上颌牙、牙龈及上颌窦黏膜。

(3) 颧神经：经眶下裂入眶，穿过眶外侧壁分布于颧、颞部的皮肤。

(4) 翼腭神经：为 2～3 条细小神经，向下连于翼腭神经节，穿过神经节后分布于腭、鼻腔的黏膜及腭扁桃体。

3. 下颌神经(mandibular nerve)　下颌神经是三叉神经 3 大分支中最粗大的一支，为混合性神经，由躯体感觉纤维和躯体运动纤维组成。自卵圆孔出颅后，在翼外肌深面分为前、后两干。下颌神经主要分支如下。

(1) 耳颞神经：此神经以两根起于下颌神经后干，两根夹脑膜中动脉向后合成一支，经下颌颈内侧转向上行，与颞浅血管伴行穿出腮腺，经耳前向上分布于耳廓、颞区皮肤及腮腺，传导感觉冲动。

(2) 颊神经：沿颊肌外面行向前，分布于颊部的皮肤及口腔侧壁的黏膜。

(3) 舌神经：在下颌支内侧下降，弓形向前，越过下颌下腺上方，行向前内达口腔底，分布于口腔底及舌前 2/3 黏膜，传导一般感觉。来自面神经的鼓索（含有副交感纤维和味觉纤维）加入舌神经，其中的味觉纤维分布于舌前 2/3 的味蕾，管理味觉；副交感纤维至下颌下神经节内交换神经元后，其节后纤维控制下颌下腺和舌下腺的分泌。

(4) 下牙槽神经：为混合性神经，穿下颌孔入下颌管，在管内分支分布于下颌牙及牙龈，其终支自下颌骨颏孔穿出称颏神经，分布于颏部及下唇的皮肤和黏膜。下牙槽神经中的运动纤维支配下颌舌骨肌及二腹肌前腹。

（六）展神经

展神经(abducent nerve)　为运动性神经，由展神经核发出的躯体运动纤维组成。自延髓脑桥沟中部两侧出脑，穿入海绵窦，经眶上裂入眶，分布于外直肌。

（七）面神经

面神经(facial nerve)　为混合性神经，含有四种纤维成分：躯体运动纤维起于面神经核；内脏运动纤维起于上泌涎核；内脏感觉纤维终于孤束核；还有躯体感觉纤维。

面神经在展神经外侧出延髓脑桥沟后伴前庭蜗神经进入内耳门，穿内耳道底进入面神经管，经茎乳孔出颅后向前进入腮腺。分支分为面神经管内的分支和面神经管外的分支。

1. 面神经管内的分支

(1) 岩大神经：含内脏运动纤维，于膝神经节处离开面神经至翼腭窝，进入翼腭神经节。在此节内换神经元，节后纤维分布于泪腺、鼻、腭黏膜的腺体，支配其分泌。

(2) 鼓索：是面神经的重要分支，含内脏运动纤维和内脏感觉纤维。在面神经出茎乳孔前发出至鼓室，穿岩鼓裂出颅至颞下窝，向前下加入舌神经。其内脏感觉纤维分布于舌前 2/3 的味蕾，传导味觉冲动；内脏运动纤维（副交感纤维）进入下颌下神经节换神经元，其节后纤维支配下颌下腺和舌下腺的分泌。

2. 面神经管外的分支　面神经管外的分支均为躯体运动纤维。面神经出茎乳孔后，在腮腺实质内分支形成腮腺丛，自腮腺前缘呈辐射状发出 5 支：颞支、颧支、颊支、下颌缘支和颈支，支配面部表情肌和颈阔肌（图 10-51）。

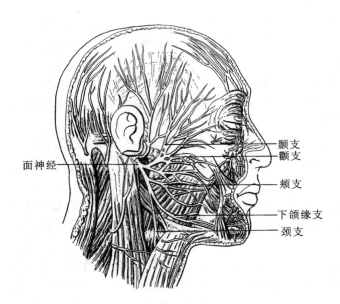

图 10-51　面神经管外的分支

知识链接

面神经损伤

　　面神经在面神经管内和管外损伤的表现不同。①面神经管外损伤,仅表现为损伤侧表情肌瘫痪,如:笑时口角偏向健侧、不能鼓腮;说话时唾液从口角流出;伤侧额纹消失、鼻唇沟变平坦;眼轮匝肌瘫痪使闭眼困难、角膜反射消失等症状。②面神经管内损伤,同时伤及面神经管段的分支,因此除上述表情肌瘫痪症状外,还出现听觉过敏、舌前 2/3 味觉障碍、泪腺和唾液腺分泌障碍等症状。

(八) 前庭蜗神经

　　前庭蜗神经(vestibulocochlear nerve)(位听神经)是感觉性神经,由前庭神经和蜗神经两部分组成。

　　1. 前庭神经(vestibular nerve)　传导平衡觉,其双极感觉神经元胞体在内耳道底聚集形成前庭神经节,其周围突穿内耳道底分布于内耳球囊斑、椭圆囊斑和壶腹嵴;中枢突组成前庭神经,穿内耳门入颅,经延髓脑桥沟外侧部入脑干内,终于前庭神经核。

　　2. 蜗神经(cochlear nerve)　传导听觉,其双极感觉神经元胞体在耳蜗的蜗轴内聚集成蜗神经节(螺旋神经节),其周围突分布于内耳螺旋器;中枢突集成蜗神经,经内耳门入颅,在延髓脑桥沟外侧部与前庭神经伴行共同入脑干内部,终于蜗神经核。

(九) 舌咽神经

　　舌咽神经(glossopharyngeal nerve)为混合性神经,含四种纤维成分:躯体运动纤维起于疑核;内脏运动纤维起于下泌涎核;躯体感觉纤维终于三叉神经脊束核;内脏感觉纤维终于孤束核。

舌咽神经在延髓橄榄后沟上部出脑,经颈静脉孔出颅,出颅后先在颈内动、静脉间下降,继而弓形向前,经舌骨舌肌内侧达舌根(图10-52)。其主要分支如下。

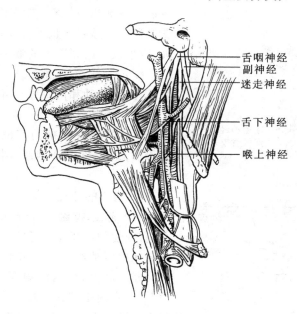

图 10-52　舌咽神经、副神经和舌下神经

1. 鼓室神经　发自下神经节,进入鼓室后与交感神经纤维共同形成鼓室丛。该丛发出分支分布于鼓室、乳突小房和咽鼓管黏膜。其终支岩小神经出鼓室达耳神经节换神经元,其节后纤维支配腮腺的分泌。

2. 颈动脉窦支　有1~2支,沿颈内动脉下降,分布于颈动脉窦和颈动脉小球。

3. 舌支　舌支为舌咽神经终支,经舌骨舌肌深面分布于舌后1/3黏膜和味蕾,传导舌的一般内脏感觉和味觉。

4. 咽支　咽支为3~4条细支,在咽壁与迷走神经和交感神经的咽支交织成咽丛,由咽丛发出分支分布于咽肌及咽黏膜。

（十）迷走神经

迷走神经(vagus nerve)为混合性神经,是行程最长、分布范围最广的脑神经。有四种纤维成分:躯体运动纤维起自疑核;内脏运动纤维起自迷走神经背核;内脏感觉纤维终于孤束核;躯体感觉纤维终于三叉神经脊束核(图10-53)。

迷走神经自橄榄后沟的中部出延髓,经颈静脉孔出颅,进入颈部下行于颈动脉鞘内,经胸廓上口入胸腔。在胸腔内左、右迷走神经的位置和行程略有不同。左迷走神经越过主动脉弓的前方,经左肺根的后方下行至食管前面分成许多细支,构成左肺丛和食管前丛,行于食管下段逐渐集中延续为迷走神经前干。右迷走神经越过右锁骨下动脉前方,沿气管右侧下行,经右肺根后方达食管后面,分支构成右肺丛和食管后丛,继续下行集中构成迷走神经后干。迷走神经前、后干伴食管一起穿膈食管裂孔进入腹腔。迷走神经沿途发出许多分支,其中较重要的分支如下。

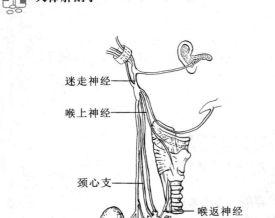

迷走神经

喉上神经

颈心支

喉返神经
支气管支

肾支

胃支
脾支

图 10-53　迷走神经

1. 颈部的分支

（1）**喉上神经**（superior laryngeal nerve）：起于下神经节，在颈内动脉内侧行向下内，在舌骨大角水平分成内、外支。外支细小，支配环甲肌；内支伴喉上动脉穿甲状舌骨膜入喉腔，分布于咽、会厌、舌根及声门裂以上的喉黏膜。

（2）颈心支：一般有上、下两支，为混合性神经，含内脏运动和内脏感觉纤维，与交感神经的心支构成心浅、深丛。

迷走神经在颈部的其他分支还有脑膜支、耳支和咽支，分布于硬脑膜、外耳道和耳廓后部皮肤、咽部。

2. 胸部的分支

（1）**喉返神经**（recurrent laryngeal nerve）：左、右喉返神经的起始和行程有所不同。右喉返神经在迷走神经干经右锁骨下动脉前方发出，向后绕此动脉上行，返回颈部。左喉返神经起始点稍低，在左迷走神经干跨过主动脉弓前方时发出，绕主动脉弓下后方上行，返回颈部。左、右喉返神经返回颈部均走行于气管与食管之间的沟内，至甲状腺侧叶深面、环甲关节后方进入喉内，称**喉下神经**。其中运动纤维支配除环甲肌以外的所有喉肌，感觉纤维分布于声门裂以下的喉黏膜。喉返神经是支配大多数喉肌的运动神经，一侧损伤可使声音嘶哑或发音困难。若两侧喉返神经同时受损，可引起失声、呼吸困难，甚至窒息。

（2）支气管支：含有内脏运动和内脏感觉纤维，加入肺丛。

（3）食管支：含有内脏运动和内脏感觉纤维，加入食管丛。

（4）胸心支：加入心丛。

3. 腹部的分支

（1）胃前支：为迷走神经前干的终支，沿胃小弯前面走行分布于胃前壁，是重要的胃酸分泌神经，胃前支的终支在角切迹处以"鸦爪"形分支分布于幽门部前壁，此支与胃的排空有关。

（2）肝支：随肝固有动脉的分支分布于肝、胆囊等处。

（3）胃后支：为迷走神经后干的终支，沿胃小弯后面走行分布于胃后壁，是重要的胃酸分泌神经，胃后支的终支与胃前支相似，也以"鸦爪"形分支分布于幽门窦及幽门管后壁，也与胃的排空有关。

（4）腹腔支：与交感神经一起构成腹腔丛，伴腹腔干、肠系膜上动脉及肾动脉等血管分支分布于肝、胆、胰、脾、肾及结肠左曲以上的腹部消化管。

总之,迷走神经分布到硬脑膜、耳廓、外耳道、咽喉、气管和支气管、心、肺、肝、胆、胰、脾、肾及结肠左曲以上的消化管等器官,是副交感神经的主要组成部分。

知识链接 ---------------------------------

迷走神经损伤

一侧迷走神经主干损伤后,内脏活动障碍表现为脉速、心悸、恶心、呕吐、呼吸深慢和窒息等症状。由于咽喉感觉障碍和肌肉瘫痪,可出现声音嘶哑、语言和吞咽困难,腭垂偏向一侧等症状。

(十一) 副神经

副神经(accessory nerve)是运动性神经。起于延髓的疑核和副神经脊髓核,自橄榄后沟下部出脑,经颈静脉孔出颅。出颅后分为内、外两支:内支加入迷走神经分布于咽喉肌;外支进入胸锁乳突肌深面,并在胸锁乳突肌后缘上、中 1/3 交点处行向下后,于斜方肌前缘进入该肌,分支支配胸锁乳突肌和斜方肌(图 10-52)。

(十二) 舌下神经

舌下神经(hypoglossal nerve)为运动性神经,起自舌下神经核,以若干根丝自延髓前外侧沟出脑,经舌下神经管出颅,在颈内动、静脉之间弓形行向前下,达舌骨舌肌浅面进入舌内,支配全部舌内肌和舌外肌(图 10-52)。

三、内脏神经

内脏神经主要分布于内脏、心血管和腺体,含有内脏感觉和内脏运动两种纤维成分。

(一) 内脏运动神经

内脏运动神经(visceral motor nerve) 又称自主(植物)神经,支配平滑肌、心肌的运动和腺体的分泌。和躯体运动神经一样,都受大脑皮质和皮质下各级中枢的控制和调节,但与躯体运动神经在形态结构、功能和分布范围上有较大差别。

(1)躯体运动神经支配骨骼肌,一般都受意志的控制;内脏运动神经则支配平滑肌、心肌和腺体,一定程度上不受意识的控制。

(2)躯体运动神经只有一种纤维成分;内脏运动神经则有交感和副交感两种纤维成分,多数内脏器官同时接受交感和副交感神经的双重支配。

(3)躯体运动神经自低级中枢至骨骼肌只有一个神经元;内脏运动神经自低级中枢发出后,必须在内脏运动神经节内换神经元,由节内神经元再发出纤维到达效应器。因此,内脏运动神经从低级中枢到达所支配的器官须经过两个神经元(肾上腺髓质例外,只需一个神经元)。第一个神经元称节前神经元,胞体位于脑干或脊髓内,其轴突称节前纤维;第二个神经元称节后神经元,胞体位于内脏运动神经节内,其轴突称节后纤维。

(4)躯体运动神经以神经干的形式分布;内脏运动神经节后纤维常攀附脏器或血管形成神经丛,由丛再分支至效应器。

（5）躯体运动神经纤维一般是比较粗的有髓纤维；内脏运动神经纤维则是薄髓（节前纤维）和无髓（节后纤维）的细纤维。

（6）躯体运动神经低级中枢位于脑干内的躯体运动神经核和脊髓灰质前角；内脏运动神经低级中枢位于脑干内的内脏运动神经核和脊髓 $T_1 \sim L_3$ 的侧角以及 $S_2 \sim S_4$ 的骶副交感核。

内脏运动神经根据形态结构和生理学的特点，分为交感神经和副交感神经两部分（图10-54）。

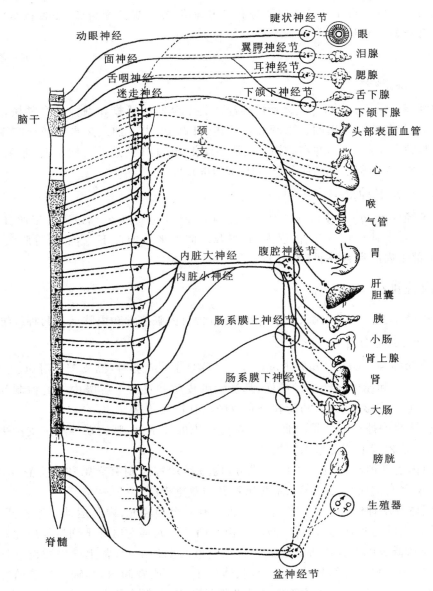

图 10-54 内脏运动神经概况示意图

1. 交感神经（sympathetic nerve） 分为中枢部和周围部，低级中枢位于脊髓 $T_1 \sim L_3$

的侧角;周围部包括交感神经节、交感干、神经和神经丛等。

(1)交感神经节:根据交感神经节所在位置不同,可分为椎旁节和椎前节。椎旁节位于脊柱两旁,每侧有19~24个,一般呈梭形,其中颈部有3~4个,胸部有10~12个,腰部有4个,骶部2~3个,尾部两侧合成1个奇节。椎前节位于椎体前方,呈不规则的结节状团块,包括腹腔神经节、肠系膜上神经节、肠系膜下神经节及主动脉肾神经节,分别位于同名动脉根部。

(2)交感干:位于脊柱两侧,由交感干神经节和节间支组成,上至颅底,下至尾骨,于尾骨的前面两干合并。交感干全长可分颈、胸、腰、骶、尾5部。

(3)交通支:椎旁神经节与相应脊神经之间借交通支相连,可具髓鞘,分为白交通支和灰交通支。

白交通支(white communicating branches) 由节前纤维组成,多呈白色。白交通支只存在于T_1~L_3各脊神经的前支与相应的交感干神经节之间。交感神经节前纤维由脊髓侧角发出,经脊神经前根、脊神经、白交通支进入交感干神经节。白交通支内的节前纤维进入交感干后有3种去向:①终止于相应的椎旁节并交换神经元;②在交感干内上升或下降后,再终止于上方或下方的椎旁节;③穿过椎旁节后,至椎前节换神经元。

灰交通支(grey communicating branches)由节后纤维组成,灰交通支连于交感干与31对脊神经前支之间,多无髓鞘,色灰暗,故称灰交通支。灰交通支内的节后纤维也有3种去向:①经灰交通支返回脊神经,随脊神经分支分布至头颈部、躯干和四肢的血管、汗腺和竖毛肌等;②在动脉表面攀附走行形成神经丛,并随动脉分支分布到所支配的器官;③离开交感干直接分布到所支配的脏器。

(4)交感神经节前和节后纤维的分布:交感神经节前、节后纤维分布均有一定规律:①来自脊髓T_1~T_5节段侧角细胞的节前纤维,交换神经元后,其节后纤维支配头颈、胸腔脏器和上肢的血管、汗腺和竖毛肌;②来自脊髓T_6~T_{12}节段侧角细胞的节前纤维,交换神经元后,其节后纤维支配肝、胰、脾、肾等腹腔实质性器官和结肠左曲以上的消化管;③来自脊髓L_1~L_3节段侧角细胞的节前纤维,交换神经元后,其节后纤维支配结肠左曲以下的消化管,盆腔脏器和下肢的血管、汗腺和竖毛肌。

2. 副交感神经(parasympathetic nerve) 也分为中枢部和周围部,低级中枢位于脑干内的内脏运动核和脊髓S_2~S_4的骶副交感核;周围部包括副交感神经节和进出此节的节前纤维和节后纤维。

副交感神经节多位于器官的周围或壁内,称器官旁节和器官内节。器官旁节和器官内节内的细胞即为节后神经元,一般较小,但位于颅部的器官旁节较大,如睫状神经节、下颌下神经节、翼腭神经节和耳神经节等。

(1)脑干的副交感神经 其节前纤维起自脑干的副交感神经节,参与组成Ⅲ、Ⅶ、Ⅸ、Ⅹ对脑神经。

①由中脑的动眼神经副核发出的节前纤维,随动眼神经入眶腔后,到达睫状神经节内交换神经元,其节后纤维进入眼球壁,支配瞳孔括约肌和睫状肌。

②由脑桥的上泌涎核发出的节前纤维,随面神经走行。一部分经岩大神经至翼腭神经节换神经元,节后纤维分布于泪腺、鼻腔、口腔以及腭黏膜的腺体;另一部分经鼓索加入舌

神经,至下颌下神经节换神经元,节后纤维分布于下颌下腺和舌下腺。

③由延髓的下泌涎核发出的节前纤维,随舌咽神经走行,经鼓室神经至鼓室丛,由丛发出岩小神经至耳神经节换神经元,节后纤维经耳颞神经分布于腮腺。

④由延髓的迷走神经背核发出的节前纤维,随迷走神经的分支到达心、肺、肝、脾、胰、肾及结肠左曲以上消化管的器官旁节或器官内节换神经元,节后纤维分布于上述器官的平滑肌、心肌和腺体。

(2)骶部的副交感神经 由脊髓 $S_2 \sim S_4$ 的骶副交感核发出的节前纤维,加入骶神经前支出骶前孔,离开骶神经,构成盆内脏神经加入盆丛,随盆丛分支分布到所支配脏器的器官旁节或器官内节交换神经元,节后纤维支配结肠左曲以下的消化管和盆腔脏器。

3. 交感神经与副交感神经的比较

(1)形态结构和分布范围不同 交感神经和副交感神经都是内脏运动神经,常共同支配一个器官,形成对内脏器官的双重神经支配,但在神经来源、形态结构、分布范围和功能上,交感神经与副交感神经又有明显的区别(表 10-2)。

表 10-2 交感神经与副交感神经结构、分布范围

	交感神经	副交感神经
低级中枢位置	脊髓 $T_1 \sim L_3$ 侧角	脑干内脏运动核和脊髓 $S_2 \sim S_4$ 的骶副交感核
神经节	椎旁节和椎前节	器官旁节和器官内节
神经纤维	节前纤维短,节后纤维长	节前纤维长,节后纤维短
分布范围	分布范围广,包括头颈部、胸、腹、盆腔脏器平滑肌,全身血管、汗腺、竖毛肌等	分布不广,包括大部分血管、汗腺、竖毛肌等,肾上腺髓质无副交感神经

(2)对同一器官作用不同 交感与副交感神经对同一器官的作用是互相拮抗又互相统一的。例如:当机体运动时,交感神经兴奋性增强,副交感神经兴奋性减弱、相对抑制,于是出现心跳加快、血压升高、支气管扩张、瞳孔开大、竖毛,消化活动受抑制等现象;而当机体处于安静或睡眠状态时,副交感神经兴奋加强,交感神经相对抑制,因而出现心跳减慢、血压下降、支气管收缩、瞳孔缩小、消化活动增强等现象。交感和副交感神经的活动,是在脑的较高级中枢,特别是在下丘脑和大脑边缘叶的调控下进行的。

4. 内脏神经丛 交感神经、副交感神经和内脏感觉神经在到达所支配的脏器的行程中,常互相交织共同构成内脏神经丛,如心丛、肺丛、腹腔丛、腹主动脉丛、腹下丛等。由这些神经丛发出分支到所支配的器官,这些神经丛主要攀附于头、颈部和胸、腹腔内动脉的周围。

(二)内脏感觉神经

人体各内脏器官除有交感和副交感神经支配外,也有感觉神经分布。内感受器接受来自内脏的刺激,经内脏感觉神经传到中枢,产生内脏感觉。

1. 内脏感觉神经的传入通路 内脏感觉神经元的胞体位于脑神经节或脊神经节内。其周围突随同面神经、舌咽神经、迷走神经和交感及盆内脏神经等分布到内脏器官和血管

等。中枢突一部分随同面神经、舌咽神经、迷走神经进入脑干,终止于孤束核;另一部分则随交感神经和盆内脏神经进入脊髓,终于灰质侧角。

在中枢内,内脏感觉纤维一方面直接或间接经中间神经元与内脏运动神经元相联系,以完成内脏-内脏反射,或与躯体运动神经元联系,形成内脏-躯体反射;另一方面则可经过较复杂的传导途径,将冲动传导到大脑皮质,形成内脏感觉。

2. 内脏感觉神经的特点 内脏感觉神经在形态结构上虽与躯体感觉神经大致相同,但仍有某些不同之处。

(1)内脏感觉纤维的数目较少,且多为细纤维,故痛阈较高,一般强度的刺激不引起主观感觉,在病理条件下或极强烈刺激下,则可产生痛觉。

(2)内脏对牵拉、膨胀和痉挛等刺激较敏感,而对外科手术时的挤压、切割或烧灼等刺激不敏感。

(3)内脏感觉的传入途径比较分散,即一个脏器的感觉纤维经过多个节段的脊神经进入中枢,而一条脊神经又包含来自几个脏器的感觉纤维,因此,内脏痛往往是弥散的,定位亦不准确。

(三)牵涉性痛

当某些内脏器官发生病变时,常在体表一定区域产生感觉过敏或痛觉,这种现象称牵涉性痛。牵涉性痛有时发生在患病内脏邻近的皮肤区,有时发生在距患病内脏较远的皮肤区。如:心绞痛时,胸前区及左臂内侧皮肤常感到疼痛;肝胆疾病时,右肩部常感到疼痛等。

第四节 神经系统的传导通路

感受器接受环境变化的各种刺激,并转变成神经冲动,该信息沿着传入神经元传递至中枢神经系统的相应部分,最后至大脑皮质高级中枢,从而产生感觉。大脑皮质将这些信息分析整合后,发出指令,沿传出神经元,经过脑干和脊髓内的运动神经元达到躯体和内脏效应器,从而引起反应。这样,传导上下行信息的神经纤维束就组成了两大类传导通路,即由感受器将神经冲动,经传入神经和各级中枢传入大脑皮质者称为上行(感觉)传导通路;由大脑皮质发出的冲动,经传出神经传至效应器者称为下行(运动)传导通路。

一、感觉传导通路

(一)躯干和四肢的本体感觉和精细触觉传导通路

本体感觉又称深感觉,包括肌、腱、关节的位置觉、运动觉及振动觉。皮肤的精细触觉是指辨别两点间距离和感受物体纹理粗细的感觉。两者传导通路相同,都由三级神经元组成(图10-55)。

第一级神经元的胞体位于脊神经节,其周围突分布于躯体、四肢的深部感受器(肌梭、腱梭、游离神经末梢等),中枢突经后根进入脊髓,在后角的内侧进入后索。来自下肢和躯干下部的纤维组成薄束,来自躯干上部、上肢和颈部的纤维组成楔束。两束的纤维上行终止于延髓的薄束核和楔束核。

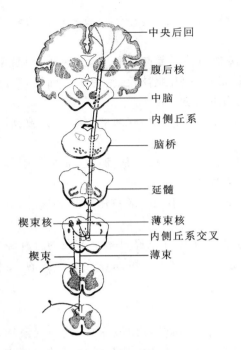

中央后回
腹后核
中脑
内侧丘系
脑桥
延髓
楔束核
薄束核
内侧丘系交叉
楔束
薄束

图 10-55 本体(深)感觉和精细触觉传导通路

第二级神经元的胞体位于薄束核和楔束核,此二核发出的纤维走向腹内侧左右交叉构成内侧丘系交叉,交叉后的纤维沿正中线的两侧上升组成内侧丘系,向上经脑桥、中脑终止于背侧丘脑的腹后外侧核。

第三级神经元的胞体位于背侧丘脑的腹后外侧核,此核发出的纤维加入丘脑中央辐射,经内囊的后脚投射到大脑皮质中央后回的中上部、中央旁小叶后部以及中央前回的一部分。

(二)痛觉、温度觉和粗触觉传导通路

痛觉、温度觉和粗触觉的感受器位于皮肤和黏膜内,属于浅感觉,故该通路又称为浅感觉传导通路。其由三级神经元组成。

1. 躯干和四肢的痛觉、温度觉、粗触觉传导通路(图 10-56)

第一级神经元的胞体位于脊神经节,其周围突分布于躯干、四肢的浅感受器;中枢突经后根外侧部进入脊髓,上升 1~2 个脊髓节段,止于脊髓后角固有核。

第二级神经元的胞体位于脊髓后角固有核。由此核发出的纤维经白质前连合斜越上行,组成对侧的脊髓丘脑前束和侧束上行至延髓中部,两束合并称为脊髓丘系,最后终止于背侧丘脑的腹后外侧核。

第三级神经元的胞体位于背侧丘脑的腹后外侧核。由此核发出的纤维,经过内囊后肢加入丘脑中央辐射,投射到大脑皮质中央后回的中上部和中央旁小叶后部。

脊髓丘脑前束和侧束的纤维排列,有严格的空间定位,一般是骶、腰部的纤维靠近脊髓的周缘部排列,胸、颈部则依次位于束的深部。

2. 头面部痛觉、温度觉、粗触觉传导通路(图 10-57)

第一级神经元的胞体位于三叉神经节,其周围突分布于头面部皮肤、黏膜的浅感受器;中枢突组成三叉神经感觉根进入脑桥止于三叉神经脑桥核和脊束核。

第二级神经元的胞体位于三叉神经脑桥核和脊束核,由此二核发出的纤维越边至对侧组成三叉丘系,伴内侧丘系上行,止于背侧丘脑腹后内侧核。

第三级神经元的胞体位于背侧丘脑腹后内侧核。由此核发出的纤维经过内囊后肢,加入丘脑中央辐射,投射至中央后回的下部。

(三)视觉传导通路和瞳孔对光反射通路

1. 视觉传导通路 由三级神经元组成(图 10-58)。

第一级神经元是视网膜的双极细胞,其周围突分布至视觉感受器的视杆、视锥细胞,中枢突与视网膜的节细胞构成突触。

第二级神经元是节细胞,其轴突在视神经盘处集中组成视神经,经过视神经管后形成

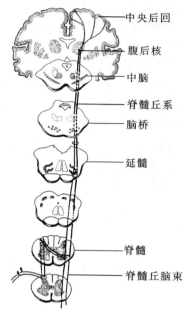

图 10-56 躯干、四肢浅感觉传导通路

图中标注：中央后回、腹后核、中脑、脊髓丘系、脑桥、延髓、脊髓、脊髓丘脑束

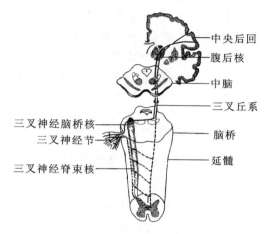

图 10-57 头面部浅感觉传导通路

图中标注：中央后回、腹后核、中脑、三叉丘系、脑桥、延髓、三叉神经脑桥核、三叉神经节、三叉神经脊束核

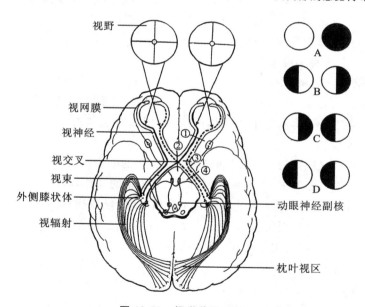

图 10-58 视觉传导通路

图中标注：视野、视网膜、视神经、视交叉、视束、外侧膝状体、视辐射、动眼神经副核、枕叶视区

视交叉（视网膜鼻侧半的纤维交叉，颞侧半的纤维不交叉，在同侧走行），交叉后的视束绕过大脑脚，止于外侧膝状体。

第三级神经元的胞体位于外侧膝状体，由此核发出的纤维组成视辐射，经过内囊后肢，最后投射于距状沟两侧及上下的皮质。

视觉传导通路的不同部位损伤，临床表现不同。如：一侧视神经损伤，伤侧眼视野全盲;垂体肿瘤向前上压迫视交叉中央部,可导致双眼颞侧视野偏盲;一侧视束及视束以上包括外侧膝状体、视辐射直至大脑皮质视觉中枢的损伤,可导致双眼视野对侧同向性偏盲(即患侧鼻侧视野和对侧颞侧视野的偏盲)。

2. 瞳孔对光反射通路 光照一侧瞳孔,引起两侧瞳孔缩小的反应称瞳孔对光反射。光照侧的反应称直接对光反射,未照射侧的反应称间接对光反射。强光从视觉感受器开始,由视神经、视交叉、视束传入中脑上丘上方顶盖前区的对光反射中枢,由此发出的纤维联系双侧动眼神经副核,再由动眼神经将冲动传到瞳孔括约肌。如果反射弧的某一环节受到阻滞,则可表现为一侧或双侧瞳孔收缩障碍。如:视神经毁损,光照患侧瞳孔时,两侧瞳孔均不缩小;但光照健侧瞳孔时,两侧瞳孔均缩小。又如,一侧动眼神经毁损时,不管光照何侧瞳孔,患侧瞳孔均不缩小。

二、运动传导通路

运动传导通路包括锥体系和锥体外系。

(一)锥体系

锥体系(pyramidal system)主管躯体骨骼肌的随意运动。传导通路的全程由两级神经元组成。第一级神经元的胞体位于大脑皮质的运动中枢,称上运动神经元;第二级是直接支配骨骼肌的神经元,其胞体位于脑干的躯体运动核或脊髓前角运动核群,称下运动神经元。上运动神经元的轴突组成锥体束下行,其中终止于脑干躯体运动核的称皮质核束;终止于脊髓前角的称皮质脊髓束。这两级神经元无论是哪级受损,都会出现相应的骨骼肌随意运动障碍,临床上表现为瘫痪。

1. 皮质核束(corticonuclear tract) 由位于中央前回下部的巨型锥体细胞(Betz细胞)和其他锥体细胞轴突组成(图10-59),下行经过内囊膝、大脑脚脚底中间部。在纵贯脑干的过程中,分出纤维终止于两侧脑干内躯体运动核,但面神经核的下部和舌下神经核只接受对侧皮质核束的支配。

一侧上运动神经元病损时,只使对侧接受此束支配的眼裂以下表情肌及舌肌明显地出现瘫痪。表现为瘫痪侧口涎流出,不能做吹哨、露齿及鼓腮的动作,笑时嘴角歪向病灶侧,伸舌时舌尖偏向对侧等。一侧面神经下运动神经元病损时,可导致病灶侧所有面肌瘫痪,表现为额纹消失、不能闭目、鼻唇沟消失、口角低垂等;一侧舌下神经下运动神经元损伤,可导致病灶侧舌肌瘫痪,表现为伸舌时舌尖偏向病灶侧。脑干躯体运动核以上部分即上运动神经元病损引起的瘫痪,称核上瘫。脑干下运动神经元受损导致的瘫痪,则称核下瘫(图10-60)。

2. 皮质脊髓束(corticospinal tract) 由位于中央前回中、上部及中央旁小叶前部的巨型锥体细胞(Betz细胞)及其他锥体细胞的轴突构成(图10-61),下行经内囊后肢的前份、大脑脚脚底的中部,至脑桥基底时分散为若干小束,至延髓又集合为锥体。在锥体下端,大部分纤维左、右交叉,形成锥体交叉。交叉后的纤维,沿脊髓外侧索下行称皮质脊髓侧束,纤维沿途止于各节段的前角运动神经元(下运动神经元),主要支配四肢肌。在延髓未交叉的纤维,沿同侧的前索下降称皮质脊髓前束,此束一般只达胸节,并逐节终止于脊髓前角运动神经元,支配躯干和四肢肌;此束中尚有少量纤维是始终不交叉的,它们通过前角运动细胞控制躯干肌。即躯干肌接受双侧支配,所以一侧上运动神经元损伤时,对侧上、下肢骨骼肌

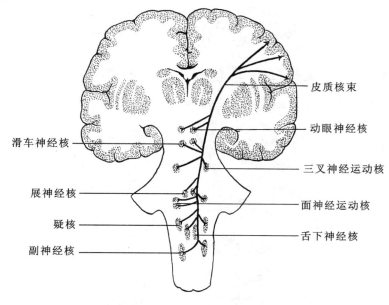

图 10-59 皮质核束

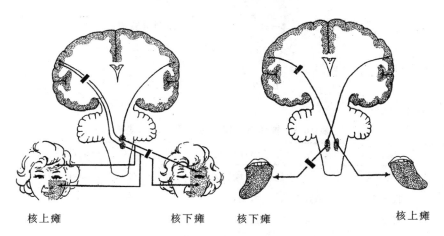

核上瘫 核下瘫 核下瘫 核上瘫

图 10-60 面神经核和舌下神经核上、下瘫

的瘫痪比较明显,而躯干肌的瘫痪并不明显。

临床上上运动神经元的病损(如内囊出血的患者,当病灶影响到锥体束传导时可以出现下列症状(图 10-60):对侧眼裂以下面肌瘫痪、对侧舌肌瘫痪和对侧上、下肢骨骼肌瘫痪。由于此时已经解除了上运动神经元对下运动神经元的抑制,所以这种瘫痪具有肌张力增高的特点,称痉挛性瘫痪,又称硬瘫。此外,还有深反射亢进、病理反射阳性,如巴宾斯基(Babinski)征阳性以及浅反射的减弱或消失等。但因下运动经元能接受锥体外系的神经冲动并向骨骼肌发出神经冲动,所以病程早期肌肉不萎缩。

至于下运动神经元的病损(如脊髓灰质炎),由于前角运动细胞毁损,上运动神经元或锥体外系的冲动都不起作用,所以肌张力下降,肌肉松弛软弱无力,这种瘫痪称弛缓性瘫痪。此时,深、浅反射都明显减弱或消失,病理反射也不出现。病程早期,肌肉就因失用而

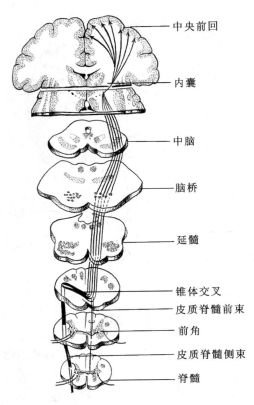

图 10-61　皮质脊髓束

明显萎缩（表 10-3）。

表 10-3　锥体系不同部位损伤的临床表现

	项目	上运动神经元	下运动神经元
	瘫痪特点	痉挛性（硬瘫）	弛缓性（软瘫）
	肌张力	增高	降低
临床	深反射	亢进	减弱
表现	浅反射	减退或消失	减弱或消失
	病理反射	出现（阳性）	不出现（阴性）
	早期肌萎缩	不明显	明显

（二）锥体外系

锥体外系（extrapyramidal system）一般是指锥体系以外的管理骨骼肌运动的传导系。纤维起自大脑中央前回以外的皮质，主要是额叶、顶叶、颞叶、枕叶的皮质，在下降过程中与纹状体、小脑、红核、黑质和网状结构等发生广泛的联系，经多次更换神经元，最后终于脊髓前角运动神经元或脑神经运动核，然后通过脊神经或脑神经，支配骨骼肌。锥体外系的主要功能是维持肌张力、协调肌群的运动，以协助锥体系完成精细的随意运动。

1. 新纹状体-苍白球系　纹状体是控制运动的一个重要调节中枢，有着复杂的纤维联系,形成多条环路,其中主要的有皮质-纹状体-背侧丘脑-皮质环路:从大脑皮质额叶、顶叶等处发出纤维直接或间接通过丘脑止于尾状核和壳。在此换神经元后终止于苍白球。苍白球发出纤维穿过内囊或绕过大脑脚通过底丘脑止于丘脑的腹前核和腹中间核。自此二核发出纤维投射到大脑额叶,以影响发出锥体外系纤维的运动皮质。这一反馈环路的某一核团的损伤,都可引起锥体外系的疾病。另外,黑质与纹状体之间还有往返的纤维联系,黑质发出纤维至丘脑腹前核和腹中间核。黑质细胞的变性使得纹状体多巴胺水平下降,这是临床上震颤麻痹(帕金森病)的主要病因,多巴胺作用加强则可出现舞蹈病。

2. 皮质-脑桥-小脑系 皮质脑桥束的纤维分两部分下行,从额叶发出的纤维组成额桥束,经内囊前肢、大脑脚的内侧到达脑桥基底部;从顶、枕、颞叶发出的纤维组成顶枕颞桥束,行经内囊后肢、大脑脚的外侧处到脑桥基底部,它们都终止脑桥核。由脑桥核发出的纤维左右交叉组成对侧的小脑中脚进入新小脑,由小脑皮质发出的冲动经齿状核中继,由此核发出的纤维经小脑上脚交叉后,小部分纤维进入红核,大部分纤维到丘脑腹前核和腹中间核,自此二核发纤维投射到额叶皮质,借此环路小脑对大脑皮质发的冲动进行调节和修正。

小 结

神经系统包括中枢神经系统和周围神经系统两部分,构成其结构的最基本组成单位是神经元,神经系统完成各种活动的结构基础是反射弧。

中枢神经系统包括脊髓和脑。脊髓位于椎管内,是神经系统中较低级的部分,有完成传导和一些简单反射活动的功能。脑干位于脊髓和大、小脑之间,包括延髓、脑桥和中脑三部分,是高级中枢和低级中枢联系的重要中继站,还是一些机体重要功能的低级中枢,如心血管活动中枢和呼吸运动中枢等。间脑位于脑干和大脑之间,背侧丘脑是大脑和其他中枢联系的重要中继站,下丘脑是一些内脏活动的中枢。小脑位于颅后窝,具有维持身体平衡、调节肌张力和运动的协调等作用。大脑是脑的高级部分,是人体多种功能活动的中枢,包括躯体感觉中枢、躯体运动中枢、听觉中枢、视觉中枢和语言中枢等,调控人类的各种神经活动。脑和脊髓的外面均包被有三层膜,从外向内依次为硬膜、蛛网膜和软膜。脑和脊髓的血液供应来源于颈内动脉和椎动脉。脑脊液由各脑室的脉络丛产生,进入蛛网膜下隙,经上矢状窦回流到体循环。

周围神经系统主要包括脊神经、脑神经和内脏神经。脊神经前支形成颈丛、臂丛、腰丛和骶丛。颈丛由第1~4颈神经前支交织构成,位于胸锁乳突肌上部深面,主要分布于颈部皮肤和膈;臂丛由第5~8颈神经前支和第1胸神经前支大部分纤维组成,经斜角肌间隙穿出,主要分布于上肢;胸神经前支呈节段性分布;腰丛由第12胸神经前支一部分、第1~3腰神经前支及第4腰神经前支的一部分组成,位于腰大肌深面,主要分布于下肢的前面和内侧;骶丛由腰骶干及全部骶神经和尾神经前支组成,位于梨状肌的前面,主要分布于会阴和下肢的后面。脑神经共12对,主要分布于头颈部。其中感觉神经包括Ⅰ嗅神经、Ⅱ视神经、Ⅷ前庭蜗神经,运动神经包括Ⅲ动眼神经、Ⅳ滑车神经、Ⅵ展神经、Ⅺ副神经、Ⅻ舌下神经,混合性神经包括Ⅴ三叉神经、Ⅶ面神经、Ⅸ舌咽神经、Ⅹ迷走神经。内脏神经含有内脏感觉和内脏运动两种纤维成分。内脏运动神经又称自主(植物)神经,支配平滑肌、心肌的运动和腺体的分泌,分为交感神经和副交感神经两部分。

能力检测

1. 名词解释:反射 灰质 白质 神经核 硬脑膜窦。
2. 叙述脊髓内部上、下行的主要传导束的名称、位置及功能。
3. 叙述第四脑室的形态结构。
4. 简述硬脑膜的特点。
5. 叙述海绵窦的位置及通过结构。
6. 何谓内囊?试述其分部及通过的纤维束和功能。
7. 一侧皮质核束受损会出现哪些临床表现及其原因是什么?
8. 叙述脑脊液产生及循环途径。
9. 叙述大脑动脉环的位置、组成及功能。
10. 叙述视觉传导通路和瞳孔对光反射途径。

(王效杰 臧晋 曾亮)

扫码看答案

中英文对照

B

背侧	dorsal
扁骨	flat bone
不规则骨	irregular bone
白线	white line
髌骨	patella
鼻旁窦	paranasal sinus
背阔肌	latissimus dorsi
半腱肌	semitendinosus
半膜肌	semimembranosus
鼻	nose
鼻腔	nasal cavity
闭孔动脉	obturator artery
半奇静脉	hemiazygos vein
玻璃体	vitreous body
表皮	epidermis
壁腹膜	parietal peritoneum
白质	white matter
薄束结节	gracile tubercle
薄束	fasciculus gracilis
背侧丘脑	dorsal thalamus
闭孔神经	obturator nerve
臂丛	brachial plexus

C

尺侧	ulnar
垂直轴	vertical axis

长骨　　　　　　　long bone
耻骨　　　　　　　pubis
尺骨　　　　　　　ulna
耻骨联合　　　　　pubic symphysis
齿状线　　　　　　dentate line
尺动脉　　　　　　ulnar artery
肠系膜上动脉　　　superior mesenteric artery
肠系膜上静脉　　　superior mesenteric vein
肠系膜下动脉　　　inferior mesenteric artery
肠系膜下静脉　　　inferior mesenteric vein
垂体　　　　　　　hypophysis
肠系膜　　　　　　mesentery
齿状核　　　　　　dentate nucleus
侧脑室　　　　　　lateral ventricle
尺神经　　　　　　ulnar nerve

D

短骨　　　　　　　short bone
骶骨　　　　　　　sacrum
大肠　　　　　　　large intestine
胆囊　　　　　　　gallbladder
胆囊三角　　　　　Calot's triangle
胆总管　　　　　　common bile duct
动脉　　　　　　　artery
窦房结　　　　　　sinuatrial node
动脉韧带　　　　　arterial ligament
大隐静脉　　　　　great saphenous vein
胆囊静脉　　　　　cystic vein
大网膜　　　　　　greater omentum
大脑脚　　　　　　cerebral peduncle
第四脑室　　　　　fourth ventricle
底丘脑　　　　　　subthalamus
第三脑室　　　　　third ventricle
端脑　　　　　　　telencephalon
大脑纵裂　　　　　cerebral longitudinal fissure
大脑横裂　　　　　cerebral transverse fissure
大脑镰　　　　　　cerebral falx
豆状核　　　　　　lentiform nucleus

大脑动脉环	cerebral arterial circle
骶丛	sacral plexus
动眼神经	oculomotor nerve

E

腭	palate
耳	ear
耳廓	auricle
耳蜗	cochlea
耳大神经	great auricular nerve

F

腹侧	ventral
腓侧	fibular
腓骨	fibula
跗骨	tarsal bones
腹直肌	rectus abdominis
腹外斜肌	obliquus externus abdominis
腹内斜肌	obliquus internus abdominis
腹横肌	transversus abdominis
腹直肌鞘	sheath of rectus abdominis
腹股沟管	inguinal canal
缝匠肌	sartorius
肺	lung
附睾	epididymis
肺循环	pulmonary circulation
房间隔	interatrial septum
房室结	atrioventricular node
房室束	atrioventricular bundle
肺动脉干	pulmonary trunk
肺静脉	pulmonary vein
腹主动脉	abdominal aorta
腹腔干	celiac trunk
副半奇静脉	accessory hemiazygos vein
附脐静脉	paraumbilical vein
房水	aqueous humor
腹膜	peritoneum
腹膜腔	peritoneal cavity

腓总神经	common peroneal nerve
副神经	accessory nerve
副交感神经	parasympathetic nerve

G

冠状轴	frontal axis
冠状面	frontal plane
骨	bone
骨质	osseous substance
骨髓	bone marrow
骨膜	periosteum
关节	articulation
关节腔	articular cavity
关节囊	articular capsule
关节面	articular surface
关节盘	articular disc
关节唇	articular labrum
股骨	femur
骨盆	pelvis
肱骨	humerus
膈	diaphragm
弓状线	arcuate line
冈上肌	supraspinatus
冈下肌	infraspinatus
肱二头肌	biceps brachii
肱肌	brachialis
肱三头肌	triceps brachii
腘窝	popliteal fossa
股四头肌	quadriceps femoris
股二头肌	biceps femoris
股三角	femoral triangle
肛管	anal canal
肝	liver
肝胰壶腹	Vater ampulla/hepato pancreatic ampulla
肝胰壶腹括约肌	Oddi sphincter/sphincter of hepatopancreatic ampulla
睾丸	testis
肱动脉	brachial artery
肝总动脉	common hepatic artery

睾丸动脉	testicular artery
股动脉	femoral artery
腘动脉	popliteal artery
贵要静脉	basilic vein
肝门静脉	hepatic portal vein
睾丸静脉	testicular vein
骨迷路	bony labyrinth
骨半规管	bony semicircular canals
感受器	receptor
感觉器	sensory organs
巩膜	sclera
鼓膜	tympanic membrane
鼓室	tympanic cavity
肝胃韧带	hepatogastric ligament
肝十二指肠韧带	hepatoduodenal ligament
冠状韧带	coronary ligament
感觉中枢	sensory center
膈神经	phrenic nerve
股外侧皮神经	lateral femoral cutaneous nerve
股神经	femoral nerve

H

后	posterior
寰椎	atlas
后纵韧带	posterior longitudinal ligament
黄韧带	ligamenta flava
踝关节	ankle joint
滑膜囊	synovial bursa
喙肱肌	coracobrachialis
回肠	ileum
回盲瓣	ileocecal valve
呼吸系统	respiratory system
喉	larynx
会厌软骨	epiglottic cartilage
环状软骨	cricoid cartilage
环甲关节	cricothyroid joint
环杓关节	cricoarytenoid joint
喉腔	laryngeal cavity

会阴	perineum
回肠动脉	ileal artery
回结肠动脉	ileocolic artery
虹膜	iris
黄斑	macula lutea
汗腺	sweat gland
横结肠系膜	transverse mesocolon
灰质	gray matter
海绵窦	cavernous sinus
后丘脑	metathalamus
滑车神经	trochlear nerve

J

局部解剖学	regional anatomy
胫侧	tibial
近侧	proximal
颈椎	cervical vertebrate
棘间韧带	interspinous ligament
棘上韧带	supraspinous ligament
胫骨	tibia
肩胛骨	scapula
肩关节	shoulder joint
筋膜	fascia
腱鞘	tendinous sheath
颈阔肌	platysma
肩胛提肌	levator scapulae
颊	cheek
结肠	colon
甲状软骨	thyroid cartilage
甲状舌骨膜	thyrohyoid membrane
精囊	seminal vesicle
精索	spermatic cord
静脉	vein
颈总动脉	common carotid artery
颈外动脉	external carotid artery
颈内动脉	internal carotid artery
甲状腺上动脉	superior thyroid artery
甲状颈干	thyrocervical trunk

降主动脉	descending aorta
胫前动脉	anterior tibial artery
胫后动脉	posterior tibial artery
静脉瓣	venous valve
静脉角	angulus venosus
颈内静脉	internal jugular vein
颈外静脉	external jugular vein
局部淋巴结	regional lymph node
甲状旁腺	parathyroid gland
甲状腺	thyroid gland
激素	hormone
角膜	cornea
睫状体	ciliary body
晶状体	lens
结膜	conjunctiva
角蛋白形成细胞	keratinocyte
脊髓	spinal cord
颈膨大	cervical enlargement
脊髓圆锥	conus medullaris
脊神经节	spinal ganglion
脊髓丘脑束	spinothalamic tract
界沟	sulcus terminalis
脊髓丘系	spinal lemniscus
间脑	diencephalon
脊髓蛛网膜	spinal arachnoid mater
脊神经	spinal nerves
颈丛	cervical plexus
颈横神经	transverse nerve of neck
肌皮神经	musculocutaneous nerve
胫神经	tibial nerve
交感神经	sympathetic nerve

K

髋骨	hip bone
髋关节	hip joint
眶	orbit
口轮匝肌	orbicularis oris
阔筋膜张肌	tensor fasciae latae

口腔	oral cavity
口唇	oral lip
口腔腺	oral gland
空肠	jejunum
空肠动脉	jejunal artery

L

隆椎	vertebra prominens
肋	ribs
肋骨	costal bone
肋软骨	costal cartilage
颅	skull
菱形肌	rhomboideus
梨状肌	piriformis
梨状肌下孔	infrapiriform foramen
梨状肌上孔	suprapiriformi foramen
阑尾	vermiform appendix
梨状隐窝	piriform recess
卵巢	ovary
淋巴系统	lymphatic system
淋巴管	lymphatic vessel
淋巴干	lymphatic trunks
淋巴导管	lymphatic duct
淋巴结	lymph node
镰状韧带	falciform ligament of liver
阑尾系膜	mesoappendix
卵巢动脉	ovarian artery
泪腺	lacrimal gland
菱形窝	rhomboid fossa
肋间神经	intercostal nerve
肋下神经	subcostal nerve

M

盲肠	cecum
泌尿系统	urinary system
脉管系统	vascular system
毛细血管	capillary
毛细淋巴管	lymphatic capillary

面动脉	facial artery
面静脉	facial vein
脉络膜	choroid
迷路	labyrinth
膜迷路	membranous labyrinth
膜半规管	membranous semicircular ducts
面神经	facial nerve
迷走神经	vagus nerve

N

内侧	medial
内	internal
颞下颌关节	temporomandibular joint
颞肌	temporalis
尿道	urethra
尿道球腺	bulbourethral gland
男性尿道	male urethra
颞浅动脉	superficial temporal artery
内分泌系统	endocrine system
内耳	internal ear
脑	brain
脑干	brain stem
脑桥	pons
内侧丘系	medial lemniscus
内囊	internal capsule
脑蛛网膜	cerebral arachnoid mater
脑脊液	cerebrospinal fluid
脑神经	cranial nerves
内脏神经	visceral nerve

P

膀胱	urinary bladder
膀胱三角	trigone of bladder
脾动脉	splenic artery
膀胱下动脉	inferior vesical artery
脾静脉	splenic vein
脾	spleen
皮肤	skin

皮脂腺	sebaceous gland
脾肾韧带	splenorenal ligament
膀胱子宫陷凹	vesicouterine pouch
皮质	cortex
皮质核束	corticonuclear tract
皮质脊髓束	corticospinal tract
屏状核	claustrum
皮质脊髓侧束	lateral corticospinal tract
皮质脊髓前束	anterior corticospinal tract

Q

前	anterior
浅	superficial
前纵韧带	anterior longitudinal ligament
髂骨	ilium
前锯肌	serratus anterior
髂腰肌	iliopsoas
气管	trachea
前列腺	prostate
髂内动脉	internal iliac artery
髂内静脉	internal iliac vein
髂外动脉	external iliac artery
髂外静脉	external iliac vein
髂总动脉	common iliac artery
髂总静脉	common iliac vein
脐动脉	umbilical artery
奇静脉	azygos vein
前庭蜗器	vestibulocochlear organ
前庭	vestibule
球囊	saccule
髂腹下神经	iliohypogastric nerve
髂腹股沟神经	ilioinguinal nerve
前庭蜗神经	vestibulocochlear nerve

R

人体解剖学	human anatomy
桡侧	radial
韧带	ligament

桡骨	radius
乳头孔	papillary foramen
乳房	breast
乳房悬韧带	Cooper ligament/suspensory ligament of breast
桡动脉	radial artery
乳糜池	cisterna chyli
乳突小房	mastoid cells
乳突窦	mastoid antrum
软脊膜	spinal pia mater
软脑膜	cerebral pia mater
桡神经	radial nerve

S

上	superior
深	profundal
矢状轴	sagittal axis
矢状面	sagittal plane
水平面	horizontal plane
锁骨	clavicle
竖脊肌	erector spinae
三角肌	deltoid
舌	tongue
腮腺	parotid gland
舌下腺	sublingual gland
食管	esophagus
十二指肠	duodenum
杓状软骨	arytenoid cartilage
肾	kidney
肾门	renal hilum
肾蒂	renal pedicle
肾窦	renal sinus
肾区	renal region
肾筋膜	renal fascia
肾皮质	renal cortex
肾柱	renal column
肾髓质	renal medulla
肾锥体	renal pyramid
肾乳头	renal papillae

肾小盏	minor renal calices
肾大盏	major renal calices
肾盂	renal pelvis
输尿管	ureter
生殖系统	reproductive system
射精管	ejaculatory duct
输精管	ductus deferens
输卵管	uterine tube
三尖瓣复合体	tricuspid valve complex
室间隔	interventricular septum
升主动脉	ascending aorta
舌动脉	lingual artery
上颌动脉	maxillary artery
锁骨下动脉	subclavian artery
肾动脉	renal artery
肾上腺中动脉	middle suprarenal artery
上腔静脉	superior vena cava
锁骨下静脉	subclavian vein
哨位淋巴结	sentinel lymph node
肾静脉	renal vein
肾上腺静脉	suprarenal vein
肾上腺	suprarenal gland
松果体	pineal body
视器	visual organ
视网膜	retina
视神经盘	optic disc
视网膜中央动脉	central artery of retina
神经系统	nervous system
神经元	neuron
神经胶质	neuroglia
神经节	ganglion
神经核	nucleus
神经	nerve
髓质	medulla
上丘	superior colliculus
三叉丘系	trigeminal lemniscus
上丘脑	epithalamus
视觉中枢	optic center

锁骨上神经	supraclavicular nerve
生殖股神经	genitofemoral nerve
视神经	optic nerve
三叉神经	trigeminal nerve
上颌神经	maxillary nerve
舌咽神经	glossopharyngeal nerve
舌下神经	hypoglossal nerve

T

臀大肌	gluteus maximus
臀中肌	gluteus medius
臀小肌	gluteus minimus
弹性圆锥	conus elasticus
体循环	systemic circulation
臀上动脉	superior gluteal artery
臀下动脉	inferior gluteal artery
头臂静脉	brachiocephalic vein
头静脉	cephalic vein
椭圆囊	utricle
听觉中枢	acoustic center
臀上神经	superior gluteal nerve
臀下神经	inferior gluteal nerve

W

外	external
外侧	lateral
尾侧	caudal
尾骨	coccyx
腕骨	carpal bones
腕管	carpal canal
胃	stomach
外鼻	external nose
胃左动脉	left gastric artery
胃右静脉	right gastric vein
胃左静脉	left gastric vein
外耳	external ear
外耳道	external acoustic meatus
蜗管	cochlear duct

网膜	omentum
网膜孔	omental foramen
网膜囊	omental bursa
胃脾韧带	gastrosplenic ligament
胃结肠韧带	gastrocolic ligament
网状结构	reticular formation
外侧丘系	lateral lemniscus
尾状核	caudate nucleus

X

系统解剖学	systematic anatomy
下	inferior
胸廓	thoracic cage
胸椎	thoracic vertebrae
膝关节	knee joint
胸骨	sternum
胸骨角	sternal angle
胸锁乳突肌	sternocleidomastoid
斜方肌	trapezius
胸大肌	pectoralis major
胸小肌	pectoralis minor
小腿三头肌	triceps surae
消化系统	alimentary system
下颌下腺	submandibular gland
小肠	small intestine
胸膜	pleura
胸膜腔	pleural cavity
纤维囊	fibrous capsule
心	heart
心血管系统	cardiovascular system
心肌膜	myocardium
心内膜	endocardium
心外膜	epicardium
心包	pericardium
胸廓内动脉	internal thoracic artery
下颌后静脉	retromandibular vein
胸主动脉	thoracic aorta
下腔静脉	inferior vena cava

小隐静脉	small saphenous vein
胸导管	thoracic duct
胸腺	thymus
小网膜	lesser omentum
纤维束	fasciculus
纤维膜	fibrous tunic
血管膜	vascular tunic
楔束	fasciculus cuneatus
楔束结节	cuneate tubercle
下丘	inferior colliculus
小脑	cerebellum
小脑扁桃体	tonsil of cerebellum
下丘脑	hypothalamus
杏仁体	amygdaloid body
小脑幕	tentorium of cerebellum
嗅神经	olfactory nerve
下颌神经	mandibular nerve

Y

远侧	distal
运动系统	locomotor system
腰椎	lumbar vertebrae
翼点	pterion
眼轮匝肌	orbicularis oculi
咬肌	masseter
腋窝	axillary fossa
咽峡	isthmus of fauces
牙	teeth
咽	pharynx
幽门	pylorus
胰	pancreas
阴道	vagina
阴茎	penis
阴囊	scrotum
右心房	right atrium
右心室	right ventricle
右冠状动脉	right coronary artery
腋动脉	axillary artery

右结肠动脉	right colic artery
乙状结肠动脉	sigmoid arteries
阴部内动脉	internal pudendal artery
右淋巴导管	right lymphatic duct
眼	eye
眼球	eyeball
眼副器	accessory organs of eye
眼睑	palpebrae
眼动脉	ophthalmic artery
咽鼓管	auditory tube
乙状结肠系膜	sigmoid mesocolon
延髓	medulla oblongata
腰骶膨大	lumbosacral enlargement
延髓脑桥沟	bulbopontine sulcus
运动中枢	motor center
语言中枢	language center
硬脑膜	cerebral dura mater
硬脊膜	spinal dura mater
硬膜外隙	extradural space
硬脑膜窦	sinuses of dura mater
腰丛	lumbar plexus
腋神经	axillary nerve
隐神经	saphenous nerve
阴部神经	pudendal nerve
眼神经	ophthalmic nerve

Z

椎间盘	intervertebral disc
椎骨	vertebrae
掌骨	metacarpal bones
指骨	phalanges of fingers
肘关节	elbow joint
坐骨	ischium
跖骨	metatarsal bones
趾骨	phalanges of toes
肘窝	cubital fossa
枕额肌	occipitofrontalis
足弓	arch of foot

直肠	rectum
主支气管	principal bronchus
纵隔	mediastinum
脂肪囊	fatty renal capsule
子宫	uterus
左心房	left atrium
左心室	left ventricle
左冠状动脉	left coronary artery
主动脉	aorta
主动脉弓	aortic arch
椎动脉	vertebral artery
中结肠动脉	middle colic artery
直肠上动脉	superior rectal artery
左结肠动脉	left colic artery
直肠下动脉	inferior rectal artery
子宫动脉	uterine artery
肘正中静脉	median cubital vein
椎静脉丛	vertebral venous plexus
脏腹膜	visceral peritoneum
中央凹	fovea centralis
中耳	middle ear
真皮	dermis
直肠膀胱陷凹	rectovesical pouch
直肠子宫陷凹	rectouterine pouch
中央管	central canal
锥体	pyramid
中脑	midbrain
锥体束	pyramidal tract
蛛网膜	arachnoid mater
蛛网膜粒	arachnoid granulations
枕小神经	lesser occipital nerve
正中神经	median nerve
坐骨神经	sciatic nerve
展神经	abducent nerve
锥体系	pyramidal system
锥体外系	extrapyramidal system

参考文献
Cankao Wenxian

[1] 柏树令,应大君.人体解剖学[M].8 版.北京:人民卫生出版社,2013.

[2] 牟兆新,申社林.人体解剖学与组织胚胎学[M].北京:高等教育出版社,2006.

[3] 沈宗起.人体解剖学与组织胚胎学[M].上海:上海科学技术出版社,2006.

[4] 申社林,熊水香,叶长青.正常人体结构[M].武汉:华中科技大学出版社,2016.

[5] 王滨,甘永泉.解剖组胚学[M].2 版.北京:科学出版社,2008.

[6] 徐达传.系统解剖学[M].北京:高等教育出版社,2012.

[7] 舒先涛.英汉对照人体解剖学简明图谱[M].武汉:湖北科学技术出版社,2004.

[8] 刘荣志,潘开昌,张爱林.人体解剖学[M].北京:中国科学技术出版社,2013.

[9] 陈地龙,胡小和.人体解剖学与组织胚胎学[M].北京:人民卫生出版社,2016.

[10] 柏树令.系统解剖学[M].2 版.北京:人民卫生出版社,2010.

[11] 高洪泉.正常人体结构[M].3 版.北京:人民卫生出版社,2014.

[12] 窦兆华,吴建清.人体解剖学与组织胚胎学[M].7 版.北京:人民卫生出版社,2015.

[13] 吴先国.人体解剖学[M].2 版.北京:人民卫生出版社,2000.

[14] 窦肇华.正常人体结构[M].2 版.北京:人民卫生出版社,2007.

[15] 丁自海.人体解剖学[M].北京:中国科学技术出版社,2005.

[16] 张亚芳.人体解剖学[M].10 版.吉林:吉林科学技术出版社,2009.

[17] 柏树令.人体解剖学[M].7 版.北京:人民卫生出版社,2008.

[18] 郭光文.人体解剖学图谱[M].2 版.北京:人民卫生出版社,2008.

[19] 杨佩满.组织学与胚胎学[M].5 版.北京:人民卫生出版社,2009.

[20] 孔力.组织学与胚胎学图解实验教程[M].北京:人民卫生出版社,2008.

[21] 钟世镇.系统解剖学[M].北京:高等教育出版社,2003.

[22] 赵凤臣.人体结构与功能[M].上海:同济大学出版社,2007.

[23] 何欣,龙大宏,刘学政.局部解剖学[M].北京:科学出版社,2007.

[24] 余哲.解剖学[M].2版.北京:人民卫生出版社,1998.

[25] 邹锦慧,张雨生.人体形态结构[M].2版.北京:人民卫生出版社,2017.

[26] 叶茂盛,邹锦慧.人体形态实验技术[M].武汉:华中科技大学出版社,2016.

[27] 孙俊,冯克俭.人体解剖学[M].3版.北京:人民卫生出版社,2013.

[28] 赵小云,潘开昌.全彩人体解剖学图谱[M].2版.上海:第二军医大学出版社,2015.

[29] 曾志成,刘学政.人体解剖学[M].北京:人民卫生出版社,2007.

[30] 杨壮来.人体解剖学[M].北京:人民卫生出版社,2009.